NHK 出版
**通过饮食生活改善不适**

# 人体修复手册

川俣贵一　松田早苗　主编

杨博荣　译

中国轻工业出版社

# 前　言

　　保持健康每一天，是每个人都希望的。然而在现代社会中，身体完全没有任何不适的人应该是极少数的吧。

　　媒体每天都充斥着各种健康信息。从肥胖、肩酸、背痛，到对重度癌症的解说，对这些信息感到模糊、不安、焦虑的人并不在少数。

　　在中医里，认为身体中的每个部位、所有的一切都是息息相关的，健康的时候，身体各部位都会处于一种和谐的状态。如果某个部位出现异常，这种和谐状态被打破，就会生病。身体平衡稍微出现紊乱的情况被称为"疾病前期"或"未病状态"。

　　只有理解身体的生理机制，及早发现疾病前期，才能预防各种疾病。日本正在面临一个超老龄化社会，其65岁及以上人口占近20%。因此，医疗和长期护理费用不断增加，青壮年的负担越来越重。如果继续这样下去，就会像欧美国家那样，不能自由地接受健康保险的诊疗。

　　如前所述，当今社会，各种健康信息不断在各种媒体上传播。虽然其中也有不少恶意宣传会助长不安情绪，但如果我们能了解人体的基本结构，就会实现准确的信息判断。

　　本书以人体结构为中心，介绍了常见的症状、中药和药草领域的信息，以及日常生活中的注意事项，健康检查的目的和检查数值等，请务必参考。让我们抱着"主治医生就是自己"的心态，从调整每天的生活习惯开始，提高自愈力吧。

# 目 录

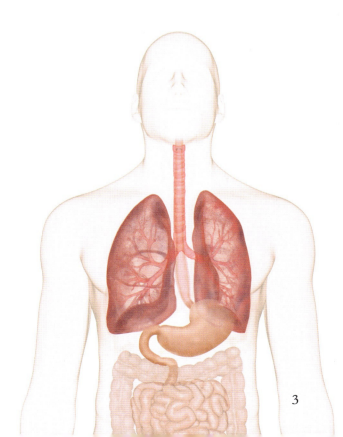

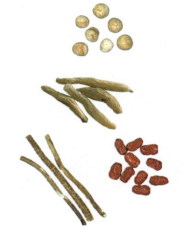

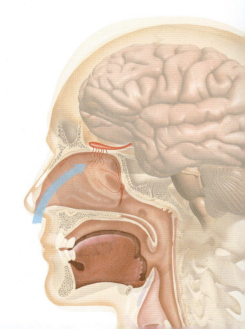

# 第6章　支撑身体　187

# 第7章　净化身体　233

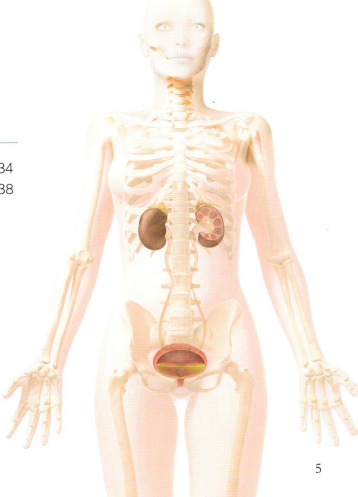

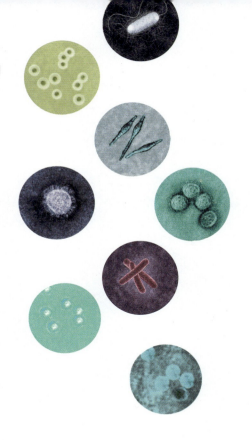

# 第 8 章　保护身体　241

# 第 9 章　调节身体　267

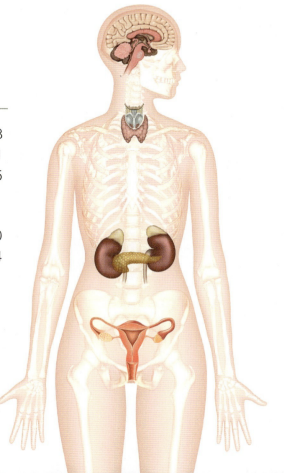

# 编撰者

**池上文雄**

药学博士、药剂师。千叶大学名誉教授、格兰德费洛医疗机构特聘研究员、昭和大学药学部客座教授。千叶大学研究生院药学系硕士毕业，在东京大学获得药学博士学位。擅长药用植物、药草学和中药学。重点研究以药学与农学相结合的健康科学。著有《餐桌药效大全》《山之幸·海之幸药效·药膳大全》（均由农文协会出版）、《延年益寿的药食法》（主妇之友出版社），主编有《为人体量身打造的食材大全》（NHK出版）等。

**樫村亚希子**

医学博士、医师。千叶大学医学部附属医院综合内科医师。富山大学医学部毕业后，在千叶大学研究生院医药学部完成博士课程。综合内科专科医师，初级照护认证医师及指导医师，专攻综合医疗。
*在日本，初级照护是在您身边的可以提供任何咨询的综合性质的医疗服务。

**加藤智弘**

医学博士、医师。东京慈惠会医科大学研究生院消化内科教授、东京慈惠会医科大学医学院附属医院综合健康检查与预防医学中心主任。川崎医科大学研究生院消化内科毕业。专业领域为消化系统疾病，尤其是内窥镜检查，以及一般的预防医学。担任日本内科学会综合内科专业医师、日本消化内科学会专科医师、指导员、学会评议员、日本消化内窥镜学会专业医师、社团评议员、日本人体精密检查学会专业医师、指导医师、日本成人病（生活习惯病）学会专业医师等职务。

**川俣贵一**

医学博士、医师。东京女子医科大学脑神经外科学讲座教授、讲座主任。毕业于东京医科大学医学部。为专门从事脑膜瘤等颅底肿瘤和脑梗死等脑血管疾病手术治疗的神经外科医师。发表过多篇关于良性脑肿瘤和缺血性脑血管外的论文，并参与多次手术。日本神经外科学会专家、日本脑卒中学会专家、日本脑卒中外科学会技术指导医师、日本神经内窥镜学会认证医师、日本内分泌学会内分泌代谢科指导医师等。曾担任日本神经外科学会理事、日本垂体肿瘤学会理事、日本脑肿瘤病理学会理事、日本神经内窥镜学会理事等职务。

**松田早苗**

营养学博士。营养管理师、家访营养管理师。女子营养大学短期研究生部教授。在医院担任营养师后，进入女子营养大学研究生院攻读硕士课程。结业后，先后担任女子营养短期大学助教，营养诊所全职讲师，2012年起担任现职。专业是营养学。研究疾病模型动物使用的食物的功能性及对肾脏的影响。主编《对于身体来讲美味的全新营养学》（高桥出版社），《大家的今日料理，健康厨房》。

# 本书的使用方法

### 名称

对人体的生理部位、生理功能等常用名称进行分类。

### 解说

在解释生理结构和功能的同时，还对人们日常生活中容易感觉到的亚健康症状进行解释说明，同时也对需要进行诊断的疾病名称进行解说。

还列出了诸如"中医注解"和"一般的不适和疾病"等项目。

### 说明图

在生理学上的人体图，根据项目的不同，有男性和女性之分。此书中的人体器官配图，在位置和形状上优先考虑简洁易懂，以排列方式为优先，因此在生理学上并不算严谨。关于器官的名称，虽然尽可能详细地标明了，但是正文中并未列出器官的所有功能。

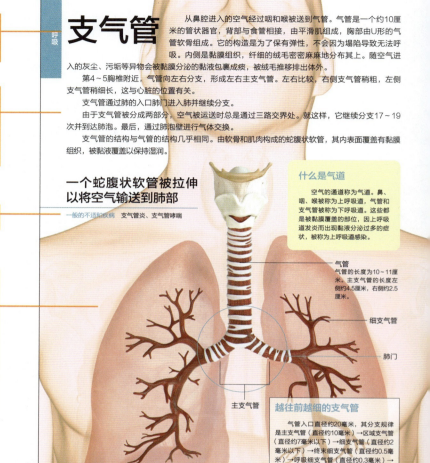

呼吸

# 支气管

从鼻腔进入的空气经过咽和喉被送到气管。气管是一个约10厘米的管状器官，背部与食管相接，由平滑肌组成，胸部由U形的气管软骨组成。它的构造是为了保有弹性，不会因为塌陷导致无法呼吸。内侧是黏膜组织，纤细的绒毛密密麻麻地分布其上。随空气进入的灰尘、污垢等异物会被黏膜分泌的黏液包裹成痰，被绒毛推移排出体外。

第4～5胸椎附近，气管向左右分支，形成左右主支气管。左右比较，右侧支气管稍粗，左侧支气管稍细长，这与心脏的位置有关。

支气管通过肺的入口肺门进入肺并继续分支。

由于支气管被分成两部分，空气被运送时总是通过三路交界处。就这样，它继续分支17～19并到达肺泡。最后，通过肺泡壁进行气体交换。

支气管的结构与气管的结构几乎相同。由软骨和肌肉构成的蛇腹状软管，其内表面覆盖有黏膜组织，被黏液覆盖以保持湿润。

## 一个蛇腹状软管被拉伸以将空气输送到肺部

一般的不适和疾病　支气管炎、支气管哮喘

**什么是气道**

空气的通道称为气道。鼻、咽、喉被称为上呼吸道，气管和支气管被称为下呼吸道。这些都是被黏膜覆盖的部位，因上呼吸道发炎而出现黏液分泌过多的症状，被称为上呼吸道感染。

气管
气管的长度为10～11厘米。主支气管的长度左侧约4.5厘米，右侧约2.5厘米。

细支气管

肺门

主支气管

**越往前越细的支气管**

气管入口直径约20毫米，其分支规律是主支气管（直径约10毫米）→区域支气管（直径约7毫米以下）→细支气管（直径约2毫米以下）→终末细支气管（直径约0.5毫米）→呼吸细支气管（直径约0.3毫米）→肺泡管（直径约0.1毫米），越来越细。

从气管到三级支气管有软骨，更下面的分级支气管仅有平滑肌支撑。

80

# 食谱的使用方法 ·······································

### 材料/蔬菜

大小以市场销售的中等尺寸为标准。如果没有特别标记，一般都是洗净去皮之后再进行料理。

### 调料

除非另有说明，酱油是咸口酱油，糖是白糖，味噌是米制味噌。

### 分量表示

• 1小勺为5毫升，1大勺为15毫升，1杯为200毫升。
• 微波炉的加热时间以500瓦为标准，根据机种的不同加热时间也不同，请根据情况进行调整。

| 能量 | 000千卡 |
| --- | --- |
| 糖 | 0.0克 |
| 含盐量 | 0.0克 |
| 膳食纤维 | 0.0克 |

### 营养信息

能量、糖和膳食纤维的标示标准是"一人份"的分量，而不是食谱材料的分量。这些数据是根据《日本食品标准成分表2015（第7版）》计算得出的。

## 急性支气管炎的症状

支气管炎分急性和慢性两种，右肺多发。急性支气管炎多由感冒或流感继发，是由病毒或细菌等引起。起初，大多干咳，不久就会咳出少量痰。随着咳嗽来越强烈，可能还会出现胸部和腹部的肌肉酸痛。

慢性支气管炎是一种慢性炎症，咳嗽和咳痰会持续很长时间。虽然也有一些天生的体质原因，但主要受吸烟和空气污染的影响。

## 咳嗽和打喷嚏

咳嗽和打喷嚏都是为了将想要进入体内的异物排出体外的身体防御反应。空气中有细小的灰尘、花粉、病毒和细菌，当人体吸入这些物质时，鼻黏膜受到刺激而打喷嚏，气管和支气管黏膜受到刺激而咳嗽。打喷嚏时，先短吸一口气，然后一次大量呼气以排出异物。打喷嚏的速度据说可以达到约300千米/小时。咳嗽是在深吸一口气后，暂时关闭声门以增加内部压力，然后张开喉咙并立即呼气以排出异物。咳嗽速度约为200千米/小时。呼吸道表面生长着大量微毛，通过其运动，灰尘和病毒经常从肺部被运到喉咙，其中大部分从食管被运送到胃部进行消化。包裹在黏液中的病毒等异物变成痰，从口中排出。

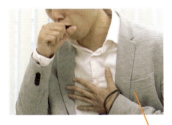

## 吸入性肺炎常见于右肺

右主支气管比左主支气管粗短，而且下降的坡度较陡，因此进入气管的异物容易向右侧掉落。所以，吸入性肺炎往往更常见于右肺。

## 咳痰检查

**检查是否有细菌感染或癌症**

痰液是肺、支气管和气管分泌物和废物的集合，可用于检查细菌感染或癌症。如果痰中混合有细菌或真菌（细菌检查），则应进行治疗，如果在与痰混合的细胞中发现癌细胞（细胞诊断），则应进行详细检查。

 **对支气管有益的中药**

**推荐中药**
麦冬汤/镇咳、湿润气道
麻杏干石汤、小青龙汤/支气管哮喘、支气管炎
小柴胡汤/支气管炎、支气管哮喘

### 麦冬汤可以缓解支气管问题

对于干咳和喉咙不适等症状，建议使用麦冬汤。它可以滋润喉咙，使黏在喉咙里的痰更容易咳出。

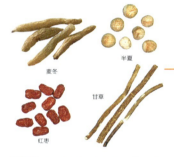

麦冬
半夏
甘草
红枣

 茴香中含有的茴香脑成分和马黛茶中含有的咖啡因具有扩张支气管作用，因此推荐用于止咳。此外，毛蕊花中含有黏液和皂苷，故有祛痰作用。最好加入蜂蜜和红糖，使其变得黏稠后慢慢饮用。

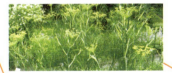

81

## 人体精密检查的用途和数值

对健康检查等的主要目的和检查值（数值）、基准范围等进行了解说。简单体检和人体精密检查时使用的基准值，是将健康人群的检查数据通过统计学计算出来的数值。以健康成人（20～60岁）的检查成绩为基础，除去上下限各2.5%，其余95%的人的数值为标准范围。也就是说，"现在认为健康的人的95%的范围"是标准值。标准值是日本人体精密检查所公布的数值。需注意的是，一般健康检查、牙科检查、专门设置的CT、MRI等，检查的方法、标准值、单位可能有所不同。

## 中医

对中药成分进行了说明，并涉及药效部位和原材料。所谓中药，是以中国古典文献为基础，将多种天然药物组合在一起，制造出固定的处方。在古医书中有明确的使用对象和目标，根据中医学的诊断，用法、用量也有规定。另外，有医疗用药和一般用药的区分，医疗用药在日本只有148个处方被认可，只有经过许可的专业医师才能开具。一般用药的处方有200个左右，在药店就能买到。请注意，不要自我诊断，要听从精通中药的药剂师的建议购买，并遵守用法用量。

## 药草

自古以来，就有作为药材和食材被使用的悠久历史，其成分、功效被广泛地用于医药品、营养品、化妆品、芳香疗法等领域。药草的成分会根据产地、收获时间、加工状况等而有所差异，所以请到专卖店选择优质的药草，并根据身体状况来正确使用。

## 未病解说

生活中感到的不适，有可能是生活习惯或年龄增长所导致的"未病"，也有可能是严重疾病的前兆。

本书的解说中也有很多敦促"咨询医师"的内容，"不适"的状况每个人都不同。请在日常的身体管理中慎重判断。

## 参考图片

图像仅供参考，不能具体说明症状。

本书并不是以治疗疾病为目的，如果自身的不适症状没有改善的话，请尽早去医疗机构就诊。另外，本书中所介绍的烹饪食谱在改善症状方面存在个体差异。

# 人体及其功能

我们对自己的身体究竟了解多少呢？

据说人体由37万亿个细胞组成。身体中的许多器官既独立工作，又相互影响，并在复杂的关系中运作。即便是已经工作了八十多年的人体，可能也比人类制造的任何机器都要优秀。

我们为了生存而摄取食物，从中获取身体所需要的物质，并产生能量。是食物产生的能量让心脏运动、让大脑运转。

每天把吃进嘴里的食物毫无阻碍地消化掉，这理所当然的是消化系统的工作（"食"P.11～72），很多人没有意识到这是多么重要的事情。负责将营养和能量输送到全身的属于循环系统的心脏和血管（"血液循环"P.93～134），以及吸入氧气、排出二氧化碳的呼吸系统（"呼吸"P.73～92），它们都在24小时不间断地工作。另外，控制身体活动的大脑（"脑的使用"P.135～164）是身体的指挥塔。作为人类的我们之所以能够进行高度的智能活动，得益于大脑的发达。

眼睛和耳朵等感觉器官（"用五官感受"P.165～186）起到了解外界状态的传感器的作用，泌尿系统（"净化身体"P.233～240）则负责排出体内无用物质的重要工作。调节每个器官运动的内分泌（激素）系统的功能（"调节身体"P.267～279）也很重要，而保护自身免受外敌侵袭的免疫系统的功能（"保护身体"P.241～266），可能是目前最受关注的领域吧。

当身体这个大容器（"支撑身体"P.187～232）中的各个器官都在顺利工作、整体活动有序进行时，我们就能过上健康的生活。

虽然我们对身体的结构和机能还有很多不了解之处，但首先，我们需要正确理解最基本的部分。然后，活用这些知识，努力预防疾病吧。

# 口腔

口腔由口唇、上颌骨、下颌骨、脸颊、牙齿、舌头、唾液腺和活动它们的颌关节组成，是消化道的入口。

口腔担负着咀嚼、品尝、吞咽食物，以及说话、唱歌和做表情等各种各样的工作。

当食物在口中被咀嚼碾碎后，会分泌唾液，唾液是由三大唾液腺及舌头和脸颊上的无数小唾液腺分泌出来的。每天的分泌量为0.5～1.5升，但也会因自主神经的影响而增减。在受到视觉和听觉的刺激后，脑中的延髓[1]会做出反应，根据交感神经和副交感神经的指挥调节，来调整唾液的分泌量。

由于强烈的压力等刺激，交感神经活跃时，产生的唾液量会减少。此外，血管收缩会导致唾液水分减少，黏度增加。另一方面，当身心放松，副交感神经活跃时，血管扩张，唾液分泌量增加，黏度降低。

唾液的主要功能之一是消化。它分解食物中的淀粉，使其更容易消化。

## 唾液是一个可以扮演很多角色的超级演员

中医注解 "口唇"与"脾"有关。
口唇的颜色和光泽代表全身气血的充实程度（P.15）
"涎"与"脾"有关。
一般的不适和疾病 口腔炎、口臭

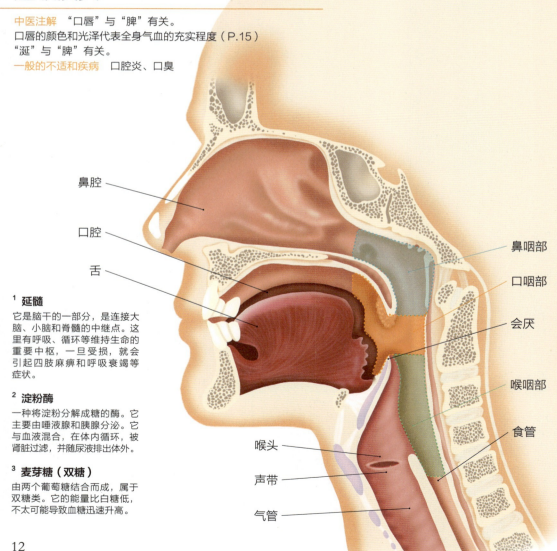

**[1] 延髓**
它是脑干的一部分，是连接大脑、小脑和脊髓的中继点。这里有呼吸、循环等维持生命的重要中枢，一旦受损，就会引起四肢麻痹和呼吸衰竭等症状。

**[2] 淀粉酶**
一种将淀粉分解成糖的酶。它主要由唾液腺和胰腺分泌。它与血液混合，在体内循环，被肾脏过滤，并随尿液排出体外。

**[3] 麦芽糖（双糖）**
由两个葡萄糖结合而成，属于双糖类。它的能量比白糖低，不太可能导致血糖迅速升高。

鼻腔

口腔

舌

鼻咽部

口咽部

会厌

喉咽部

食管

喉头

声带

气管

唾液的成分是水、电解质、唾液淀粉酶[2]和黏蛋白等有机物。唾液淀粉酶是消化酶之一，可将食物中的碳水化合物分解成麦芽糖[3]。这就是为什么细细咀嚼米饭或面包时可以感受到甜味的原因。除此之外，唾液还具有清洗附着在牙齿上以及牙齿之间的食物残渣的自洁作用，抑制口腔内细菌滋生的抗菌作用，保护黏膜的保护作用，还有修复因咀嚼饮食而受损的牙齿表面，使其坚固，防止蛀牙的作用。到了晚上，唾液分泌量一般会减少，此时唾液的作用也会降低，口腔中的细菌在此时就容易滋生。这就是为什么睡前和早上起床后刷牙如此重要的原因。

## 唾液腺

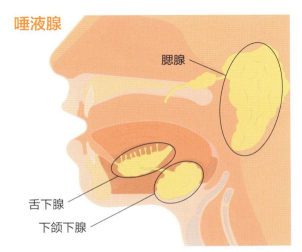

腮腺是产生唾液的大唾液腺之一，位于耳朵的下部，在腮腺炎期间会肿胀。面神经会穿过腮腺。其他大唾液腺包括下颌下方左右各一的下颌下腺和口腔底部黏膜下方的舌下腺。

## 唾液腺按摩

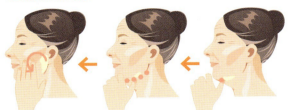

随着年龄增长，唾液腺分泌唾液的能力也会减弱，此时按摩腮腺、下颌下腺和舌下腺是非常有效的。对于腮腺的按摩，将拇指以外的4个手指放在脸颊上，在上槽牙处从后向前缓慢旋转10次。对于下颌下腺的按摩，可以将拇指放在下巴下方骨骼内部柔软的部位，从耳朵下方到下巴下方按压约5个位置，每个位置按压5次。对于舌下腺的按摩，双手拇指对齐，从下巴正下方将舌头向上推10次。

## 唾液检查

### 了解您的口腔健康状况

唾液具有保持口腔卫生和消化食物的作用。通过采集唾液并测量所含成分和细菌的数量，可以检查口腔的健康状况和清洁度。此外，通过分析唾液中所含细胞的基因，可以了解生活习惯病的易感性。

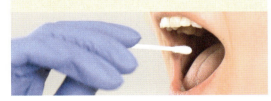

## 什么是口干

口干是一种症状，并不是疾病的名称。产生的唾液量减少，口腔变干，从而会引发各种症状。病情严重时会干扰生活。唾液减少的原因有多种，包括衰老、压力、药物不良反应、雌激素减少以及糖尿病和甲状腺疾病等。保持让唾液容易流出的生活方式和环境很重要，比如吃得好，多吃梅干和柑橘类水果，注意房间内的湿度。另外，口干还会增加口臭、牙周病和口腔炎症的风险。

## 口干时应该喝什么

唾液少时，口腔会酸化，所以如果喝含有柠檬酸的柑橘类饮料，就会进一步加速酸化。相反，喝碱性的水或茶就会中和它。咖啡因会刺激神经并暂时抑制唾液分泌，它还有利尿作用，使身体失去越来越多的水分，所以不推荐。需要注意的是，含糖量高的饮料也会带走口腔内的水分，进一步减少唾液，所以也需要注意。

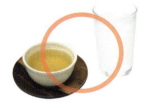

## 口臭的原因不止一个！调整肠道内环境也很重要

牙周病、口腔溃疡、口唇疱疹等口腔问题多种多样，但很多人更担心口臭。口臭有生理性的，以及由食物、饮料、烟草等物品引起的口臭，还有压力引起的口臭、疾病引起的口臭或心理引起的口臭等，我们需要注意的是疾病引起的口臭。超过90%的口臭是由口腔中的细菌引起的。蛀牙和牙周病等会导致细菌代谢食物垃圾，也会产生异味。

除此之外，也有消化系统、呼吸系统、内分泌疾病如糖尿病等原因引起的情况。

例如，如果糖尿病是病因，身体就不能很好地利用糖分，反而会分解大量脂肪。这时，一种叫作酮体的物质会在血液中增多，与呼出的气息混合，就会变得有臭味。在极端限制糖分摄入时，也会发生这种情况。

另外，肠道中的细菌会使食物残渣腐败并产生异味气体。其中一部分从肠道进入血液，在体内循环，然后进入肺部，在呼吸时随二氧化碳呼出。所以肠道的状态会直接反映在呼出的气息中，因此调整肠内环境对于改善口臭也非常重要。

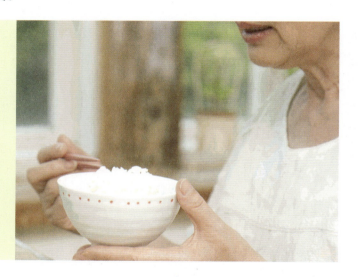

### 老化导致唾液不足

当食物进入嘴里时，唾液就会流出来。然后，食物的成分被溶解在唾液中，味蕾中的"味觉细胞"就会捕捉到甜味、苦味、辣味、酸味、鲜味和咸味。

这些味道的组合会产生各种各样的味觉变化。因为味道的感知需要溶解在水中，所以当唾液量低时，就很难尝出味道。随着年龄的增长，唾液腺老化、牙齿和咀嚼肌肉的退化会减少唾液量，就会感觉不到味道。

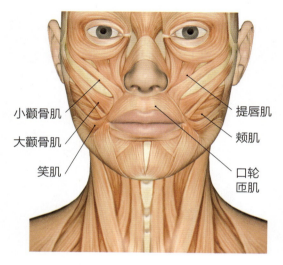

小颧骨肌
大颧骨肌
笑肌
提唇肌
颊肌
口轮匝肌

### 脸颊和嘴唇

脸颊和唇部肌肉是连在一起的，并始终协同工作。当有机体从爬行动物进化为哺乳动物时，为了吮吸母乳而进化出了脸颊和嘴唇。用嘴唇叼着，像按压吸盘一样按压脸颊，就能吸到母乳了。之所以能使用吸管来喝饮料，也是因为这个结构。没有脸颊的鳄鱼一张嘴就能望见最里面的牙齿。因此它不能像人类一样闭上嘴咀嚼。

此外，"红唇"也是人类所特有的。人的嘴唇表皮很薄，没有色素，所以可以透过其表面看到毛细血管。这就是为什么嘴唇看起来是红色的，它也是健康的晴雨表。为什么只有人类拥有红唇呢，目前还是个谜。

# 中医 "口" 与 "脾" 有关

中医的"口"是指口腔，包括唇、舌、齿。口是五官之一。它是与发音和味觉相关的部分。口是脾的入口，与脾有关，是脾的功能反应表现的地方。从嘴唇的色泽就可以看出脾的功能状态。如果脾健康，嘴唇就会红润有光泽；如果脾不好，嘴唇就会失去光泽，变得粗糙。"涎"是指唾液中的稀薄液体。它是由脾的活动产生和分泌的，具有保护和滋润口腔以及清洁口腔的作用。它还有助于吞咽和消化食物。当脾和胃的功能受到干扰时，分泌的涎量就会减少或者增多。"唾液"是指黏液中的黏稠液体。唾液是由肾精形成的，当唾液大量流出时，肾的精气很容易被消耗。

**推荐的中药**

半夏泻心汤、黄连解毒汤、黄连汤、四物汤/口腔溃疡

## 药草 推荐药草

德国洋甘菊/口腔溃疡
金盏花/口腔黏膜修复
百里香/口腔溃疡、口臭
锦葵/保护口腔黏膜
鼠尾草/口腔溃疡，口腔黏膜发炎

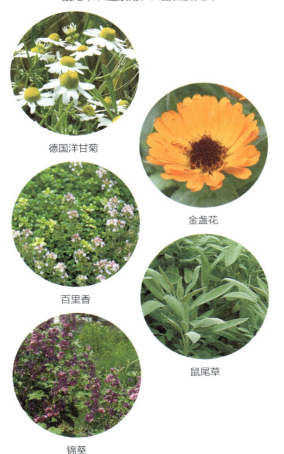

德国洋甘菊

金盏花

百里香

鼠尾草

锦葵

# 认识 "口腔虚弱"

"虚弱"是介于健康和功能障碍之间的中间状态，其最大的特点是如果采取适当的措施，就可以恢复健康。"口腔虚弱"是一种与口腔有关的轻微衰退或困难的情况，如果不及时治疗，就会产生口腔功能低下和进食障碍，进而有引起身心功能低下的风险。为了敲响关于这一点的警钟，而定义了此概念。它分为以下四个阶段。

❶ 不太注意保持口腔清洁，增加了牙齿脱落的风险。

❷ 舌头的灵活度下降。吃进去的食物容易溢出。咀嚼不动的食物增多。容易噎到或呛到。

❸ 口干舌燥，口腔内很容易变脏，咬力低下，嘴唇和舌头功能低下，吞咽功能低下。

❹ 咀嚼障碍和吞咽障碍会导致营养障碍和运动障碍，需要长期护理。

如果从早期开始改善，例如避免只吃容易吃的食物并保持口腔清洁，可以期望恢复健康状态并打破负面的连锁反应。

**有益的食材和吃法**
## 带有唾液的黏性涂层

唾液糖蛋白中含有的黏蛋白包裹着食物块，并用潮湿而黏稠的涂层包裹着食物，使其更容易吞咽。仔细咀嚼，让唾液充分分泌是很重要的。黏糊糊的食材也有同样的作用，因此请积极摄入它们。

**推荐食材：**秋葵、山药、纳豆

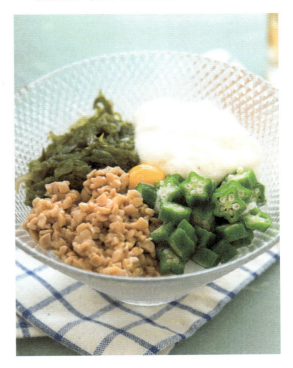

# 牙齿

牙齿是人体中最坚硬的部分。除了担任将食物嚼碎的工作之外，还有另外一个重要的任务——研磨食物，这是消化的第一步。

牙齿埋在牙龈中牙槽骨的那一部分称为"牙根"，从牙龈中突出的部分称为"牙冠"。在牙齿健康的情况下，据说当用后牙挤压食物的那一刻，它需要和自己的体重一样大的力量。因此，如果埋在牙根部分的牙骨萎缩或者变弱的话，牙齿的根基就会动摇，咀嚼食物时就不可能将它们顺利地嚼碎。

牙齿有乳牙和恒牙之分，虽然每个人的具体情况有所不同，但乳牙大多是从出生后6～8个月开始长出，2～3岁时长齐，此时上下20颗乳牙的牙列生长完成。到了5～6岁时，乳牙渐渐脱落，恒牙长出。12～13岁换牙完成，恒牙一共有28颗。在现代，有的人有1～4颗智齿，有的人1颗没有，大多数有智齿的人都是在十几岁到二十岁初的时候长出来的。

## 牙齿的结构

牙冠的最外面有一层坚硬如水晶般的牙釉质，再往下一层是牙本质，它有无数个孔，将牙釉质连接到牙髓腔，牙髓腔中有作为牙齿神经的"牙髓"和为牙齿提供营养的血管。此外，牙根部的最外层覆盖着一种称为牙骨质的组织，该组织通过固定牙齿的牙根膜与牙槽骨相连。

## 人体最坚硬的部位，消化的起点

**一般的不适和疾病**　牙周病（牙周炎）、牙痛、蛀牙、智齿

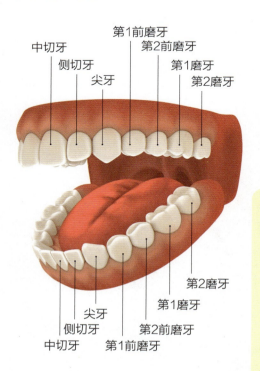

中切牙
侧切牙
尖牙
第1前磨牙
第2前磨牙
第1磨牙
第2磨牙

第2磨牙
第1磨牙
第2前磨牙
尖牙
第1前磨牙
侧切牙
中切牙

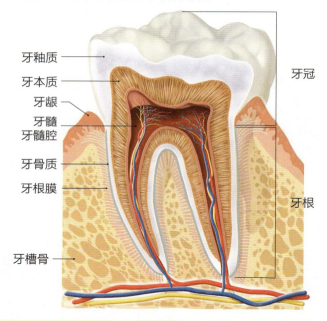

牙釉质
牙本质
牙龈
牙髓
牙髓腔
牙骨质
牙根膜
牙槽骨
牙冠
牙根

### 蛀牙的原因及预防措施

造成蛀牙的主要细菌是变形链球菌，它在牙菌斑中增殖并分解和代谢糖分产生"酸"，这种酸会溶解牙齿表面的钙和磷（分解代谢），最终形成一个洞（蛀牙）。换句话说，蛀牙由菌斑中的细菌（主要是变形菌）、易溶于酸的牙本质（对酸的抵抗力）、糖分（细菌的食物）这三个条件重叠，并且随着时间的推移而产生。

因此，通过刷牙去除牙菌斑（牙菌斑控制）、使用氟（强化牙齿结构）、不吃甜食（控制糖分），可以预防蛀牙。

此外，已证实新生儿的体内是不存在变形链球菌的，因此阻止父母等成年人的传播也很重要。

## 什么是齿垢（牙菌斑）

　　口腔内生活着300～500种细菌，它们以食物中的糖分为诱饵，制造出黏糊糊的难溶于水的物质（葡聚糖）。因为葡聚糖非常黏，会将许多细菌粘在一起并长成大块，这就是齿垢。

### 什么是牙周病

　　所谓牙周病，是指菌斑中的牙周病特异性细菌，在牙齿和齿龈的交界处（牙周袋）引起炎症，使支撑牙齿的牙槽骨溶解的疾病。随着时间的流逝，牙菌斑会和唾液中的钙元素结合，形成牙结石这种坚硬的物质。因为牙结石里面和周围的细菌排出毒素，会进一步恶化牙周病。除此之外，束缚、吸烟、精神压力、全身疾病等也是牙周病恶化的因素。

## 应该拔智齿吗

　　如果没有不良影响，智齿（第3磨牙）可以不拔除。例如，智齿可以正确地上下生长并相互咬合，如果它们直立生长的话也可以作为假牙和牙桥的底座。

　　但是很多情况下，它们的生长方式有问题，因为它们不能很好地咬合在一起，就可能会使污垢粘在上面，导致蛀牙、牙龈发炎、口臭，这种情况下就应该把它们拔除。另外，对于下颌较小的现代人来说，照顾后面的智齿是非常困难的。不仅智齿，前面的牙齿（第2磨牙）也会有蛀牙的风险。为了保护第2磨牙，即使智齿并没有痛感也建议尽早拔除。

### 咀嚼有助于消化

　　充分咀嚼可以将食物分解成小块，刺激唾液分泌，帮助消化，减轻胃肠道负担。孩子的下巴发达，嘴巴周围的肌肉得到锻炼，不仅嘴巴能好好张开，发音也会变好，面部表情更丰富。此外，咀嚼还能促进脑部血液循环，提高大脑的活力，这也有助于预防阿尔茨海默病。

　　咀嚼还有促进唾液分泌的好处，唾液中所含的成分具有再生被细菌溶解的牙釉质的功能，据说可以治愈初期的蛀牙。此外，慢食不快食可以预防肥胖和糖尿病，唾液中含有的激素腮腺素也具有抗衰老的作用。通过好好咀嚼可以让人们保持年轻。

食

## 牙周病检查

### 检查牙周病的进展和恢复情况

　　早期牙周病开始表现出来的症状是牙齿和牙龈之间出现缝隙的"牙周袋（齿龈沟）"。牙周病检查是用针状的仪器测量其深度，以此来检查疾病的进展情况。如果病情进一步恶化，支撑牙齿的骨头会溶解，因此有必要通过X射线等方法检查病情。

## 龋齿检查

### 检查有无蛀牙及其进展程度

　　通过实际观察牙齿，来检查有无蛀牙和其进展的程度。对于肉眼难以观察到的相邻面等，可使用X射线进行诊断。

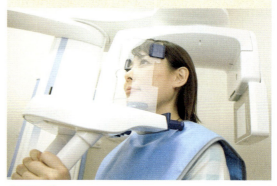

## 中医　齿与肾有关

　　俗话说"齿为骨之余"，与骨同源（P.191）。像骨一样，牙齿与肾也密切相关。当肾精（肾中储存的生命能量）不足时，牙齿就会变得松动摇晃或易脆裂。

**推荐的中药**
立效散/牙痛
葛根汤/牙神经痛

**有益的食材和吃法**
## 对牙齿有益的食物

**钙：**制造牙釉质→酸奶、奶酪等乳制品、鱼干、羊栖菜等。
**蛋白质：**制造牙本质→肉、鱼、蛋、奶及奶制品、大豆及其制品。
**维生素A和维生素C：**帮助牙釉质和牙本质的生成→南瓜、菠菜等。
**维生素D：**帮助牙釉质和牙本质的生成→鲑鱼、秋刀鱼、干香菇、笋等。
**氟化物：**促进牙齿再钙化，强化牙本质→樱花虾、裙带菜、紫菜、绿茶等。
**木糖醇：**促进唾液分泌，促进牙齿再钙化→草莓、树莓等。

# 食管

食管是连接口腔和胃的管状器官，没有消化功能，是食物的通道。直径为1.5～2厘米，长度为20～30厘米。上三分之一由横纹肌组成，下三分之二由平滑肌组成。

正常情况下，食管的管道是前后闭合的，当食物通过时，会发生蠕动并逐渐扩大。食物通过食管的时间，液体是1～10秒，固体是30～60秒。

食管壁厚4～5毫米，最里面覆盖有扁平上皮，以利于食物通过。另外，为了不被通过的食物划伤管道，它是由一种光滑并结实的组织组成的。

食管有肌肉层，通过收缩的波浪状运动（蠕动[1]）将从口中咽下的食物运送到胃中。

在吞咽食物时，食管入口的会厌软骨会关闭气管入口，防止食物进入气管。如果吞咽食物的节奏被打乱，在会厌软骨关闭之前吞咽食物，食物就会进入气管，于是就会导致我们常说的"呛着了"。

## 一边像波浪一样反复地蠕动，一边将食物运送到胃部

一般的不适和疾病 反流性食管炎

## 食管的结构

食管壁从内侧向外分为黏膜、黏膜下层、固有肌层和外膜4个部分。黏膜是由多层扁平上皮组成的结实组织，以防止食管被咀嚼过的食物所损伤。

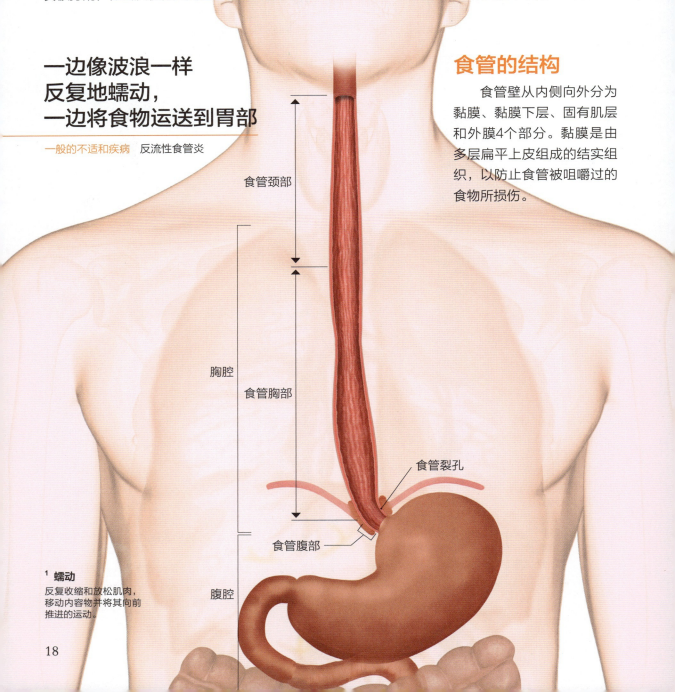

食管颈部

胸腔

食管胸部

食管裂孔

食管腹部

腹腔

**[1] 蠕动**
反复收缩和放松肌肉，移动内容物并将其向前推进的运动。

食管有三个地方比较窄：食管入口、气管分叉处和贯穿横膈的部分。这是食管异物容易滞留的地方，但如果总是在同样的地方反复出现异物，则可能存在某种疾病。同时食管也是一个容易被热食、度数高的酒和吸烟损坏的器官。据说喜欢这些的人患"食管癌"或"咽喉癌"的风险很高，所以要小心哦。

## 什么是反流性食管炎

这是由于某种原因导致胃液逆流，引起食管黏膜发炎的疾病。原因有多种，例如暴饮暴食、饮酒过多和压力过大等，如果不及时治疗，可能会出现烧心、胃胀、失眠和提不起精神等，干扰日常生活。如果有反复的食管炎，食管黏膜可能会变成胃黏膜（barrett食管），并出现癌变的可能。所以如果有不适症状出现的话，请及时就诊。

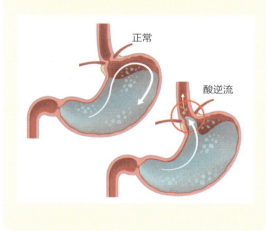

正常

酸逆流

## 什么是"渴"

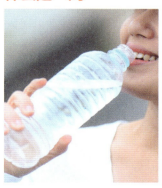

感觉口渴并不是喉咙干燥，而是身体缺水的表现。如果失去体重的0.5%左右的水时，血液就会变得略微黏稠，这种变化会被下丘脑的饮水中枢所接收，进而向人传达口渴的指令。

## 吞咽是一种超先进的自动化系统

将食物咽下，并将其从喉咙输送到食管的过程称为"吞咽"，它实际上是由一系列非常复杂的动作组成的。

首先，闭上嘴并屏住呼吸片刻以关闭会厌软骨。然后食管入口打开，食物被输送，当完全被咽下后，会自然地呼出气。

每个器官以百分之一秒的速度协同工作，并自动执行复杂的反射运动。已经下降到食管的食物会在胃的入口处暂停，然后通过食管的蠕动和食管下括约肌的松弛依次进入胃部。

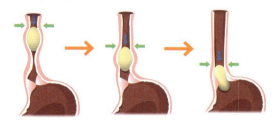

**有益的食材和吃法**
## 增加食物黏稠度以防止误吸

为了更容易吞咽，要点是：（1）将食物做得更黏稠；（2）减少一次性入口的食物量；（3）统一形状（避免液体和固体混合的食物）。

**黏稠食材**：明胶、琼脂、磨碎的土豆和莲藕泥、芋头泥、纳豆、秋葵、豆腐、蛋黄酱、芝麻酱、花生酱等。

**不是固体但形状统一的食物**：布丁、碗蒸、果冻、冰激凌、酸奶、温泉蛋等。

*明胶在口腔温度下表面会融化，变得很滑，很容易送入喉咙。

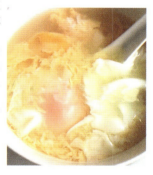

## 预防误吸从50岁左右开始

误吸是指在吞咽食物或饮料时，食物误入了喉头或气管里。由误吸引起的肺炎称为"吸入性肺炎"，这是一种可怕的疾病，在高龄老年人中可能会变成慢性病并有引起死亡的风险。

吞咽动作的衰退通常被认为是高龄老年人才会有的表现，但它实际上是在50岁左右就开始了。为了预防误吸，最好尽早进行面部、颈部和口腔周围的按摩和伸展运动。

食

# 胃

胃是连接食管的囊状消化器官。对于成年人来说，空腹时的胃有人的两个拳头大小，容量50～100毫升，饭后可达到1.5～2升，大约是两个啤酒瓶的大小。胃的主要作用是消化和杀菌。从食管运送过来的食物通过胃的入口——贲门进入，停留3～4小时。

胃部覆盖着外纵肌、中轮肌、内斜肌的分层结构，这些肌肉在垂直、水平和斜向的相互配合下蠕动，将食物粉碎并与胃液混合并消化，直至粥样状态时，将其运输到十二指肠。

胃液来自胃黏膜中无数的腺体（分泌腺），每餐最多分泌500毫升。胃液中含有胃蛋白酶原和胃酸（盐酸），可分解蛋白质。胃蛋白酶原在胃酸的作用下会转化为一种叫胃蛋白酶的消化酶，可分解蛋白质。

胃酸虽然是一种能使人皮肤溃烂的强酸（pH值1～2），但胃里有很强的黏液，对盐酸有抵抗力，可以保护胃壁，使胃本身不被酸侵蚀。这种胃酸可以抑制食物中病毒和细菌的生长，甚至杀菌。但是，有种细菌在这种强酸下仍然可以存活，会导致胃溃疡和胃癌，这就是幽门螺杆菌。正常情况下，胃液的分泌量只能维持胃内环境的正常运转，但食物进入胃后，受到激素的刺激，就会大量分泌。

## 吃的食物首先在胃里被搅拌，为消化和吸收做准备

中医注解　胃与脾互为表里。
一般的不适和疾病　烧心、嗳气、胃酸过多、胃部不适、恶心、消化不良、食欲不振、宿醉、胃溃疡、胃下垂

覆盖胃内侧的胃液是由胃腺分泌的。胃液是盐酸、胃蛋白酶原和黏液的结合物，具有杀菌和防止食物腐败、发酵的作用。一方面，胃蛋白酶原只有在胃壁细胞分泌的盐酸激活并转化为胃蛋白酶时才能发挥作用。另一方面，副细胞分泌的黏液在保护胃壁免受盐酸侵蚀方面发挥作用。

### 胃壁的结构
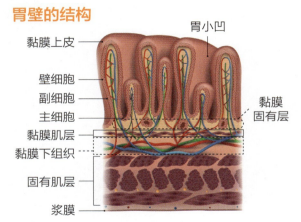

黏膜上皮、壁细胞、副细胞、主细胞、黏膜肌层、黏膜下组织、固有肌层、浆膜、胃小凹、黏膜固有层

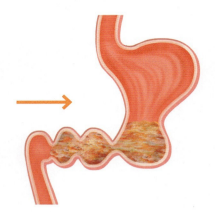

### 胃的运动

当食物进入胃后，胃会大幅度伸缩，将食物和胃液混合，并使其长时间停留在胃中。当胃里空无一物时，内侧的褶皱会收缩，纵向变细。当食物进入时，内侧褶皱扩张变宽，3层肌肉（外纵肌、中轮肌和内斜肌）协同运动，使食物和胃液混合。食物摄入3～4个小时后，胃下的肌肉收缩，将食物送入十二指肠。

# 胃的结构

　　胃的入口称为贲门，出口（十二指肠的入口）称为幽门。贲门就像一个塞子，防止胃内容物和胃液回流到食管，贲门腺会分泌黏液。幽门在将消化的食物送到十二指肠时打开，通常是关闭的。胃液（胃酸）的分泌受到来自前庭区域特殊细胞的激素（胃泌素）控制。胃底部是空气容易聚集的地方，胃底部会分泌盐酸和胃蛋白酶原。胃液呈强酸性，具有很强的杀菌作用，并含有分解蛋白质的胃蛋白酶。

## 上消化道X射线造影检查

**发现胃溃疡和胃癌**

　　通过服用造影剂钡剂，对十二指肠到食管进行X射线检查，可以发现食管、胃和十二指肠中的息肉、溃疡和癌症。当黏膜表面因息肉或溃疡而变得不平整时，病变会被造影剂投射为阴影。

## 上消化道内窥镜检查

**胃内部的颜色变化和轻微的隆起也可以看到**

　　上消化道内窥镜俗称胃镜，将前端带有小型透镜、粗约1厘米的管状器械从口或鼻插入，观察食管、胃、十二指肠的情况，检查有无病变。当有疑似癌症的情况下，可以使用镊子当场收集组织并进行病理检查。

## 幽门螺杆菌检查

**检查幽门螺杆菌是否感染**

　　幽门螺杆菌，已知它会引起胃炎、胃/十二指肠溃疡、胃癌等多种疾病。幽门螺杆菌的检测方法有很多，可以通过采血、采便、内窥镜等方式检查是否存在幽门螺杆菌感染。

食

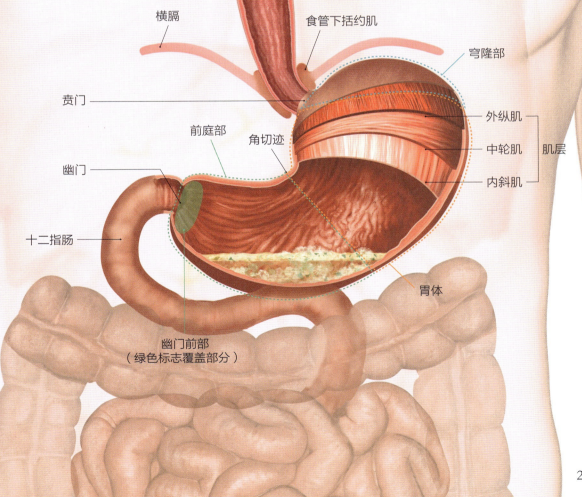

横膈

食管下括约肌

穹隆部

贲门

外纵肌

前庭部　　角切迹

中轮肌　　肌层

幽门

内斜肌

十二指肠

胃体

幽门前部
（绿色标志覆盖部分）

21

## 压力、吸烟和酗酒都是破坏肠胃平衡的原因

胃中将食物溶化的胃酸和一种叫作胃蛋白酶的蛋白分解酶以及黏液这3种物质始终保持着一种微妙的平衡。当这种平衡被打破，胃的内壁就会出现炎症而导致"胃炎"，胃黏膜屏障因此受损。胃炎较浅的时候会引起糜烂，再深就会变成溃疡。如果症状严重的话，还会引起胃穿孔。

肠胃平衡被打破的主要原因是强烈的压力、大量饮酒和吸烟。当然，更不用说在感染了幽门螺杆菌（参见第24页）的情况下了。

贲门括约肌[1]的作用是防止食物和胃液从胃回流到食管，当它变得松弛导致胃液回流时，就会刺激食管壁引起烧心。

此外，如果反复呕吐，胃酸会伴随着呕吐物从体内排出，这时身体就会倾向于碱性。维持健康的酸碱平衡对保持身体健康很重要，如果反复呕吐，就需要补充电解质以平衡体液。

### 什么是胃溃疡

胃酸由于某种原因消化了胃黏膜，导致胃壁受到损伤。胃很容易受到自主神经的影响，当自主神经因过度劳累或压力受到干扰时，胃黏膜分泌就会减少，从而导致胃酸与胃黏膜失去平衡，胃壁受损，导致溃疡。如果持续出现上腹痛、恶心、食欲不振或呕吐等症状时，请及时去医院就诊。

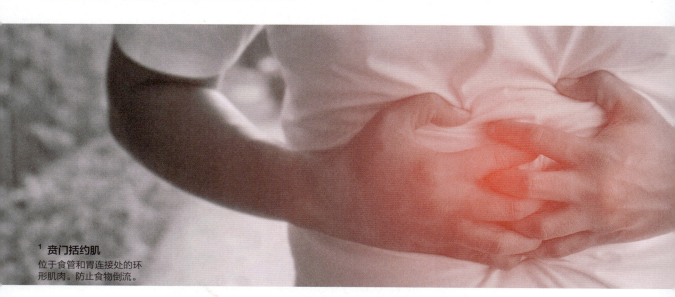

[1] 贲门括约肌
位于食管和胃连接处的环形肌肉。防止食物倒流。

### 胃胀气是胃下垂引起的吗

胃下垂是胃从正常位置下垂的一种情况。多见于女性，一般认为太瘦导致腹部压力降低时更容易发生。同时，暴饮暴食、过度劳累、焦虑和压力也会引起胃下垂。

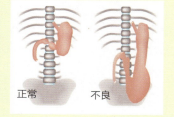

正常　　　不良

如果发生胃下垂时，您所吃的食物会在胃内堆积的时间比平时长，这会给胃带来压力。因此需要尽量避免食用过热的食物和刺激性食物，最好尝试吃一些不会对胃造成压力的东西。

## 为什么储存在胃里的食物不会变质

胃在暂时储存食物方面也起着重要作用，因此它不会立即将食物送到小肠。食物在胃中通常会停留3~4个小时。胃内的温度约为37℃，有充足的水。这是随食物一起进入胃部的细菌们生长繁殖的理想环境，但由于胃酸的存在，它们无法进行以上活动。食物在胃酸的强大杀菌力下进行杀菌，再缓慢送入肠道，食物也不会变质。

## 胃酸和压力

胃的运动和胃液的分泌是由自主神经控制的，保护胃黏膜的黏液和胃酸等消化液之间保持着平衡，来维持胃的健康。压力大时，紧张时起作用的交感神经就会占据主要地位，从而使胃内血管收缩，血流量减少，保护胃的黏液分泌也会减少。在放松时工作的副交感神经的作用是分泌胃酸和管理胃蠕动。在紧张的间隙，副交感神经会抓住简短的空余时间，一口气分泌大量胃酸。黏液少，胃酸的波浪状攻击冲向黏液较少的黏膜时，胃黏膜就会变得粗糙，引起急性胃炎，导致胃痛。

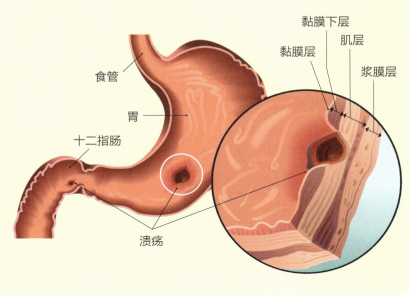

食管

胃

十二指肠

溃疡

黏膜下层
黏膜层
肌层
浆膜层

## 为什么会出现呕吐

呕吐是由于大脑延髓（参考第142页）的呕吐中枢受到刺激，自主神经对胃施加压力而引起的。胃和肠的交界处一旦闭合，胃就会扭曲，由于肌肉的收缩，吃进去的东西就会被推回上方，引起呕吐。基本上，呕吐可以将毒素等物质排出体外，并不是坏事，但也有可能是受到某些疾病的影响，所以如果持续呕吐的话，请去常去的医院就诊。

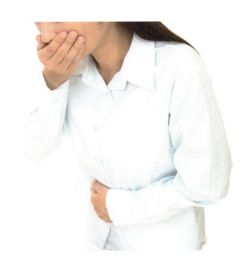

# 真的有另一个胃吗

都说"饭后吃的甜品是另一个胃的！"，但真的有"另一个胃"吗？

当胃容量满了，血糖值升高的时候，大脑的中枢神经系统就会传送出"饱了"的认知。然而，当甜点摆在面前时，有了"我想吃！"这一想法时，大脑就会对此作出反应，分泌一种叫作食欲素的激素。胃接受了大脑的指令后，就会想办法将一些食物泵入小肠，腾出空间。这就是让您拥有"另一个胃"的机制。

## 是什么让肚子咕咕作响

进餐时不知不觉吞下的空气会储存在胃中，当食物被消化时，它被推出幽门进入十二指肠。此时挤出的空气会发出咕咕的声音。这种空气从嘴里出来时是嗝，从臀部出来时是屁。

发出这种声音是一种从十二指肠的传感器细胞中释放出来的叫作胃动素的激素。据说它会引起从胃向肠挤压的运动，还可以一口气清除掉食物残渣、真菌和旧的黏膜细胞。由于它在狗和人类中都分泌，因此狗的肚子有时也会响。

## 胃胀和烧心

　　胃胀是一种症状，当食物超过胃容量而消化跟不上时，或当有许多难以消化的东西需要长时间消化时，就会出现这种症状。当胃因压力和衰老而变得不那么活跃，食物长时间留在胃中时，也会发生这种情况。

　　烧心是一种胃酸上涌的感觉或整个胸部的不适感。当您晚上睡觉或早上醒来时发生的烧心也可能是反流性食管炎。在这种情况下，可以调整一次进食的量或尽量不要在进食后立即躺下，如果这种症状持续时间较长，请去看专科医师。

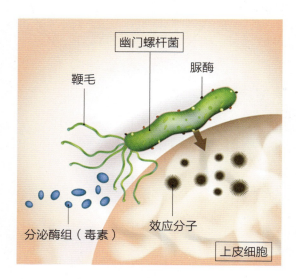

## 幽门螺杆菌

　　幽门螺杆菌是胃黏液中的一种活菌。

　　螺旋与直升机中螺旋桨的螺旋相同，是螺旋状的意思，它像直升机一样通过旋转几根胡须来移动。由于有胃酸，正常细菌无法在胃中生存，但幽门螺杆菌有一种叫作脲酶的酶，它在胃中从一种叫作尿素的物质中产生氨。碱性氨可以中和胃酸，让其在强酸性胃环境下存活。幽门螺杆菌产生的毒素和效应分子被认为与上皮细胞的癌变有关。像这样，长期感染幽门螺杆菌的话会引发慢性胃炎、胃溃疡、十二指肠溃疡，更容易患上胃癌，引发多种疾病。

　　最近，幽门螺杆菌引起胃炎的机制已经被阐明，我们期待着不依赖抗生素的新治疗方法。

## 中医　胃与脾有表里关系

　　胃通过经络与脾相连，它们的生理活动和病理是相互关联的。中医的脾是五脏之一，指消化系统的功能，解剖生理学上的脾脏是脾的一部分，而不是脾本身。脾的主要功能是运化、生血、统血和升清。它消化人的饮食来形成血液，并在控制血液的同时将它输送到心和肺来滋养全身。它还具有通过提高脾气来防止其他脏腑下垂的功能。脾的变化表现在肌肉、四肢、口唇和唾液中。胃是六腑之一。在中医里，胃的作用是受纳、腐熟和通降（就是和降）。受纳就是对饮食的接受，它的初步消化被称为腐熟。将粥状化的饮食送到小肠的功能称为通降。当受纳功能减弱时，胃就会变得虚弱而不能进食。胃气是通过食欲、舌苔、面色、脉搏等来判断的。胃和脾是一种合作关系，当它们相互平衡时，消化和吸收功能就是正常的。

#### 推荐的中药
安中散/神经性胃炎、慢性胃炎
平胃散/胃倾斜，消化不良，食欲不振
补中益气汤/食欲不振、胃下垂、夏季消瘦
六君子汤/食欲不振、反流性食管炎
半夏泻心汤/神经性胃炎、烧心
胃苓汤/急性肠胃炎、冷腹
大建中汤/冷腹、腹胀
黄连解毒汤/胃炎
人参汤/肠胃炎、胃肠黏膜炎、胃胀气
半夏厚朴汤/胃下垂、神经源性胃炎

#### 药草　推荐的药草
德国洋甘菊、锦葵/胃炎
薄荷、罗勒/食欲不振

德国洋甘菊　　薄荷　　罗勒

## 非处方胃药的工作原理

　　胃部不适有多种症状，要选择成分与症状相匹配的胃药才能改善。主要药物分为以下五类，由制药企业采用独特的配方进行商品化。
①抗酸剂（中和多余的胃酸）。②黏膜保护剂/黏膜修复剂（修复受损的胃黏膜，促进黏液分泌，保护胃免受胃酸侵害）。③消化药（改善消化不良）。④健胃药（刺激胃液分泌/有苦味健胃药和芳香健胃药）。⑤$H_2$受体阻滞剂（抑制胃酸分泌）。

# 胃部不适者应有的饮食习惯

胃部不适通常是由不规律的生活活习惯引起的。首先，要调整饮食习惯，尽量不要让胃有太大负担。但是，如果疼痛等症状很严重，就不要强迫自己进食，可以根据情况适当禁食来让胃休息一下。

## 肠胃很虚弱的人如何减轻肠胃负担

- 避免食用富含膳食纤维的食物
  竹笋、香菇、紫菜等都是含膳食纤维较多的食物
- 避免油腻食物
  推荐鸡肉片和白色肉的鱼，而不是肥肉和红色肉的鱼
- 在烹调方法上下功夫
  将材料切成小块，将其煮烂，使用易消化的乳化脂肪（黄油）为油，并控制好用量。如果肉和鱼煮得太熟，它们会变硬，难以消化，所以不要过分加热
- 避免食用会提高胃酸分泌的食物
  香料、过甜、过咸的食物、酸味太大的食物、酒精、浓咖啡、碳酸等刺激性强的食物等

◆ 细嚼慢咽减少每顿饭的量
◆ 一天分成4到5餐吃也是不错的选择
◆ 避免喝太热或太凉的东西

**对肠胃有益的成分**

EPA、维生素C、维生素E、维生素U、β-胡萝卜素、淀粉酶、黏液性物质

**对肠胃有益的食材**
**在吃法上下功夫**

多吃白肉鱼、牛奶、豆腐等易消化吸收的优质蛋白，以及能强化黏膜的绿黄色蔬菜，并注意饮食均衡，就不会给胃部造成负担。

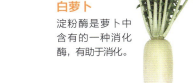

### 白萝卜
淀粉酶是萝卜中含有的一种消化酶，有助于消化。

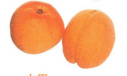

### 圆白菜
圆白菜中所含的维生素U具有强化胃肠道的功能。此外，圆白菜还含有丰富的功能性成分异硫氰酸盐。

### 水果
许多水果，如杏和苹果等都富含维生素C。但是要尽量避免食用那些太酸的，因为它们会增加胃液的分泌。

### 山药、滑子蘑
想要弥补胃黏膜的损伤，推荐食用富含黏液的芋头、山药、滑子蘑等。

### 柑橘类
柑橘类水果含有橙皮苷，可增强毛细血管的韧性并保护胃壁上的伤口。

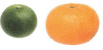

### 芦笋
芦笋含有强化血管的芦丁，也是个不错的选择。

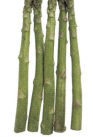

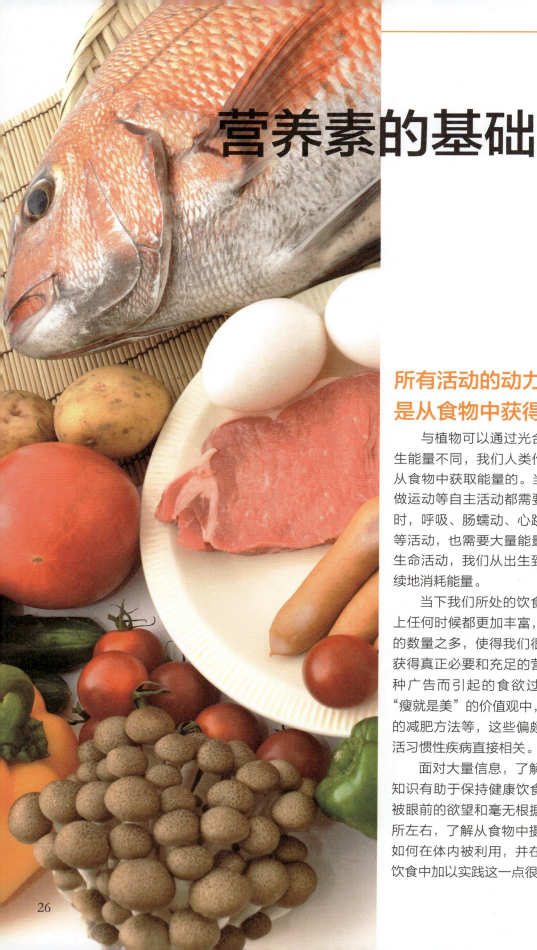

# 营养素的基础

## 所有活动的动力来源都是从食物中获得的能量

与植物可以通过光合作用自行产生能量不同，我们人类作为动物，是从食物中获取能量的。当然，走路、做运动等自主活动都需要能量。但同时，呼吸、肠蠕动、心跳、神经传导等活动，也需要大量能量。为了维持生命活动，我们从出生到死亡都在持续地消耗能量。

当下我们所处的饮食环境比历史上任何时候都更加丰富，也因为选择的数量之多，使得我们很有可能难以获得真正必要和充足的营养。由于各种广告而引起的食欲过盛，或是从"瘦就是美"的价值观中，使用了错误的减肥方法等，这些偏颇的信息和生活习惯性疾病直接相关。

面对大量信息，了解基本营养素知识有助于保持健康饮食。为了避免被眼前的欲望和毫无根据的健康热潮所左右，了解从食物中摄取的营养素如何在体内被利用，并在我们的日常饮食中加以实践这一点很重要。

# 5大营养素及其作用

食物中含有多种物质，其中对人体必不可少的物质被称为营养素。

糖、脂肪、蛋白质这三大营养素被摄入人体后就是作为能量来使用的。另外，为了使这三大营养素在体内顺利地被利用，维生素和矿物质也是不可缺少的，包括这两种营养素在内的五种营养素就被称为五大营养素。

## 糖

它是一种在米饭、面包和面条等淀粉类食物以及糖果等甜食中含量丰富的营养素，每克能产生4千卡的能量。糖可以说是一种立竿见影的能量来源，因为它在体内的分解和吸收速度比同样是能量来源的脂肪和蛋白质更快。

当能量摄入不足时，肝脏中储存的糖（糖原）被用来产生能量。当它用完时，身体就会分解体内脂肪，然后再分解体内的蛋白质以补充能量，这会导致肌肉质量下降。

另一方面，当糖摄入过多时，多余的糖会在胰岛素的作用下以脂质的形式储存在脂肪细胞中，从而导致肥胖。长期过量摄入糖也会降低胰岛素活性并增加患糖尿病的风险。

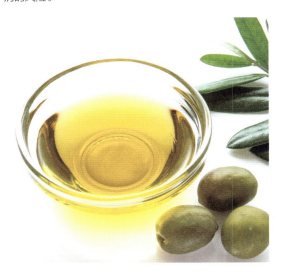

## 脂肪

它是一种在植物油和动物脂肪中都包含的营养素，每克能产生9千卡的能量，是同为能量来源的糖类和蛋白质的两倍多。除了作为体内能量的来源外，它还是大脑和神经细胞的组成成分以及合成激素的材料。同时它还有助于脂溶性维生素（维生素A、维生素D、维生素E、维生素K）的吸收。

如果因极端的饮食限制而使脂肪摄取不足，可能会因缺乏能量而容易疲倦，或者因缺乏细胞物质而降低身体免疫力。然而，在现代饮食生活中，过量比缺乏更成问题，后者会导致肥胖和血脂异常（高脂血症）。

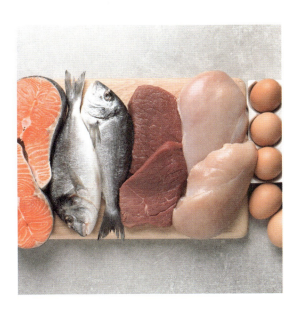

## 蛋白质

它是在畜禽肉类、鱼类、蛋类、牛奶及奶制品等动物性食品以及豆类中含量丰富的营养素。每克含有4千卡的能量，在人体内主要是作为细胞的构成成分被利用的。能量的主要来源是糖类和脂肪，但当它们供不应求时，蛋白质就会被用作能量来源。

当缺乏蛋白质时，细胞的构成材料就会短缺，从而导致体力和免疫力低下。蛋白质的所需量因生活方式和体质等各种因素而异，但对于剧烈运动的人、感染疾病或有外伤的人来说，需要大量摄取蛋白质。

摄取过多蛋白质，并不会像糖类和脂肪那样被人体储存起来，而是通过尿液排出体外。但蛋白质摄取过剩会给作为尿液过滤器的肾脏造成压力，所以肾脏较弱的人需要注意。同时，据说大量摄入动物蛋白会增加尿液中溶解的钙量，增加患骨质疏松症的风险。

# 维生素

维生素可以促进身体发育，支持作为能量来源的糖类、脂肪和蛋白质的功能，起到调整身体状态的作用。必需维生素有13种类型，它们分为溶于脂肪的脂溶性维生素和溶于水的水溶性维生素。

首先，脂溶性维生素包括维生素A、维生素D、维生素E和维生素K四种。当从饮食中摄取时，用油烹饪会使其更容易被人体吸收。

水溶性维生素包含8种B族维生素（维生素$B_1$、维生素$B_2$、烟酸、维生素$B_6$、维生素$B_{12}$、叶酸、泛酸、生物素）和维生素C，共9种。由于它们很容易溶于水，即使一次服用很多，也会从尿液中被排出，所以需要每天坚持服用。

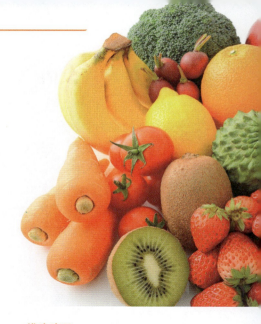

## 维生素A

脂溶性维生素。

维持眼、喉、鼻等黏膜的健康，强化肌肤。它还具有抗氧化和改善视觉功能的作用。

## 维生素D

脂溶性维生素。

具有增加钙吸收，促进其在骨骼上沉积的作用。因为它在紫外线下可以在体内合成，所以也被称为"太阳维生素"。

## 维生素E

脂溶性维生素。

也称为重返年轻的维生素，可以防止血管、皮肤和细胞老化，促进血液循环，可有效预防生活习惯性疾病。

## 维生素K

脂溶性维生素。

它也被称为"止血维生素"，因为它可以止血。当钙沉积在骨骼上时，它也会充当辅酶发挥作用，因此它与骨骼健康密切相关。

## 维生素$B_1$

水溶性维生素。

也称为"疲劳恢复维生素"，它有助于产生能量，以维持神经和肌肉的正常工作。

## 维生素$B_2$

水溶性维生素。

也称为"促进生长的维生素"，它有助于产生能量并支持蛋白质合成，以促进细胞再生和更新。

## 烟酸

水溶性维生素。

它有助于糖类、脂肪和蛋白质的代谢和醛类的分解，也参与酒精代谢。

它还具有使脑神经正常工作的功能。

## 维生素$B_6$

水溶性维生素。

帮助分解和合成蛋白质，并有助于维持健康的皮肤和黏膜。由于它参与神经递质的合成，所以它还具有稳定精神状态和调节激素平衡的功能。

## 维生素$B_{12}$

水溶性维生素。

它参与DNA和蛋白质的合成，也参与红细胞合成，可以预防恶性贫血，促进神经细胞中DNA和蛋白质的合成，对神经的正常工作是必不可少的。

## 叶酸

水溶性维生素。

它也被称为"造血维生素"，因为它与维生素$B_{12}$一起有助于红细胞的形成。它还作为有助于胎儿神经系统正常发育的营养素而发挥重要作用。

## 泛酸

水溶性维生素。

有助于能量的代谢，维持全身细胞的健康，据说具有抗压力作用和预防动脉硬化的作用。

## 生物素

水溶性维生素。

由人体肠道中的有益细菌合成，具有保持皮肤和头发健康，缓解肌肉疼痛的作用。

从它对皮肤的作用来看，也可以预期它具有改善特应性皮炎的效果。

## 维生素C

水溶性维生素。

它促进连接细胞的胶原蛋白的合成，对血管、骨骼和皮肤的健康有益，也可以期待其抗氧化作用。另外，它还能增强抗压能力和促进铁的吸收等多种作用。

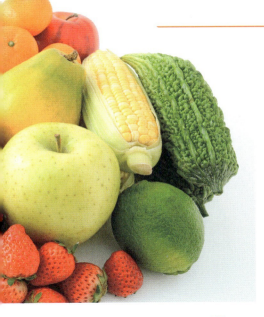

# 矿物质

矿物质是构成身体并调节其功能的元素，人体内有16种必需的、对保持身体健康至关重要的矿物质。

在矿物质中，钙、磷和镁在人体内的占比相对较高，是骨骼和牙齿等身体组织的重要组成部分。其他矿物质也有诸如调节体内酸碱平衡、维持神经递质功能、促进新陈代谢等等各种各样的作用。

矿物质不能由身体合成，必须从日常饮食中适量摄取。但由于适当摄入的范围有限，应注意过量和不足。钠和磷往往有过量摄取的倾向，而钙、铁和锌往往摄入不足。过多的钠会增加高血压和动脉硬化的风险，过多的磷会抑制钙的吸收，缺钙会带来患骨质疏松症的风险。所以适量摄入矿物质对于预防与生活方式有关的疾病息息相关。

## 钙

它是人体内含量最丰富的矿物质，是构成骨骼和牙齿的重要组成成分。

它有助于预防骨质疏松症，并缓解压力和焦虑。

## 磷

体内第二丰富的矿物质，仅次于钙。

除了与钙和镁结合形成骨骼和牙齿外，它还参与能量储存和与细胞生命活动相关。

## 钾

它排泄钠并降低血压。

它存在于很多食物中，除了防止浮肿外，它还具有保持肌肉正常的作用。

## 硫

从饮食中，它作为肉、鱼、蛋、奶和大豆中所含的蛋白质被摄入，在正常饮食中很少缺乏。它是皮肤、骨骼、头发、指甲等的组成成分。

## 氯

由于它与饮食中的钠一起作为盐摄入，因此在正常饮食中并不缺乏。

它具有调节血液酸碱平衡和体液渗透压的作用。

同时它也是胃液中构成胃酸的一种成分。

## 钠

它是维持调节身体功能活动的必需矿物质，主要以盐的形式从饮食中摄取。

它通过调节体内水分含量和调节体液酸碱度来调节血压。

它还可以维持神经系统和肌肉的功能。

## 镁

它与钙密切相关，对骨骼和牙齿的形成具有不可或缺的作用。

它有助于体内许多酶的正常运作，帮助产生能量，并维持正常的血液循环。

## 铁

它是红细胞的组成部分，具有将氧气输送到全身各细胞和组织的作用。它是现代饮食中经常缺乏的一种矿物质，是预防贫血的重要营养素，所以要积极摄取。

## 锌

它是参与蛋白质/核酸合成的酶的成分，具有维持正常味觉、修复伤口、促进生长的作用。它属于易缺乏的矿物质元素，因此要有意识地摄取。

## 铜

除了参与红细胞的形成，它还有助于体内许多酶的正常运作和骨骼的形成。

它还有助于预防贫血、预防动脉硬化和提高免疫力。

## 锰

它具有帮助骨骼和肝脏的酶的作用，并在脂肪和碳水化合物的代谢中起重要作用。

它还具有将人体中不必要的氮转化成尿素排出体外的作用。

## 铬

它可以降低血糖、血压和胆固醇水平，并参与与身体有关的新陈代谢。

尤其是有助于帮助胰岛素来调节血糖水平。

## 碘

它在甲状腺中含量丰富，是甲状腺分泌的激素的重要组成部分。

它具有增加基础代谢和促进生长的作用。

## 硒

它具有抗氧化作用，与维生素E一起服用时可以预期进一步的效果。

除了保护身体免受疾病和衰老之外，据说还具有抑制癌症的作用。

## 钼

它存在于肝脏和肾脏中，主要参与糖和脂肪的代谢。此外，据说对预防贫血和痛风有效。

## 钴

维生素$B_{12}$的一种成分，参与红细胞的生成。除了预防恶性贫血，它还可以维持正常的神经功能。

# 十二指肠

十二指肠呈C字形，其长度是从胃出口到小肠起点约12根手指并排排列的长度，并因此而得名。它实际上长25~30厘米，是小肠的一部分。

当在胃中被消化的食物送到十二指肠后，会分泌各种激素，作用于胆囊和胰腺，刺激胆汁和胰液的分泌。这种胆汁和胰液可促进食物的消化，是真正的消化活动。然而，食物在这一部分并没有被吸收，是在为位于十二指肠尖端的小肠的吸收做准备。

十二指肠有一个孔，称为"十二指肠大乳头"[1]，胰液和胆汁等消化液通过这个孔流入十二指肠。胰液分泌量为每天500~1000毫升。胰液具有中和被胃酸氧化的消化物的作用。此外，胰液中还含有多种消化酶。例如，分解蛋白质的胰蛋白酶和糜蛋白酶、分解糖的胰淀粉酶和分解脂肪的脂肪酶等。十二指肠很容易受到压力的影响，十二指肠溃疡的主要原因是幽门螺杆菌（参照第24页）。

## 负责进一步消化在胃中已经消化过的食物的器官

中医注解　在中医中属于[小肠]。
一般的不适和疾病　十二指肠溃疡

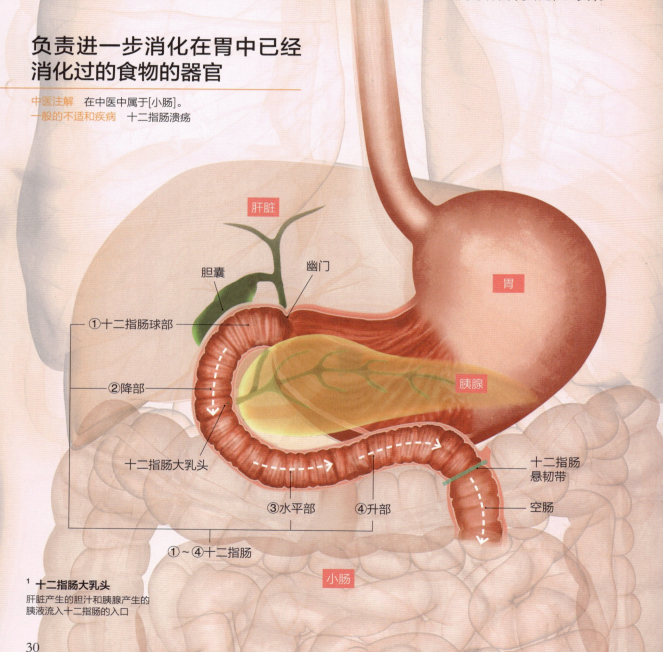

肝脏

胆囊

幽门

胃

①十二指肠球部

②降部

胰腺

十二指肠大乳头

③水平部

④升部

十二指肠悬韧带

空肠

①~④十二指肠

小肠

**1　十二指肠大乳头**
肝脏产生的胆汁和胰腺产生的胰液流入十二指肠的入口

## 不可替代的器官

　　十二指肠是接收胰液和胆汁的地方，它们是重要的消化液。胰液除了能中和强酸性食物外，还含有可作用于所有碳水化合物、蛋白质和脂肪的消化酶，而胆汁有助于分解脂肪。

　　十二指肠是一个不可缺少的器官，它是将食物输送到小肠前的准备场所。接受分泌胆汁和胰液的部分也非常细致，很难通过外科手术重建。因此，即使胃可以通过手术完全切除，十二指肠也会以尽可能保留它的方式来进行治疗。

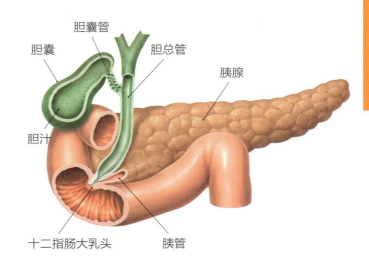

胆囊管　胆总管　胆囊　胰腺　胆汁　十二指肠大乳头　胰管

## 三大营养素改变形态后才能被吸收

　　糖、蛋白质和脂肪被称为三大营养素，是维持生命和身体活动必不可少的能量来源。然而，从食物中摄取的这些营养素并没有直接被人体吸收。在消化过程中，它们会被分解并组合成几种元素，形成新的成分，其中一些可以立即发挥作用，另一些则暂时储藏在人体内，必要时会被拿来使用。例如，都说胶原蛋白是一种蛋白质，可以使皮肤光滑有弹性，但食用含有胶原蛋白的食物并不会立即使皮肤变得光滑细嫩。它需要被分解成肽，然后再进一步被分解成分子状态，成为氨基酸，然后再被吸收。顺便说一下，这三大营养素加上维生素和矿物质，被称为五大营养素。

### 什么是十二指肠溃疡

　　十二指肠溃疡是指十二指肠黏膜因胃酸导致溃烂、发炎的疾病，其主要病因是幽门螺杆菌感染。一般认为，由于压力或者药物等原因，导致黏膜的功能下降时容易发病。

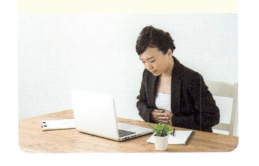

### 非处方整肠药的工作原理

　　整肠药是利用乳酸菌、丁酸等活菌成分的作用来调节肠道环境的药物。它是治疗腹泻和便秘的有效药物。在双歧杆菌、费卡利菌、宫缩菌、纳豆菌等细菌中添加了消泡成分，能缓解腹胀。此外，还有和荠菜、天竺葵等中药草配伍的。

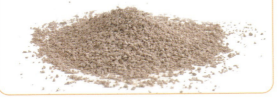

### 草本　用花草茶治疗压力引起的肠胃不适

　　西番莲有助于镇静和舒缓焦虑、德国洋甘菊具有抗炎特性、薄荷有助于缓解疼痛和焦虑。如果单独饮用难以下咽，可将其与其他凉茶混合饮用。

西番莲

德国洋甘菊

薄荷

# 小肠

小肠是人体最长的器官，直径2~3厘米，伸展时可达6~7米。其内壁有无数皱襞，表面布满了称为绒毛的小突起，其总共的表面积加起来相当于两个网球场的大小。

绒毛长约1毫米，里面的毛细血管网与一根淋巴管相连接，以吸收和运送营养。小肠会吸收食物中的大部分营养，也吸收水分。假设人每天摄入的水量为2升，消化液（在体内）为7升，总计9升，其中约80%会在小肠内被吸收。当食物到达小肠后，通过消化酶的作用，营养成分被分解以便能轻松地消化和吸收。

胰腺分泌的主要消化酶有淀粉酶、胰蛋白酶和脂肪酶。随着食物从空肠进入回肠，淀粉酶将糖转化为麦芽糖，胰蛋白酶将蛋白质转化为氨基酸。然后脂肪被脂肪酶分解为脂肪酸和甘油三酯（油脂），之后几乎全部的营养成分都被小肠绒毛吸收。

## 在体内最长的器官中进行消化和吸收

中医注解　小肠与心有表里关系。
一般不适和疾病　肠梗阻、腹冷、食物中毒、腹胀、肠易激综合征

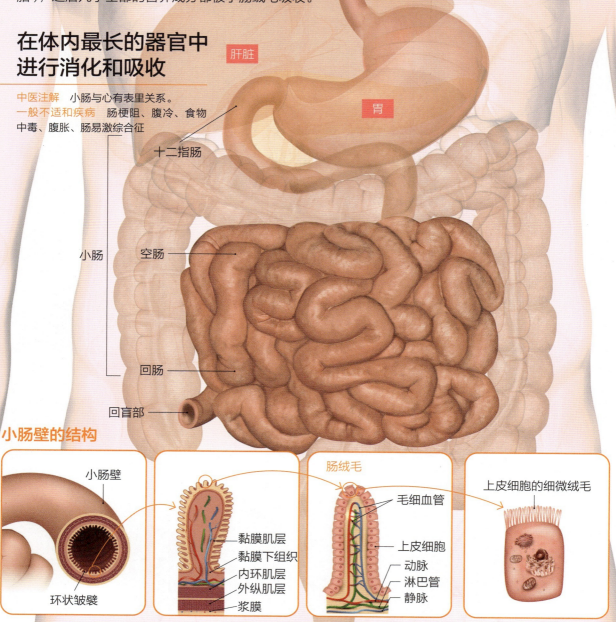

肝脏

胃

十二指肠

小肠

空肠

回肠

回盲部

### 小肠壁的结构

小肠壁

环状皱襞

黏膜肌层
黏膜下组织
内环肌层
外纵肌层
浆膜

肠绒毛

毛细血管

上皮细胞
动脉
淋巴管
静脉

上皮细胞的细微绒毛

小肠内壁被无数的绒毛覆盖着，可有效消化和吸收食物。绒毛表面有一层吸收上皮，可以吸收水分和养分，之后这些营养物质通过毛细血管和淋巴管来运送。

# 如果肠道器官持续出现敏感不适，请尽早去医院就诊

腹泻是一种非常令人难受的症状，腹泻的大多数原因都是受到了病菌感染。手上或者食物中的细菌和病毒侵入肠道，感知到它们的肠道细胞试图迅速将其排出体外，所以会出现腹痛、呕吐、发热等症状。在这种情况下，为了快速排出肠道内的毒素和异物，最好不要强行止泻。

但是，也可能由于过度排泄而导致身体脱水，此时最好服用相应的药物止泻。除了感染病菌之外，暴饮暴食或肠道环境不好也会引起腹泻。

突然的腹泻基本上几天后就可以痊愈，但是如果腹泻持续一个多月，大便中带血，或者排便后持续腹痛，就很有可能是某种疾病导致的。

例如，大肠癌不仅会导致腹泻，还会引起便秘。溃疡性结肠炎、胃和肝脏疾病也可能导致腹泻。

## 什么是"冷腹"

冷腹是指因为受寒而引起的腹痛。当身体变冷时，血液循环就会变差，胃肠功能也会减弱。结果消化就变得不彻底。当未完全消化的食物被送入肠道时，就可能会出现腹痛腹泻，由于肠蠕动不畅，也可能导致便秘和胀气。此时需要使疼痛部位变得暖和起来并尽量保持安静状态。吃一些温热的食物或泡个热水澡也不错。

## 什么是止泻药

止泻药就是使腹泻停止的药物，有分泌型和渗透型两种。当肠道有炎症时使用分泌型，当肠道内的水平衡受到干扰时使用渗透型。此外，也可以配合使用一些草本植物，如粳稻、肉桂、日本天竺葵等。

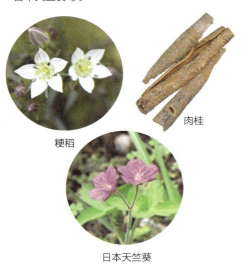

肉桂

粳稻

日本天竺葵

## 中医 小肠与心是表里关系

中医的小肠是六腑之一。包括十二指肠、空肠和回肠。主要功能是"受盛化物"和"清浊分别"。受盛化物指的是接受从胃消化的饮食并进一步消化的功能。清浊分别是指将营养物质的"清"从食物残渣的"浊"中分离出来。清入脾，浊入大肠，水入膀胱。小肠通过经络与心脏相连，它们互为表里，其生理活动和病理表现是相互关联的。在人体功能正常运转的情况下，心帮助小肠消化吸收，小肠以养分滋养心。反之，如果小肠虚弱，很有可能会引起心悸失眠。

**推荐的中药**
大建中汤/腹冷、腹胀
当归汤/腹胀
大柴胡汤/胃肠黏膜炎、便秘、痔疮
柴胡桂枝汤/十二指肠溃疡、紧张引起的下心痛
桂枝茯苓丸/怕冷、腹胀
胃苓汤/冷腹、腹痛
真武汤/消化不良、慢性肠炎、腹泻
人参汤/急性/慢性胃肠道黏膜炎、胃溃疡

### 药草 推荐药

茴香子/腹胀
覆盆子叶/腹泻

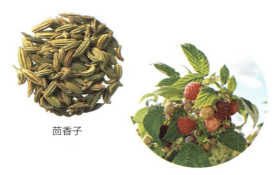

茴香子

覆盆子叶

# 大肠

继食管、胃和小肠之后，大肠负责最终的消化功能。它长约1.5米，可分为盲肠、结肠和直肠三部分。结肠根据其方向进一步可分为升结肠、横结肠、降结肠和乙状结肠。盲肠是连接到小肠的退化器官，据说没有什么特殊功能。结肠分解并吸收小肠中未消化的纤维和蛋白质，并吸收水分形成粪便。结肠呈波纹状，有弯曲和膨胀的凸起，结肠将内容物堆积在凸起中并进行蠕动运动，就更容易从消化物中吸收水分。直肠是连接乙状结肠和肛门的长15~20厘米的器官，没有消化和吸收功能，只是暂时储存从结肠运送过来的粪便。当大便在直肠中聚集时，会刺激黏膜并使人产生便意。然后，部分肠道和肌肉收缩，肛门打开，开始排便。

## 大肠的主要作用是吸收水分和制造粪便

中医注解　大肠与肺有表里关系。
一般的不适和疾病　肠易激综合征、息肉、结肠炎、阑尾炎、溃疡性结肠炎、便秘、腹泻

## 大肠的结构

大肠吸收的营养物质很少。它吸收在小肠中未被吸收的水分，把不需要的物质凝固成粪便并排出。据说每天有大约1.2升的水会被大肠吸收，剩下的0.1升随粪便排出体外。大肠壁由黏膜层、黏膜肌层、黏膜下层、固有层和浆膜层（覆盖器官等的半透明薄膜）组成，并由肠系膜固定在腹部。大肠和肠系膜以及其他器官都被腹膜覆盖。

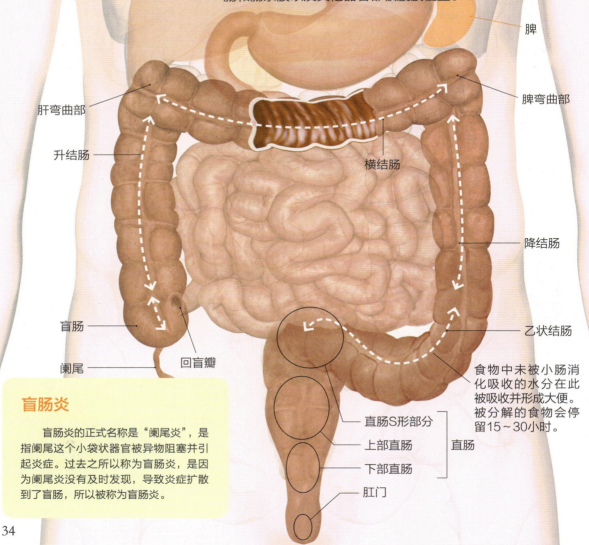

脾

脾弯曲部

肝弯曲部

升结肠

横结肠

降结肠

盲肠

乙状结肠

阑尾

回盲瓣

食物中未被小肠消化吸收的水分在此被吸收并形成大便。被分解的食物会停留15~30小时。

直肠S形部分

上部直肠

下部直肠

直肠

肛门

### 盲肠炎

盲肠炎的正式名称是"阑尾炎"，是指阑尾这个小袋状器官被异物阻塞并引起炎症。过去之所以称为盲肠炎，是因为阑尾炎没有及时发现，导致炎症扩散到了盲肠，所以被称为盲肠炎。

## 大肠皱襞

　　大肠像波纹管一样收缩，内部布满黏膜皱襞。皱襞用于来回移动粪便并将其推入肛门以及吸收消化物中的水分。

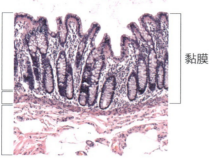

黏膜上皮
黏膜固有层
　　　　　　　　　　　　　　黏膜
黏膜肌层
黏膜下层

### 什么是肠易激综合征

　　即使肠道没有异常，也伴随反复腹泻、便秘、腹痛，大多发生于20～40岁，虽然自主神经失衡和精神压力被认为是主要原因，但也受其他原因包括暴饮暴食、酗酒、饮食不均衡、吸烟和睡眠不足的影响。重要的是要重新审视饮食、睡眠和生活方式，并调整生活节奏。

### 肠道菌群

　　肠道菌群，是定居在肠道内的多达1000种、数量为100兆的细菌群（微生物群）。最近关于肠道菌群的基因组分析取得了很大进展，期待可以因此查出各种疾病的原因及其预防与治疗。

### 大肠内窥镜检查

**可以仔细观察整个大肠**

　　通过肛门插入内窥镜以观察从直肠到盲肠的整个大肠的检查。可以看到大肠内有无炎症、溃疡、息肉和癌细胞，以及进展的程度。如果发现病变，可以取一部分组织进行样本检查。

### 大便潜血试验

**早期发现大肠癌**

　　一项收集粪便并检查是否有血液混入的测试。如果大便带血，则怀疑大肠息肉、大肠癌、痔疮等。此外，如果食管、胃、十二指肠或小肠等消化器官出现疾病，大肠中也可能会混入血液。

| 无异常 | 异常 |
|---|---|
| 阴性（－） | 阳（＋） |

### 各种便秘药

　　为了预防便秘，可以多摄取富含膳食纤维的食物，摄取充足的水分，刺激肠道蠕动。如果再加上适度运动，效果会更好。用药时，通常使用具有缓下作用的药物，如促进蠕动的含镁的泻药和通过吸收肠道中的水分而膨胀的车前子的种皮（车前子壳种车前草）。很多便秘药都是来自植物的缓泻药，如番泻叶、芦荟、大黄等。另外，效果温和的中药草也很受欢迎。

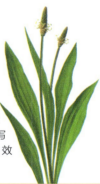

### 关于便秘

　　如果把粪便送到直肠的速度很慢，大便就会在大肠中停留数天。这样一来，大便因吸水过多而变硬，从而导致排便困难，这就是便秘。可以根据原因分为以下几种类型。
　　❶ **功能性便秘**
　　大便变硬是因为大肠运动减少，大便滞留时间长。这是最常见的类型，由于缺乏运动、缺水、缺乏膳食纤维、肌肉无力等原因引起。
　　❷ **痉挛性便秘**
　　由于神经兴奋导致肠道紧张，大便不能顺利地输送。大便像兔子粪便一样又硬又小，便秘和腹泻经常交替出现。痉挛性便秘主要由压力或肠易激综合征引起。
　　❸ **直肠便秘**
　　即使大便到达直肠，排便反射也不会发生，粪便只能停留在直肠内。多见于年长者、卧床者及有憋便习惯的人。
　　❹ **器质性便秘**
　　由于大肠癌等器质性原因，发生大便阻塞。此外，止咳药、降压药等药物也可能导致肠道蠕动受到抑制。
　　女性更容易便秘的主要原因是她们的腹部肌肉比男性弱，大肠排出粪便的力量更小。此外，一种女性激素黄体酮（见第273页），会指示身体储存水和盐，因此大肠壁会吸收水分并使大便变硬。据说便秘特别容易发生在月经前和怀孕初期。另外，过度减肥与不合理饮食也是便秘的一个原因。随着食物量的减少，大便的量也随之减少，有时几天也不排便。

## 屁的本质是空气和气体，忍耐会带来负面影响

送到大肠的食物被肠道细菌分解和发酵。此时，会产生各种气体，吞入人体的空气也进入肠道。肠内产生的气体和空气会被肠道吸收，当大量产生而不能吸收时，就会产生屁。换句话说，屁的本质是空气和肠内气体。

屁的主要成分是氮气、氢气、二氧化碳等，气味会根据吃进去的食物而改变。例如，在吃了肉或有强烈刺激性气味的食物时，它会产生大量气味强烈的氨和吲哚[1]，屁就会特别臭。另外，如果便秘不排便，粪便和气体会在肠内积聚较长时间，腐烂发展，导致肠胃胀气，气味也很强烈。

如果憋屁，血液中的气体（二氧化碳、甲烷、硫化氢等）就会增多，肝脏也无法除臭，气体就会通过呼气的方式呼出。因此会产生口臭，所以请多注意。

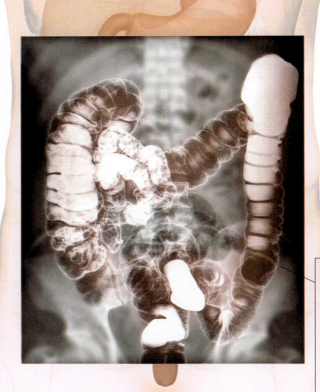

### 灌肠检查的影像

它曾经是大肠检查的主要方法。在限制饮食的同时排空肠道，然后将钡和空气通过肛门注入。如果肠道有疾病，钡就会被弹开或积聚在那里。

[1] 吲哚
蛋白质腐败所产生的化合物。
存在于哺乳动物的排泄物中。

## 肠道内环境中，
## 有益菌和有害菌的平衡很重要

　　大肠中居住着大约1000种、数量超过100兆的肠道细菌，重1～2千克。据说生活在人体内的细菌90%都生活在肠道中。

　　生活在肠道中的细菌是无缝隙地附着在肠壁上的细菌团块。由于这种情况看起来像一片片花田，因此被称为"肠道菌群"。

　　肠道菌群的主要细菌有有益菌、有害菌和条件致病菌。有益菌的比例约为20%，有害菌约为10%，条件致病菌约为70%。许多条件致病菌被称为未知细菌，其组成因人而异。

　　有益菌通过吃肠道内的膳食纤维和糖分进行发酵活动，产生的乳酸菌使肠道环境呈弱酸性。如果肠道呈酸性，有害细菌就不能生长。并且，由于很多从外面进入的坏细菌更喜欢碱性环境，所以如果肠道环境保持弱酸性，即使坏细菌侵入肠道也不会继续增殖。

　　当有害细菌占主导地位，肠道环境变得不平衡时，就会导致便秘、腹泻和气味强烈的屁。

## 宿便排毒是一个都市传说

　　声称能缓解便秘、肠内排毒的产品广告中，经常提到一种在肠壁堆积多年的"宿便"，并声称排出宿便可以美容和健康。然而，现实中没有宿便这样的东西。肠壁每天都在新陈代谢，老化的肠壁会不断剥落并排出体外，所以大便不可能永远堆积在肠壁内。

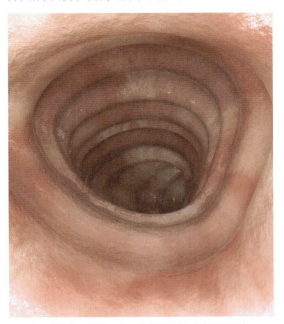

大肠内窥镜图像。肠道中的残留物已被冲走的健康状态

---

## 中医　大肠与肺有表里关系

　　中医的大肠是六腑之一。大肠包括结肠和直肠。主要功能是"传送糟粕"。糟粕的意思是食物残渣，大肠具有把它们排出体外的功能。它还具有吸水功能，参与粪便的形成。吸水性差会导致腹泻和便秘。大肠通过经络与肺相连，互为表里，其生理活动和病理表现是相互关联的。肺肃降功能的好坏会影响排便，大肠的传导功能紊乱会导致呼吸系统疾病。

### 推荐中药
大黄甘草汤、防风通圣散、大承气汤、麻子仁丸/便秘
大黄牡丹皮汤/便秘引起的下腹痛
桂皮加芍药大黄汤/反复腹泻和便秘

### 用于便秘的药草
番泻叶
它用于急性便秘，因为它具有比缓下剂更强的通便作用。由于刺激性很强，使用量和使用时间请遵循专家的指导和建议。
大黄
有缓下作用，作为汉方便秘药的主要成分而广为人知。
芦荟
富含果冻状多糖，也可食用。它具有通便作用，加入芦荟的酸奶也很受欢迎。使用时请注意用量。

 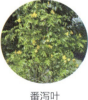 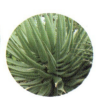

番泻叶

大黄　　　　　　　　　　　　　　　　芦荟

### 药草　推荐的药草
薄荷/腹胀、肠易激综合征
西番莲/肠易激综合征
鱼腥草、牛蒡、蒲公英/便秘

### 好的食材和吃法
## 牛蒡茶和蒲公英茶

　　要积极食用富含膳食纤维的蔬果和海藻类食物。可溶性膳食纤维可以软化大便，不溶性膳食纤维可以增加大便量。另外，可以服用激活肠道蠕动、调节肠道环境的双歧杆菌和乳酸菌。众所周知，牛蒡是膳食纤维的宝库。牛蒡茶含有大量促进排便的菊粉和黏液质。此外，蒲公英根茶也含有菊粉和黏液质，具有类似于牛蒡的通便作用，还有改善肝功能的作用。苦中带甜，烘焙后也被称为"蒲公英咖啡"。

# 肠道内环境

## 肠道内环境的关键在于细菌平衡

我们的肠道内居住着约100兆个细菌。据说构成人体的细胞数量大约有37兆个，可见我们肠道内的细菌数量有多庞大。

肠道菌群按功能大致分为三类，对人体有益的称为"有益菌"，对人体有害的称为"有害菌"，二者都不是的称为"条件致病菌"。肠道环境好指的是有益菌多于有害菌。有害菌会引起腹泻和便秘，甚至有些种类还会导致癌症。维持健康最重要的是，要使肠道内的细菌保持平衡。

## 肠道健康与全身健康息息相关

当肠道环境到位时，不仅可以改善排便和皮肤状况，还可以提高整个身体的免疫功能。提高免疫功能还有助于预防感冒和其他疾病，降低患癌症的风险，并缓解花粉症等过敏症状。肠道被称为"第二大脑"，众所周知，它具有制造大脑中物质前体的功能，如血清素和多巴胺。肠道的功能也与我们的"幸福感""兴奋感"等心理问题息息相关。也就是说，改善肠道环境也有助于解决抑郁等心理健康问题。也有人说肠道细菌还与肥胖和糖尿病等生活习惯病有关。

如上所述，肠道环境与全身的健康息息相关。有便秘、腹泻等肠道问题的人自不必说，对于没有这些问题的人来说，有意识地改善肠道环境的生活，也会给自己带来更健康的状态。

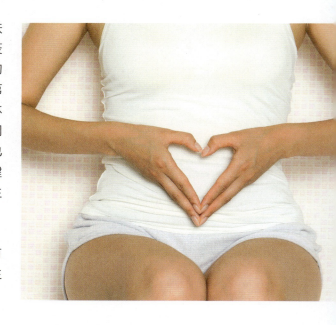

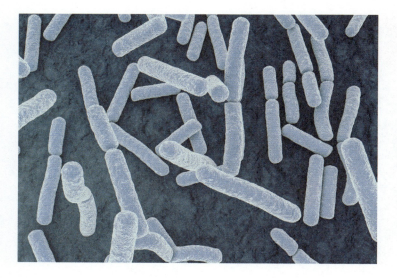

## 调节肠道环境的饮食习惯

肠道细菌从运送到肠道的食物中摄取营养从而变得活跃。据说我们吃的食物也是肠内细菌所吃的食物。根据肠道细菌的种类，我们就会对某类食物产生好恶之分。积极摄入有益菌喜欢的食物，不吃有害菌喜欢的食物，肠道环境就会逐渐得到改善。

## 膳食纤维

膳食纤维包括水溶性膳食纤维和不溶性膳食纤维，前者具有增加肠道有益菌数量和减少有害菌数量的作用。

*富含水溶性膳食纤维的食物

成熟的水果，薯芋类，（圆白菜、萝卜等）蔬菜，海藻，大豆，大麦，黑麦等。

*富含不溶性膳食纤维的食物

牛蒡、麦麸、谷类、豆类、蔬菜、蘑菇

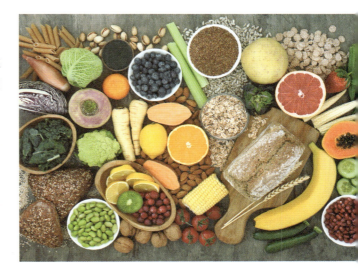

## 发酵食品

有益菌也可以从饮食中摄取。腌菜中所含的植物性乳酸菌，生命力强，容易活着到达肠道。虽然酸奶等食物中所含的动物性乳酸菌大部分会被胃酸杀死，但它们的尸体会成为有益菌的食物。

*发酵食品

米糠腌菜、泡菜、纳豆、味噌、甜酒、酸奶、奶酪

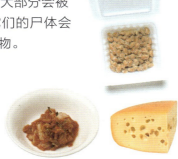

## 低聚糖

低聚糖是有益细菌的食物，可以改善肠道环境。为了减肥，无糖酸奶很受欢迎，但为了肠道环境，建议与市售的低聚糖或含低聚糖的水果一起食用。

*富含低聚糖的食物

洋葱、牛蒡、大葱、大蒜、芦笋、香蕉、苹果、大豆

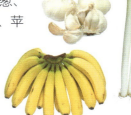

# 用腹式呼吸进行肠活动

通过腹部肌肉运动和横膈上下运动也会激活肠道运动。因此，经常走路和大笑也能改善肠道环境。

作为改善肠道环境的习惯，腹式呼吸是非常简单的。腹式呼吸有调节自主神经的作用，所以可以在想要放松的时候使用。利用家务和工作的间隙，有意识地每小时做一次就可以了。如果认真做，后续的工作效率会大大提高。

## 正确的腹式呼吸方法

1 坐在椅子上，骨盆牢牢地放在座位上。挺直脊椎，轻轻打开胸部，就像脊椎从骨盆上一个一个往上爬。不需要多余的力量，放松肩膀和脖子。

2 轻轻闭上嘴，慢慢地、轻轻地通过鼻子吸气，像气球一样给腹部充气，使它膨胀起来。

3 用鼻子慢慢呼气。呼气同时向内拉动肚脐下方的肌肉，呼出所有气体。

4 放松腹部，呼吸自然地从鼻子进来，让腹部像气球一样膨胀。

5 放松并反复做3和4的动作，重复大约10次。

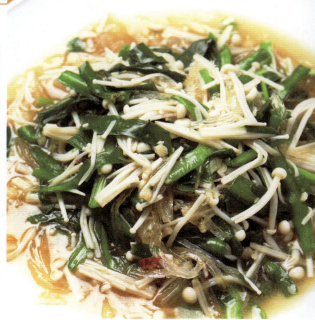

**琼脂丝富含膳食纤维，
可用于任何菜肴，十分便利**

# 辣炒琼脂丝

| 营养数值为一人份 | |
| --- | --- |
| 能量 | 104千卡 |
| 糖 | 5.4克 |
| 含盐量 | 1.0克 |
| 膳食纤维 | 7.1克 |

### 材料（2人份）

琼脂丝（干）…10克
金针菇…1袋
韭菜…1束
香油…1大勺
A 红辣椒（切小块）…1根
　 大蒜和生姜（切碎）…各1大勺
B 热水…1/2杯
　 酱油…1/2大勺
　 醋…1/3大勺
　 糖…1/2大勺
　 酒…1/2大勺
　 鸡精…1/2小勺

### 制作方法

1 将干燥的琼脂丝泡水，沥干水分，切成3厘米长。将金针菇的根部切掉，切成3厘米长。将韭菜切成3厘米长。

2 平底锅加香油烧热，将A炒香后加入金针菇和韭菜快速翻炒，再加入混好的B煮沸，再加入琼脂丝，搅拌均匀。

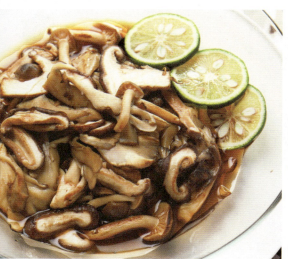

**富含膳食纤维，
也推荐多做一点放置保存**

# 热拌烤蘑菇

| 能量 | 65千卡 |
| --- | --- |
| 糖 | 9.5克 |
| 含盐量 | 2.1克 |
| 膳食纤维 | 4.3克 |

### 材料（2人份）

香菇…4个
聚丰菇…1包
口蘑…1
A 高汤…1杯
　 酱油…1.5大勺
　 醋…2大勺
　 料酒…1大勺
　 糖…1大勺
　 盐…少许
酸橘…2个

### 制作方法

1 将A放入平底锅中，煮沸待温

2 将香菇切成薄片，然后将聚丰菇和口蘑掰成大块。取酸橘切成薄片，剩余部分挤出汁加入1中，制成凉拌汁。

3 平底锅加热，将菇类放入，不放油。当有香味出来，炒至棕色时，趁热加入凉拌汁，静置30分钟左右。最后用三片酸橘薄片点缀即可。

**制作材料十分简单，
是早餐的完美选择**

# 黄豆面香蕉酸奶

| 能量 | 73千卡 |
| --- | --- |
| 糖 | 14.1克 |
| 含盐量 | 0.0克 |
| 膳食纤维 | 1.1克 |

### 材料（2人份）

香蕉…1根
柠檬汁…少许
酸奶…2大勺
黄豆面…少许

### 制作方法

1 香蕉去皮，切成2厘米宽的圆片，加少许柠檬汁后，放入冰箱冷冻2小时以上。

2 将1和酸奶放入碗中，撒上黄豆面，边搅拌边吃。

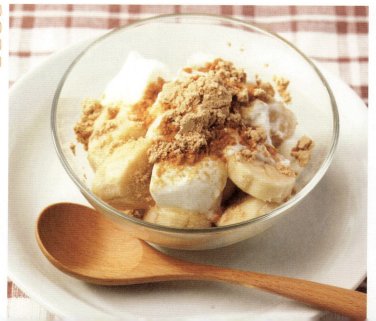

豆类是富含膳食纤维的
蛋白质的来源

# 豆煮通心粉

| 能量 | 457千卡 |
|---|---|
| 糖 | 48.6克 |
| 含盐量 | 0.6克 |
| 膳食纤维 | 10.6克 |

## 材料（2人份）

金时豆（罐头）…120克 　　水…4杯
洋葱…1/4个 　　月桂叶…1片
芹菜…1/2根 　　百里香、盐、胡椒粉…各适量
土豆…1个 　　贝壳形通心粉…80克
猪肉碎…50克 　　芝士粉…3大勺
橄榄油…2大勺 　　香菜…适量

## 制作方法

1 将洋葱和芹菜切碎，将土豆切成小丁。
2 在平底锅中放入橄榄油加热，放猪肉碎翻炒，加入洋葱碎和芹菜碎炒软。
3 将水、金时豆、月桂叶、百里香、土豆丁和少许盐加入到2中，盖上盖子，用小火煮30分钟。
4 将通心粉加入3中，用小火煮熟。用盐和胡椒粉调味，撒上芝士粉和切碎的香菜。

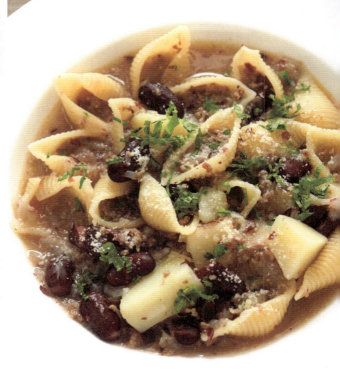

| 能量 | 65千卡 |
|---|---|
| 糖 | 3.1克 |
| 含盐量 | 1.5克 |
| 膳食纤维 | 5.3克 |

可以在微波炉中轻松制作的
促进肠蠕动的食谱

# 腌制蘑菇

## 材料（2人份）

金针菇…1袋
杏鲍菇…2个
香菇…4～5个
口蘑…1株
白蘑菇…4~5个
橄榄油…2小勺
盐…1/2小勺

## 制作方法

1 将所有菇类切成1～2厘米宽，撒上盐，放入耐热盘中。
2 将1放入微波炉中加热5分钟，为了使水分蒸发，不需要盖保鲜膜。
3 将橄榄油放入2中，搅拌均匀，放入冰箱一晚即可。

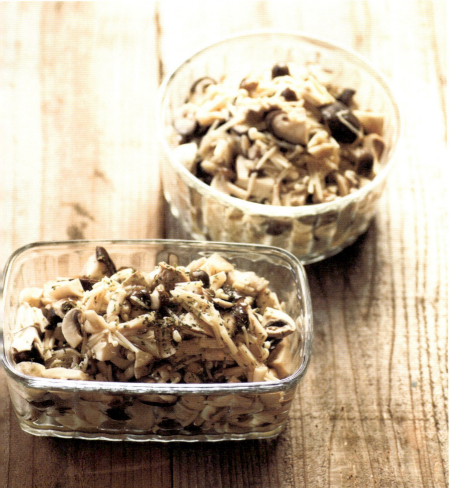

| 能量 | 65千卡 |
|---|---|
| 糖 | 9.3克 |
| 含盐量 | 0.4克 |
| 膳食纤维 | 1.1克 |

**黏稠的山药**
**有助于调整肠内环境**

# 山药和圣女果的中式沙拉

### 材料（2人份）

山药…100克
圣女果…5个
青紫苏…3张
A 香油、醋…各1小勺
　酱油、低聚糖…各1小勺

### 制作方法

1 将山药削皮，装入保鲜袋中，用擀面杖敲成易于食用的大小。将圣女果切成两半。将A充分混合备用。

2 将1放入钵中加A搅拌均匀，再放上切碎的紫苏。

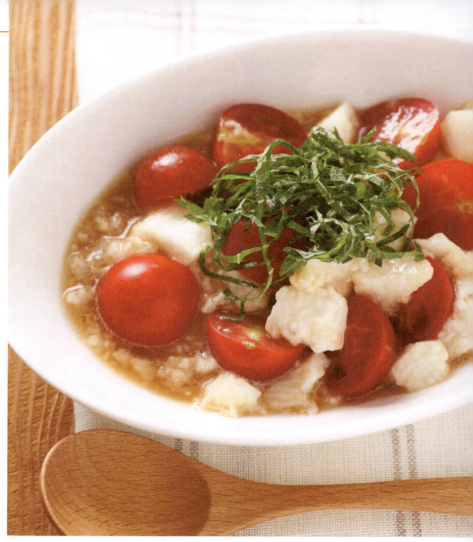

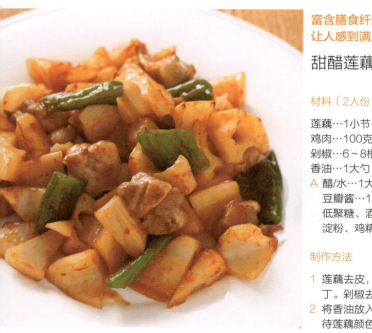

**富含膳食纤维，**
**让人感到满足的小菜**

# 甜醋莲藕鸡

| 能量 | 237千卡 |
|---|---|
| 糖 | 15.3克 |
| 含盐量 | 2.6克 |
| 膳食纤维 | 2.6克 |

### 材料（2人份）

莲藕…1小节
鸡肉…100克
剁椒…6～8根
香油…1大勺
A 醋/水…1大勺
　豆瓣酱…1小勺
　低聚糖、酒…各1/2大勺
　淀粉、鸡精…各1/2小勺

### 制作方法

1 莲藕去皮，切小块，用水冲洗后沥干。将鸡肉切成适宜大小的丁。剁椒去籽，切段。

2 将香油放入平底锅中用中火加热，再加入鸡丁和莲藕块炒香。待莲藕颜色变透时，加入拌好的A调味，炒熟。

**不知不觉就会伸手去拿的简单零食**

## 炸牛蒡

| 能量 | 123千卡 |
|---|---|
| 糖 | 8.8克 |
| 含盐量 | 0.1克 |
| 膳食纤维 | 5.1克 |

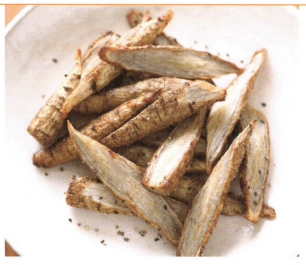

### 材料（容易制作的量）

牛蒡…200克
食用油…适量
盐和黑胡椒碎…各适量

### 制作方法

1 牛蒡洗净，沥干水分，切块。
2 将1放在加热至170℃的油中炸。捞出沥油后撒上盐和黑胡椒碎。

---

**滑子蘑中富含可溶性膳食纤维**

## 山野菜海带荞麦面

| 能量 | 235千卡 |
|---|---|
| 糖 | 41.3克 |
| 含盐量 | 3.3克 |
| 膳食纤维 | 6.7克 |

*因为含盐量很高，所以汤汁不宜摄入

### 材料（2人份）

滑子蘑…1袋
山野菜（水煮）…100克
香葱…3根
海带丝…5克
A 水…1.5杯
　日式酱油（3倍浓缩）…
　　1/2杯
　姜末…1/2份
荞麦面…2人份

### 制作方法

1 将滑子蘑和切成适当大小，山野菜快焯一遍，沥干，香葱切丁。
2 将A放入锅中加热，加入海带丝，搅拌均匀。
3 将荞麦面按照包装上的说明煮熟，过水沥干，放入碗中，浇上2，再把1放在上面。

---

**用大量蔬菜做的盖浇饭**

## 芹菜盖浇饭

| 能量 | 380千卡 |
|---|---|
| 糖 | 53.2克 |
| 含盐量 | 1.9克 |
| 膳食纤维 | 5.9克 |

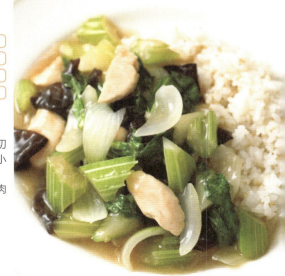

### 材料（2人份）

芹菜…1根
鸡排…2块
洋葱…1/2个
干木耳…5克
香油…1/2大勺
A 水…1杯
　清酒…2大勺
　鸡精…1/2小勺
　姜末…1小勺
　淀粉…1大勺
杂米饭…2碗

### 制作方法

1 将芹菜叶子取下茎切成小块。把鸡排切成中等大小的块。木耳泡发后撕成小朵。把洋葱切成小块。
2 平底锅中小火加热香油，加入1炒，待肉变色后加入A，煮至浓稠。
3 将米饭放入碗中，将2浇在上面。

蔬菜中的膳食纤维和酸奶中的
乳酸菌可以调节肠内环境

# 酸奶火锅

| | |
|---|---|
| 能量 | 365千卡 |
| 糖 | 39.9克 |
| 含盐量 | 1.9克 |
| 膳食纤维 | 6.0克 |

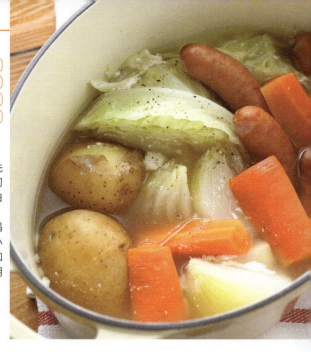

### 材料（2人份）

小香肠…4根
洋葱…1个
土豆…2小个
胡萝卜…1/2根
圆白菜…1/4个
A 水…2杯子
　固体高汤…1个
　原味酸奶…1杯
　盐和胡椒粉…各适量

### 制作方法

1 将洋葱去皮切成块，把土豆洗干净，切块。将胡萝卜竖着切一刀，再横切成四块。把圆白菜切成两半。
2 将A、1和小香肠放入平底锅中，以中火加热，煮沸后转小火炖约15分钟至蔬菜变软。加入酸奶搅拌，关火后用盐和胡椒粉调味。

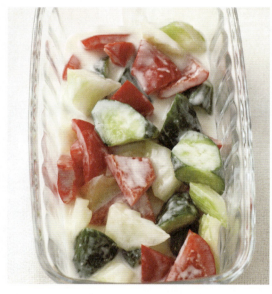

对肠道有益的简单腌菜

# 酸奶盐曲腌蔬菜

| | |
|---|---|
| 能量 | 70千卡 |
| 糖 | 12.3克 |
| 含盐量 | 2.6克 |
| 膳食纤维 | 1.3克 |

### 材料（容易制作的量）

红甜椒…1/2个
芹菜…1/2根
黄瓜…1根
A 盐曲…2大勺
　原味酸奶…1/4杯

### 制作方法

1 将红甜椒、芹菜和黄瓜切成小块。
2 将A放入塑料袋中，加入1，用手揉搓，挤出多余空气，密封，在冰箱放置一晚，让味道充分融合。

纳豆具有减少肠内
有害菌的作用

# 糙米纳豆炒饭

| | |
|---|---|
| 能量 | 482千卡 |
| 糖 | 59.3克 |
| 含盐量 | 2.7克 |
| 膳食纤维 | 6.1克 |

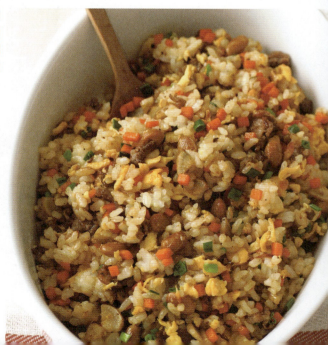

### 材料（2人份）

熟糙米饭…2碗
牛肉碎…50克
牛蒡…15厘米
胡萝卜…1/3根
香葱…4根
纳豆…1盒
鸡蛋…1个
A 香油…1大勺
　鸡精…1小勺
　酱油…1.5大勺
　盐和胡椒粉…各适量

### 制作方法

1 牛蒡和胡萝卜切丁。将香葱切碎。
2 平底锅中加香油烧热，加入纳豆和打散的鸡蛋，煎至鸡蛋蓬松时盛出。
3 在平底锅中倒入剩余的香油，加入所有食材，炒至米饭松散时加入A调味。

**糙米的膳食纤维含量是大米的5倍左右**

# 糙米胡萝卜汤

| 能量 | 284千卡 |
|---|---|
| 糖 | 30.7克 |
| 含盐量 | 1.3克 |
| 膳食纤维 | 2.0克 |

### 材料（2人份）

煮熟的糙米…100克
胡萝卜…1/2根
洋葱…1/4个
黄油…10克
固体高汤…1个
牛奶…2杯
盐、胡椒粉、黑胡椒碎
…各适量

### 制作方法

1 将胡萝卜切成半月形。将洋葱切成薄片。
2 平底锅中加黄油至化，加入1和糙米炒香。当黄油与蔬菜充分融合后，加入水和固体高汤，用小火炖至蔬菜变软。
3 将2放入搅拌机中打碎，加入牛奶，搅拌至顺滑后放回锅中，加热，加盐和胡椒粉调味。
4 将3放入碗中，撒上少许黑胡椒碎。

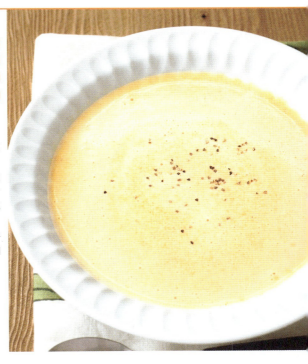

**易于制作、富含膳食纤维的零食**

# 巧克力麦片

| 能量 | 464千卡 |
|---|---|
| 糖 | 54.1克 |
| 含盐量 | 0.4克 |
| 膳食纤维 | 4.2克 |

### 材料（4人份）

巧克力…160克
麦片…150克
干果…50克
糙米片…30克

### 制作方法

将麦片、切碎的干果和糙米片加在化开的巧克力液中，搅拌均匀，然后取一口的量逐一放在烹饪纸上。再放入冰箱冷藏至凝固。

**富含大量膳食纤维，满足感爆棚**

# 海蕴杂烩粥

| 能量 | 174千卡 |
|---|---|
| 糖 | 28.9克 |
| 含盐量 | 0.8克 |
| 膳食纤维 | 1.0克 |

### 材料（2人份）

海蕴（一种褐藻）…70克
米饭…150克
鸡蛋…1个
高汤…3/4杯
A 酱油、清酒、料酒…1小勺
　盐…少许
　姜末…少许
　切片海苔…适量

### 制作方法

1 将A和米饭放入锅中，用中火加热。
2 加热煮沸后转小火，待米饭变软后，加入海蕴和姜末，搅拌均匀。把打好的鸡蛋绕圈浇进去，约30秒后关火，盖盖，此时鸡蛋呈半熟状态。盛到小碗里，吃之前放上海苔。

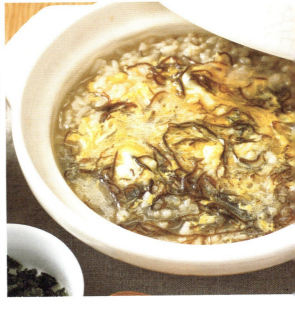

**在水果中，
李子的膳食纤维含量名列前茅**

## 苹果李子蜜饯

| 能量 | 212千卡 |
|---|---|
| 糖 | 45.0克 |
| 含盐量 | 0.0克 |
| 膳食纤维 | 2.7克 |

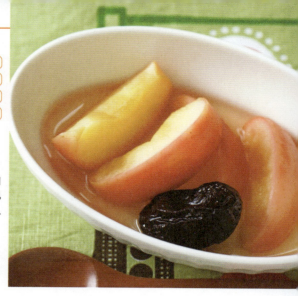

**材料（2人份）**

苹果…1个
李子…2个
白葡萄酒…6大勺
低聚糖…4大勺

**制作方法**

1　将苹果竖着切成八块，带皮，去核。
2　将1和李子放入耐热容器中，加入白葡萄酒和低聚糖，用保鲜膜轻轻包好，微波炉加热4分钟。关火后放入冰箱冷藏，即可食用。

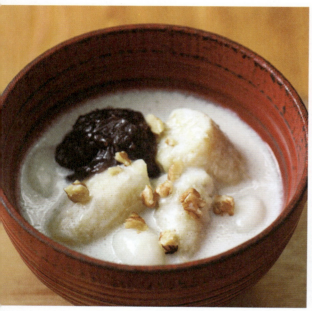

**香蕉含有具有整肠作用的
低聚糖**

## 香蕉椰蓉红豆汤

| 能量 | 436千卡 |
|---|---|
| 糖 | 74.4克 |
| 含盐量 | 0.1克 |
| 膳食纤维 | 2.6克 |

**材料（2人份）**

糯米粉…50克
香蕉…2根
椰奶…1/2杯
牛奶…1/4杯
炼乳…3大勺
红豆沙（市售）…2大勺
坚果…适量

**制作方法**

1　用糯米粉制作10个糯米团子。将香蕉去皮切成4等份。
2　将椰奶、牛奶、炼乳和香蕉放入锅中，用小火煮至香蕉温热，加入糯米团子。盛入碗中，加入红豆沙，撒上坚果。

**通过丰富的食材摄取大量的膳食纤维**

## 魔芋丝酸辣汤

| 能量 | 129千卡 |
|---|---|
| 糖 | 9.5克 |
| 含盐量 | 2.4克 |
| 膳食纤维 | 3.0克 |

**材料（2人份）**

魔芋丝…80克
鸡胸肉…1片
胡萝卜…1/4根
干木耳…3克
竹笋（水煮）…50克
香葱…3根
A　水…3杯
　　鸡精…1大勺
B　酱油…1小勺
　　清酒…1大勺
　　盐和胡椒粉…各适量
C　水和淀粉…1大勺
　　鸡蛋…1个
　　醋…3大勺
　　辣椒油…适量

**制作方法**

1　将魔芋丝在沸水中焯一下，捞出，切成易于食用的长度。将鸡胸肉斜切成薄片，胡萝卜、木耳、竹笋切丝，香葱切段。
2　将A放入锅中加火煮开后加入1，小火炖3～4分钟，然后用B调味。用混合好的C勾芡，转小火，加入打散的鸡蛋和醋再次开大火，待鸡蛋半熟时，搅拌均匀，加入辣椒油。

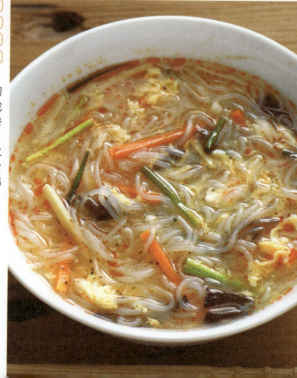

**酒糟中含有的
成分能增加肠内有益菌**

## 酒糟焗菜

| 能量 | 836千卡 |
|---|---|
| 糖 | 72.7克 |
| 含盐量 | 1.4克 |
| 膳食纤维 | 4.6克 |

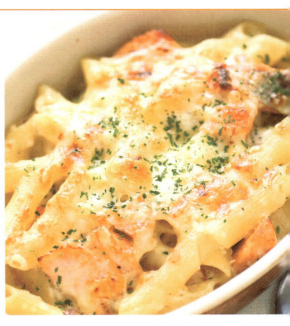

### 材料（2人份）

生鲑鱼…2片
洋葱…1/2个
通心粉…150克
盐和胡椒粉…各少许
橄榄油…2小勺
白葡萄酒…1大勺
酒糟…50克
A 牛奶…1.5杯
  盐…少许
  白味噌…1大勺
比萨用芝士…50克
干香菜…适量

### 制作方法

1 将鲑鱼切段，撒上盐和胡椒粉。将洋葱切成薄片。按照包装袋上的指示煮通心粉。

2 在平底锅放入橄榄油加热，将鲑鱼煎至两面焦黄，浇上白葡萄酒，盛出。把洋葱放在同一个煎锅里翻炒。

3 将撕成小块的酒糟放入2中，加入A，用小火一边搅拌一边煮至浓稠，加入通心粉和鲑鱼拌匀。

4 将3放在烤盘上，撒上芝士，放入加热至220℃的烤箱中烘烤约8分钟，最后撒上干香菜。

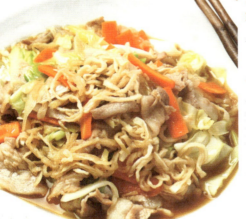

**萝卜丝富含膳食纤维，
鲜味满满**

## 酱汁炒萝卜丝

| 能量 | 344千卡 |
|---|---|
| 糖 | 22.0克 |
| 含盐量 | 2.5克 |
| 膳食纤维 | 7.2克 |

### 材料（4人份）

干萝卜丝…80克
薄切猪肉片…300克
大葱…1根
胡萝卜…1根
圆白菜…1/4个
酱油…2小勺
香油…1大勺
水…1.5杯
A 辣酱油…4大勺
  蚝油…1大勺

### 制作方法

1 将干萝卜丝洗净，切成3～4厘米长。

2 将猪肉用酱油腌入味。大葱切段，胡萝卜切成四方条，圆白菜切小块。

3 平底锅放入香油加热，加入2炒香，再加入1继续翻炒。

4 在3中加入一定量的水，盖上锅盖焖煮。当胡萝卜变软时，加入A翻炒。

**榨菜可以大量制作，
作为平时的预制小菜**

## 裙带菜拌榨菜豆腐

| 能量 | 185千卡 |
|---|---|
| 糖 | 2.0克 |
| 含盐量 | 2.6克 |
| 膳食纤维 | 7.2克 |

### 材料（2人份）

裙带菜…用水泡发后50克
榨菜（市售）…20克
木棉豆腐…1盒
香油…1小勺
A 香油…2小勺
  盐…1/3小勺
  白芝麻…1大勺
  蒜泥…少许
辣椒油、酱油…各适量

### 制作方法

1 平底锅倒香油烧热，加入裙带菜、榨菜和混合好的A拌匀炒香，待裙带菜变软后关火，撒上白芝麻。

2 将豆腐放入沸水中焯3～4分钟，对半切开放入盘中，将1盛在上面，根据个人喜好浇上辣椒油和酱油，最后撒上白芝麻。

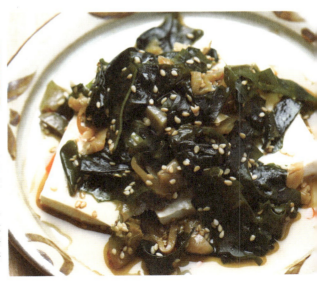

# 肛门

肛门与直肠相连，是消化系统的终点，能将直肠内的粪便排出。

肛门肌肉有两种类型：肛门内括约肌和肛门外括约肌。肛门内括约肌是肠道肌肉的一部分，是一种平滑肌，它不需要通过人的意识来控制，而是通过自主神经的作用来收紧肛门。肛门外括约肌与四肢的骨骼肌相同（参见第200页），是一种可以自行收紧的骨骼肌。

结肠吸收水分，凝固的粪便会在结肠末端的乙状结肠停留一段时间。然后被送到直肠，刺激直肠壁，发生排便反射[1]。

这个命令是由脊髓最下部的骶髓发出的。当直肠和肛门内括约肌被命令自动排出粪便时，肌肉放松并发生排便。传递这些信息的主要是副交感神经，另外大脑也参与其中。

肛门内括约肌通常是关闭的，但当粪便聚集在直肠时，大脑会指示肛门括约肌打开，从而产生便意。然而，在产生便意却不能马上去厕所的情况下，也是可以忍耐一阵子的。因为大脑会在一定程度上抑制排便反射，再加上位于肛门内括约肌外侧的肛门外括约肌的约束作用，一定程度上就抑制了粪便的迅速排出。

## 通过肛门内外肌肉的共同协作来控制排便

**一般的不适和疾病**
肛裂、痔核、肛瘘

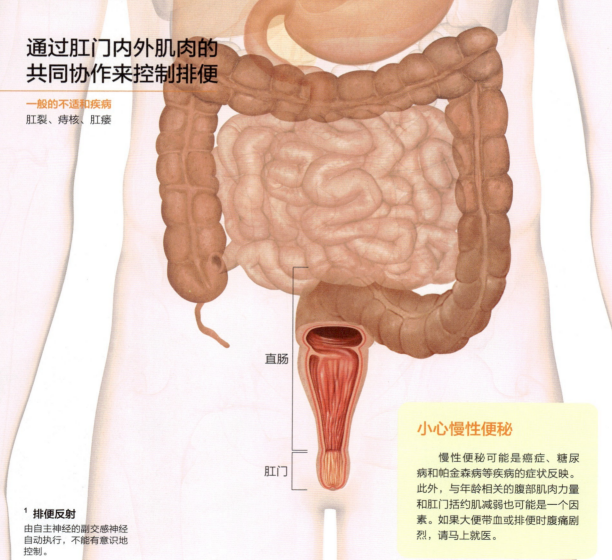

直肠

肛门

[1] **排便反射**
由自主神经的副交感神经自动执行，不能有意识地控制。

### 小心慢性便秘

慢性便秘可能是癌症、糖尿病和帕金森病等疾病的症状反映。此外，与年龄相关的腹部肌肉力量和肛门括约肌减弱也可能是一个因素。如果大便带血或排便时腹痛剧烈，请马上就医。

# 粪便的量和气味取决于您吃的东西

大便中约70%是水分。剩下的30%是小肠没有吸收的食物残渣，比如膳食纤维。粪便中含有肠道细菌、胃肠道分泌物和人体内不再需要的代谢产物等。

从进食到排出粪便需24~72小时，每日的排便量为100~200克。当然，这取决于吃什么和吃多少，如果摄入大量的膳食纤维，未消化的残留物就会增加，粪便量也会增大。同时，对肠道的刺激也会增强，排便次数可能会变多。由此可见，摄入膳食纤维对于预防便秘很重要。

粪便的颜色受胆红素的影响（见第50页）。此外，当有益菌占优势时，粪便会偏酸性，呈黄褐色；当有害菌占优势时，粪便趋于碱性，会偏黑色。粪便气味的来源是一种叫吲哚（见第36页）的物质，它是由肠道细菌分解蛋白质形成的。肠蠕动状态良好时，臭味变淡，大便在肠内滞留过长时，臭味变浓。顺便说一下，大便的形状和硬度与在大肠中移动的时间有关，运动快则大便松散，运动慢则大便坚硬。

## 注意不要过度清洗

如果肛门有轻微瘙痒时，用过急的温水或肥皂清洗只会适得其反。由于皮脂消失，皮肤的屏障功能减弱，稍微一点点的小刺激就会变得更痒，屏障功能也会由此变弱。当然，也不要用纸大力摩擦。

在某些情况下，当便秘发生时，把水势调到最大来刺激肛门，这也是不可取的。如果水进入肛门，分泌的黏液就会脱落，使排便变得更加困难。

## 痔疮的种类

痔疮是肛门及肛门周围区域的疾病，排便时用力过猛或久坐，使肛门负担增加，更容易产生痔疮。痔疮有多种类型，最常见的是痔核。痔核包括因充血而在肛门内膨胀的内痔和在肛门外膨胀的外痔。此外，还有肛门皮肤裂开的肛裂，以及因某种原因发生炎症并形成脓液流通管道的肛瘘，导致反复化脓。手术治疗痔是必要的。如果有什么症状不要自行判断，请咨询专业的医疗机构。

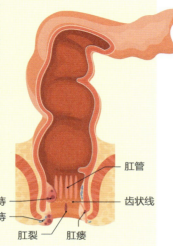

肛管
齿状线
内痔
外痔
肛裂　肛瘘

## 中医　缓解痔疮的中药

**推荐中药**
乙字汤/肛裂、痔疮
桂枝茯苓丸、十全大补汤、大柴胡汤、大黄牡丹皮汤/痔疮
补中益气汤、当归建中汤/痔疮、脱肛
紫云膏/痔疮痛、肛裂

### 乙字汤和紫云膏

二者都是由日本汉方医师研制的。乙字汤是有名的痔疮药，用于治疗有便秘倾向的痔疮疼痛和瘙痒，以及轻度出血。紫云膏是一种由香油、蜂蜡、猪油、当归和紫草混合而成的软膏，除用于痔疮疼痛和裂伤外，还可以用于皲裂、冻疮、烧伤、外伤和溃烂等，是一种万能药。

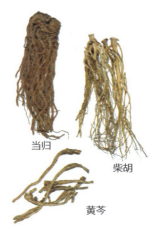

当归
柴胡
黄芩

## 痔疮的外用药和内服药

痔疮外用药有软膏型、注入型和栓剂，要根据痔疮的部位适当使用。痔疮药含有抑制肿胀和出血的抗炎成分、镇痛成分、血管收缩成分、止血成分和促进血液循环的成分等。口服药物并没有立竿见影的效果，而是以改善体质预防痔疮为目的而服用的药物。多采用天然药物，可与外用药物合用。乙字汤是一种中药草，它是日本还在普遍使用蹲式厕所的时代诞生的，具有软化大便并促使其顺利排出的作用。

# 肝脏

肝脏是人体内最大的实质性器官，会发生500多种化学反应。成年男性的肝脏重量约为1.5千克，成年女性约为1.3千克，肝脏的重量大约为人体重量的1/50。

肝脏即使有异常，也很难察觉到症状，所以也被称为"沉默的器官"。由于很难察觉到不适，所以病情可能会在不知不觉中恶化。

肝脏是含有大量血液的器官，输送血液的血管主要分两种。一个是由肠和脾发出的门静脉；另一个是肝动脉，它是大动脉的分支，负责向肝脏输送氧气。当血液进入肝脏时，它通过分支血管将营养和氧气均匀地分配到肝细胞。然后血液从肝静脉泵出并通过下腔静脉返回心脏。

在连接肝脏和十二指肠的胆管中间的是胆囊，可储存和浓缩肝脏产生的胆汁[1]。胆囊会因饮食的刺激而收缩。

胆汁通过胆管流入十二指肠，帮助脂肪消化的脂肪酶发挥作用。另外，作为红细胞的组成成分的血红蛋白被分解产生的胆红素[2]流入胆汁，与胆汁一起被送到十二指肠。大部分被小肠吸收再利用，另一部分作为大便被排出体外。

## 它是人体内最大的实质性器官，对维持生命至关重要

中医注解　中医称之为"肝"。具有疏通、调畅全身气机的生理作用，并能使精神活动保持稳定。还有调节生殖以及储存、调节血量的功能。与胆之间存在着表里关系。

一般的不适和疾病　肝功能障碍（过量饮酒、暴饮暴食）、肝炎、肝硬化、黄疸、胆结石

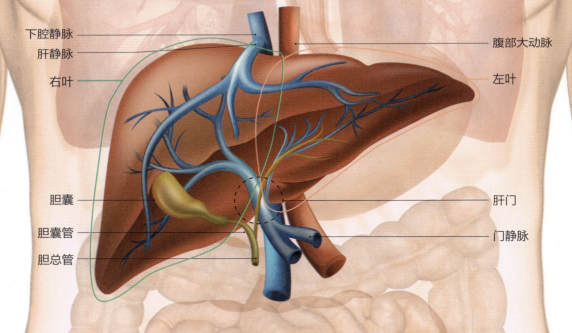

下腔静脉
肝静脉
右叶
胆囊
胆囊管
胆总管
腹部大动脉
左叶
肝门
门静脉

**1 胆汁**
消化脂肪不可缺少的液体。据说肝脏每天会制造1升的胆汁，其中90%以上的成分都是水。

**2 胆红素**
它是红细胞分解后产生的物质，是显示肝功能的数值之一。如果胆红素太高，则有黄疸的可能。胆红素有间接胆红素和直接胆红素两种，统称为总胆红素。

## 胆汁的主要功能

它可以分解乳化食物中的脂肪，使肠道内的脂肪酶更容易发挥作用，还有促进肠道蠕动，使食物流通更加顺畅的作用。

## 肝脏与血液的关系

肝脏中储存着制造红细胞所必需的叶酸和维生素$B_{12}$，在骨髓需要的时候将其输送过去。肝脏也有分解和重新利用老化红细胞，并制造凝血因子（使血液凝固的成分）的作用。

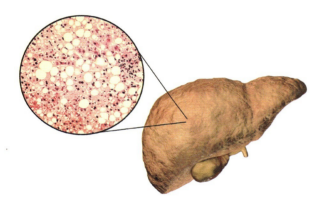

### 脂肪肝

当肝细胞中充满脂肪时，肝脏代谢就会发生障碍，肝功能也会逐渐下降。一个健康的肝脏中含有大约3%的脂肪，但当全部肝细胞的30%以上变成脂肪时，就称为脂肪肝。

### "肝疲劳"是什么意思

虽然是不容易出现自觉症状的脏器，但是肝脏疲劳的话，本来应该被解毒的废物不能过滤，就会那样留在体内。另外，多余营养会转化成中性脂肪储存起来。同时身体活动会变得困难。

·喝酒变得没有味道
·食欲低下（特别是不想吃油腻的食物）
·腿脚浮肿
·腹胀

由于肝功能低下与感冒的症状相似，所以很多人都不会注意到，所以应去医疗机构就诊检查。

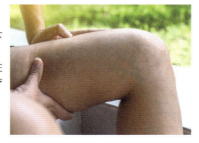

## AST（GOT）/ALT（GPT）

**检查肝功能障碍**

AST是一种在心脏、肌肉和肝脏中含量丰富的酶，而ALT是一种在肝脏中含量丰富的酶。根据采血来测定其数值，如果均高于标准范围，则可怀疑为急性肝炎、慢性肝炎、脂肪肝、肝癌、酒精性肝炎等。如果只是AST偏高，可能会考虑心肌梗死、肌肉疾病等。

|  | 基准范围 | 要注意 | 异常 |
|---|---|---|---|
| AST | 30以下 | 31~50 | 51以上 |
| ALT | 30以下 | 31~50 | 51以上 |

（单位：单位/升）

## γ-GTP（γ-GT）

**酒精摄入过多导致数值上升**

γ-GTP是一种分解蛋白质的酶，其值会因肝脏和胆道异常而升高。

如果采血测定其值偏高，则有酒精性肝病、慢性肝炎、胆汁淤积或药物性肝病的可能。它被称为检测饮酒造成的肝损伤的敏感测试，因为它特别有可能发生在酒精性肝病患者身上。

| 基准范围 | 要注意 | 异常 |
|---|---|---|
| 50以下 | 51~100 | 101以上 |

（单位：单位/升）

## ALP

**检查肝功能和胆道功能障碍**

一种存在于身体大多数器官中的酶，用于检查肝功能和胆道疾病，可通过血液采样进行测量。如果γ-GTP和ALP都高，则怀疑肝/胆道疾病，如果γ-GTP正常，只有ALP高，则怀疑有其他疾病（骨病等）。

| 基准范围 | 轻度异常 | 需要重新检查 | 需要精密检查 |
|---|---|---|---|
| 96~300 | 95以下 | 301~349 | 350以上 |

（单位：单位/升）

## 总蛋白

**由白蛋白和球蛋白组成的肝功能指标**

通过抽血检查，可以得到血液中的蛋白质含量。检查肝脏的蛋白质合成能力，看肝功能是否有问题。如果血液中蛋白质总量偏低，则怀疑营养不良、肾病综合征、癌症等；如果偏高，则怀疑自身免疫性疾病、肝硬化、多发性骨髓瘤、脱水等。

| 异常 | 要注意 | 基准范围 | 要注意 | 异常 |
|---|---|---|---|---|
| 6.1以下 | 6.2~6.4 | 6.5~7.9 | 8.0~8.3 | 8.4及以上 |

（单位：克/分升）

## 肝脏为细胞提供稳定的能量

肝脏具有多种功能，主要分为三大类：代谢和储存糖、脂肪、蛋白质三大营养素，有害物质的解毒和分解，产生和分泌消化食物所需的胆汁，这些功能对维持生命至关重要。

其中最重要的是营养物质的生化处理。例如，在肠道中吸收的糖被运送到肝脏，在那里被分解成可以作为能量来源重新使用的葡萄糖。多余的葡萄糖会以糖原的形式储存起来，当身体需要能量时，这些储存的糖原又会恢复为葡萄糖并流入血液。肝脏稳定地供应全身37兆个细胞的能量。

肝脏的工作原理是将有毒物质和酒精转化为毒性较小的物质、将在肠道中分解的氨基酸合成为蛋白质。此时会产生有害的氨，肝脏将其转化为尿素，通过血流携带至肾脏进行过滤，然后以尿液的形式排出体外。

酒精进入体内，20%被胃吸收，80%被小肠吸收，然后通过血管聚集到肝脏，被酶分解成

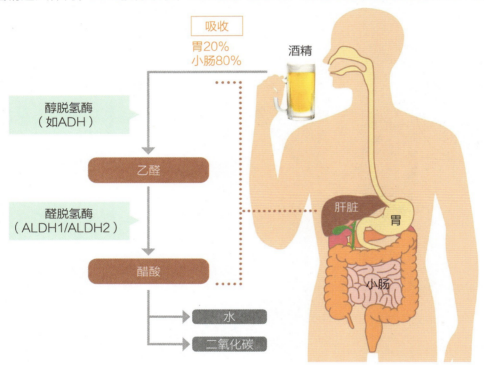

## 能喝酒的人和不能喝酒的人有什么区别

能分解酒精代谢物的醛脱氢酶的多少，可以决定人酒量的好坏。与西方人相比，许多日本人体内这种酶含量普遍较低，因此被称为不怎么能喝酒的民族。

完全没有这种酶的人就称为"下户"。另外，乙醛容易蓄积的人喝酒后会脸红。顺带一提，当肝脏由于大量饮酒而无法充分处理乙醛时，就会发生宿醉。血液中乙醛的浓度增加，就会引起恶心、头痛和胃灼热等症状。

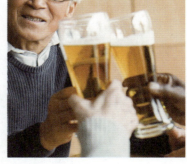

**1 乙醛**
导致恶心和呼吸紊乱的有害物质。血液中的酒精被肝脏中的酒精脱氢酶分解。

**2 胆汁酸**
胆汁的主要成分。它通过与脂肪酸、脂溶性维生素、胆固醇等成分结合并与水混合，有助于脂质的吸收。

一种叫作乙醛[1]的物质，它和福尔马林一样有毒，但可以经过肝脏分解成二氧化碳和水排出体外。

胆汁是在肝脏中制造和分泌的，有助于小肠对脂肪的消化和吸收。另外，它也是帮助胆固醇从体内排出的重要物质。胆汁的成分包含水、胆汁酸[2]、胆红素、胆固醇、磷脂等，当肝脏受到损害，胆汁流动受损时，血液中胆红素就会增多，眼白会变黄，皮肤也会出现黄疸症状。

在这些与消化、吸收有关的成分中，胆汁酸会被再利用，其余的部分会作为不必要的物质排出体外。

## 蚬贝中含有的鸟氨酸具有护肝作用

鸟氨酸本来是存在于人体内的一种非必需氨基酸，它可以帮助肝脏活动，具有缓解疲劳的作用。

鸟氨酸会融入血液，在体内循环，并在肝脏中对有害的氨进行解毒。鸟氨酸的健康益处已经广为人知，就蚬贝而言，冷冻之后再煮熟，与生吃相比，鸟氨酸的含量会增加7~8倍。此外，鸟氨酸也存在于其他成分中，如奶酪、比目鱼和面包中。

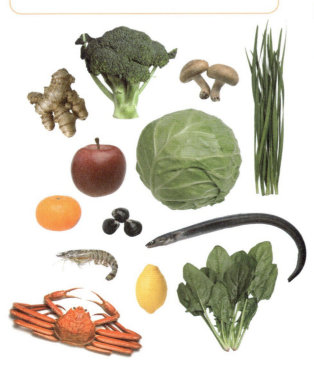

## 白蛋白

**是营养不良和肝肾疾病的指标**

白蛋白占血液中蛋白质的60%~70%。通过采集血液并测量浓度，可以检查肝细胞中蛋白质的合成能力。当蛋白质合成功能因肝功能障碍而下降时，白蛋白水平也会下降。同时，此项数值也可用于评估营养状况，当数值较低时，会有肝功能障碍、营养不良、肾病综合征等可能。

| 基准范围 | 需要注意 | 异常 |
| --- | --- | --- |
| 3.9以上 | 3.7~3.8 | 3.6以下 |

（单位：克/分升）

## HBs抗原和HCV抗体

**检查是否感染了不同的病毒**

通过采血检查肝炎病毒的感染和经过。HBs抗原是由乙型肝炎病毒感染而产生的，HCV抗体是由丙型肝炎病毒感染而产生的。

①HBs抗原阳性=乙肝病毒感染

②HCV抗体阳性=丙型肝炎目前正在感染中（或已治愈）

| 正常范围 | 异常 |
| --- | --- |
| 阴性（－） | 阳性（＋） |

**有益的食材和食用方法**

## 肝功能自我检查

可以通过生活习惯来检查肝功能是否正常。符合的条件越多，就越需要注意。

1 每天饮酒。

2 肥胖（比18岁时重了10千克以上）。

3 有吃宵夜的习惯。

4 进食速度快，食量大，饮食不规律。

5 饮食不均衡，偏食。

6 喜欢甜食、油腻、味道重的食物。

7 含盐量摄入过多。

8 缺乏运动。

9 生活不规律。

为了不降低正常肝功能，要尽量食用优质蛋白和坚果，如鸡蛋、牛奶、奶酪、青鱼、鲑鱼、低脂肉类、大豆及其制品和种子类，以及作为能量生成辅酶的B族维生素。

对肝脏有益的成分：维生素A、维生素C、维生素E、维生素$B_1$、维生素$B_{12}$。

对肝脏有益的推荐食材：姜黄、艾蒿、西蓝花、圆白菜、芹菜、油菜、茼蒿、韭菜、大白菜、香菇、柚子、苹果、草莓、梅子、柠檬、牛油果、蛤蜊、金枪鱼、鳝鱼、鱿鱼、章鱼、虾、蟹、鲍鱼、海带、羊栖菜。

# 肝脏的再生机制

即使部分肝脏通过手术切除，也具有再生能力，这是其他器官所没有的。希腊神话中，被鹰啄食的普罗米修斯的肝脏会在夜间重生，而且这种折磨持续了三万年之久，由此可见肝脏的重生能力大概从远古以来就为人所知了吧。

肝脏中有多种类型的免疫细胞，它们会分泌各种神经传递物质，使肝脏在受到切除等压力后仍可再生。然后肝细胞发挥强大的增殖能力，使其恢复到原本的状态。

如果肝脏没有疾病，即使切除三分之二，它也会在48小时以内开始生长，大约一周之后肝脏就会恢复到本来的大小。如果是患有肝炎等疾病的肝脏，虽然切除后需要时间恢复，但在3～6个月也会恢复原状。

## 胆囊

胆汁实际上并不是由胆囊产生的。胆汁由肝脏不断产生，当十二指肠排空时，胆汁就会储存在胆囊中并浓缩。换句话说，胆囊就像一个暂时储存胆汁的袋子。当进入十二指肠的食物中含有脂肪成分时，就会刺激胆囊收缩，使胆汁排入十二指肠。

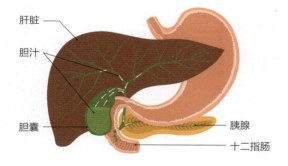

肝脏
胆汁
胆囊
胰腺
十二指肠

## 什么是胆结石

胆结石通常没有自觉症状，因此也被称为"沉默的结石"，目前被认为主要是由于过度饮酒、饮食和压力等原因引起的。有胆固醇胆结石和胆红素胆结石两种类型。胆固醇胆结石实际上就是由于摄入过多的胆固醇，胆汁不能完全溶解而石化所致。胆红素胆结石是胆汁中的胆红素被细菌转化为胆红素钙，石化后形成的。

## 中医 让全身之气顺畅流动的肝与负责决断的胆是表里关系

中医中的"肝"是五脏之一，位于上腹部横膈与肚脐之间，与现代解剖学中的肝脏是同一位置。肝的主要功能是"疏泄"和"藏血"。疏泄是调节全身之气，保持其畅通状态的功能，而藏血是调节血液储存和血液流动的功能。人体内的"气"顺畅无阻地流动的话，就代表人体内的器官进行着正常的运作，全身的生命活动处于一个比较稳定的状态。肝与胆以经络相连，互为表里，其生理活动和病理表现相互关联。胆是六腑之一，除了负责胆汁的储存和排泄之外，还参与支配决策和判断的心理活动，因此被认为与人的勇气有关。胆囊也被视为"奇恒之腑"之一（第98页）。肝的异常体现在眼睛、指甲和肌肉中。此外，据说愤怒的情绪也与肝的活动有关。

**药膳中对肝有益的食材**

萝卜、大豆、玉米、姜黄、葛根、牡蛎、鲤鱼、蛤蜊、紫菜

**推荐中药草**

大柴胡汤、小柴胡汤、茵陈蒿汤、柴胡桂枝汤/肝功能障碍

## 药草 提高肝功能的3种药草

洋蓟和药用蒲公英（西洋蒲公英）的苦味具有强化肝功能和促进胆汁分泌的作用。在药材中，最苦、作用最强的是奶蓟。也有此类的营养补充剂。

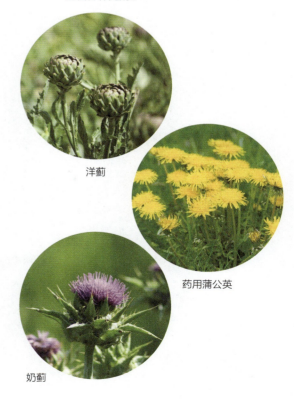

洋蓟

药用蒲公英

奶蓟

# 主要消化酶的分泌部位及其作用

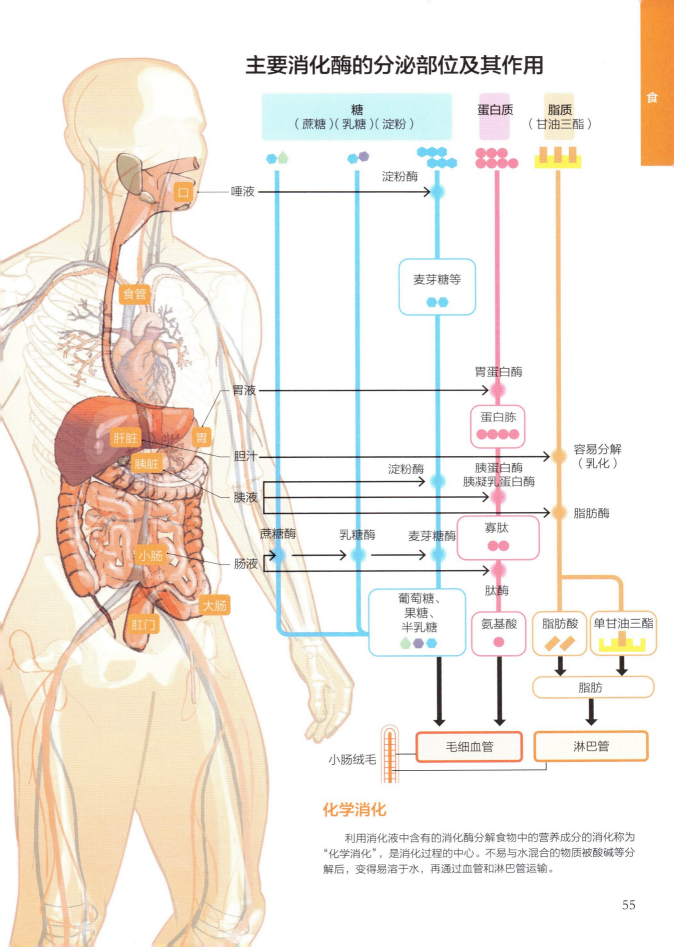

| 糖<br>（蔗糖）（乳糖）（淀粉） | | | 蛋白质 | 脂质<br>（甘油三酯） |
|---|---|---|---|---|

口 —— 唾液 ——————————→ 淀粉酶

麦芽糖等

胃液 ——————————————————→ 胃蛋白酶

蛋白胨

肝脏　胃
胰脏 —— 胆汁 ——————————————————————→ 容易分解（乳化）

胰液 —— 淀粉酶　　胰蛋白酶
　　　　　　　　　胰凝乳蛋白酶
　　　　　　　　　　　　　脂肪酶

蔗糖酶　乳糖酶　麦芽糖酶　寡肽

小肠 —— 肠液　　　　　　　　　　　肽酶

葡萄糖、果糖、半乳糖　氨基酸　脂肪酸　单甘油三酯

大肠
肛门

脂肪

小肠绒毛　毛细血管　淋巴管

## 化学消化

利用消化液中含有的消化酶分解食物中的营养成分的消化称为"化学消化"，是消化过程的中心。不易与水混合的物质被酸碱等分解后，变得易溶于水，再通过血管和淋巴管运输。

# 胰腺

胰腺位于胃的后部，被十二指肠所包围。它长约15厘米，重约60克。其右宽左窄，形状如蝌蚪一般。宽的部分称为胰头，窄的部分称为胰尾，二者之间的区域称为胰体。

　　胰腺的主要作用是制造消化三种主要营养素的胰液，并分泌胰岛素等重要的激素，这些激素对调节血糖水平至关重要。

　　胰液含有多种酶，如淀粉酶（见第12页）、胰蛋白酶[1]和脂肪酶，可消化三种主要营养物质。胰液通过胰管将其送到十二指肠中参与消化。同时，它还具有中和被胃液酸化的食物的作用。这是因为胰液中的消化酶在酸性条件下不起作用。胰液是一种弱碱性液体，每天分泌500~800毫升。

　　在胰腺中，聚集了胰岛[2]细胞，其中胰岛α细胞分泌糖代谢所必需的激素，如胰高血糖素，胰岛β细胞分泌胰岛素。

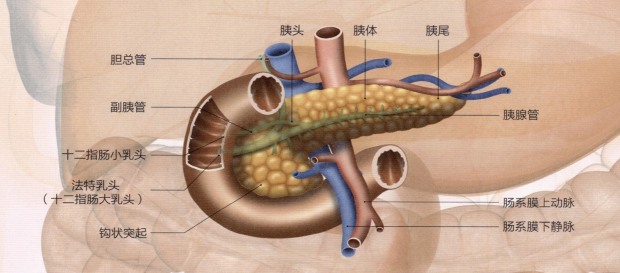

胰头　　胰体　　胰尾

胆总管

副胰管

十二指肠小乳头

法特乳头
（十二指肠大乳头）

钩状突起

胰腺管

肠系膜上动脉

肠系膜下静脉

## 产生消化液，控制血糖值

中医注解　包含在"脾"中
一般的不适和疾病　糖尿病

**1　胰蛋白酶**
是胰腺分泌的消化酶之一。在胰腺中，胰蛋白酶原是一种未成熟的消化酶，当它流入十二指肠并与十二指肠中的酶发生反应后，就会转变为胰蛋白酶。
只有这样，它才能作为消化酶发挥原本的作用。

**2　胰岛**
像岛一样分散在胰腺中的细胞群。每个细胞群直径为0.1~0.2毫米。

## 胰液不消化胰腺自身的原因是什么

　　胰液是一种强大的消化液，但它为什么不消化胰腺自身呢？这是因为胰液中所含的消化酶被送到十二指肠时才会被激活。但是，由于大量饮酒或胆结石等原因，胰液可能在胰腺内就会被激活，因此导致急性胰腺炎。

饭后血糖值上升时，胰腺就会分泌胰岛素。胰岛素是一种促进全身细胞吸收血液中葡萄糖的激素。剩余的葡萄糖会被合成为糖原和甘油三酯并储存起来。促进这种合成的也是胰岛素的作用。

胰高血糖素的作用与胰岛素相反，当血糖值过低时，会促使肝脏制造葡萄糖。在空腹的情况下，分泌到血液中的胰岛素会减少，此时会分泌胰高血糖素。这两种激素的反方向活动使得体内的血糖水平保持正常。

如果胰岛素分泌不正常，数量不足，或者作用不好的话，葡萄糖就会沉积在血液中。这种状态就被称为"高血糖"。如果高血糖持续存在，就会发展成为糖尿病。

## 从胰腺分泌到小肠的消化酶"三兄弟"

淀粉酶也称为双聚糖酶。当胰腺细胞因摄入过多脂肪或饮用过多酒精而被破坏时，大量淀粉酶就会被释放到血液中，其数值会增高。当该值特别高时，则有患急性/慢性胰腺炎和胰腺癌等疾病的可能。

胰蛋白酶会切断蛋白质中肽的结合。脂肪酶和淀粉酶一样，当胰腺细胞被破坏时，脂肪酶会大量分泌到血液中，使其数值上升。脂肪酶不易受胰腺以外疾病的影响，因此脂肪酶水平高时，是胰腺方面疾病的可能性较大。

### 糖尿病和血红蛋白A1c

对于糖尿病来说，稳定的血糖值是非常重要的，但近年来，改善血红蛋白A1c的问题越来越受到重视。

血红蛋白A1c是一种糖化蛋白质，它由红细胞中的血红蛋白和血液中的糖结合而成。根据血液中血红蛋白A1c的含量和比例，可以判断出是否有患糖尿病的可能。

据说红细胞的寿命大约是4个月，血液中的血红蛋白A1c水平能反映红细胞寿命的一半左右时间的平均血糖水平，因此通过血液检查可以推算出从检查那天起之前1~2个月的血糖状态，因此对糖尿病的早期检测很有用。

食

### 胰淀粉酶

**检测胰腺功能是否异常**

它是胰腺分泌的消化酶之一，与糖的分解有关。如果血液中胰淀粉酶的数值出现异常，就可以怀疑胰腺等器官发生了某种障碍。根据检验方法和检验机构的不同，其基准值也略有差异。

| 无异常 | 轻度异常 | 需要重新检查 | 需要精密检查 |
|---|---|---|---|
| 18~53 | 9~17/54~62 | 8或更少/63~74 | 75及以上 |

（单位：单位/升）

## 胰岛素的真正作用

饭后，糖分经过肠道吸收进入血液，血糖值随之上升。以血糖值上升为契机，触发胰腺大量分泌胰岛素，血糖值随之下降。

胰岛素可以制造出将糖分运送到肌肉等细胞的"通道"。通道一旦形成，糖分就会被肌肉细胞吸收，作为能量来源使用。血糖值下降是其结果，胰岛素的真正作用在于创造"通道"。

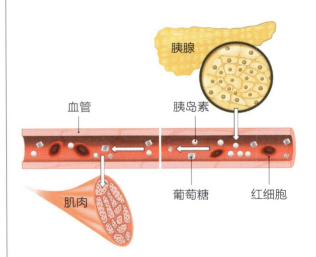

胰腺　血管　胰岛素　葡萄糖　红细胞　肌肉

### 中医　被认为是"脾"的一部分

解剖生理学上对应于胰腺的器官在中医中并不存在，中医解释为它是脾的一部分。脾的作用是从饮食中提取必要的物质，然后输送到身体的上半部分，它为身体提供最基本的物质原材料。

# 减肥

## 请正确理解"减肥"这个词的含义

您对"减肥"这个词的印象是什么？大概都是为了体重减轻而对自己的日常饮食进行限制，比如"减少食量""减糖降脂""戒掉零食"等。然而，这些印象其实与减肥的本意是有所不同的。

减肥的词源是古希腊词"δίαιτα（节食者）"，它代表的是一种生活方式和饮食习惯。现代"减肥"的意思是"您每天习惯吃什么"和"习惯摄取的营养素"。换句话说，饮食的本质是"习惯"而不是"限制"。

其实"减肥"更准确的说法应该是"为了健康和美丽而进行的日常饮食"。减肥的目的并不仅仅是减轻体重这么简单。例如，对于BMI[1]值低于18.5的低体重者，在不影响其健康的情况下，旨在增加体重的饮食也算是一种"减肥"。

不管您的目的是什么，节食最重要的是"能坚持住这种饮食习惯吗"？您能持续过一种完全不吃碳水化合物或者只吃某种特定食物的生活吗？虽然可以忍耐一时，但长久坚持下来很痛苦，那不是"减肥"，而只是"节食"，这种最好连开始都不要开始。

如果能够正确理解减肥的含义，并在此基础上进行实践的话，"减肥"是非常有趣和美妙的。首先，请明确减肥的目的。无论您想要健康、美丽还是年轻，都应该建立在积极的动机之上。基于积极的动机之上改善饮食，那么食物的准备时间、进食的时间、吃掉的食物在身体中作为能量被使用的时间，确定都会变成积极的存在。也就是说，从简单的日常饮食开始，"减肥"会将您的余生变得更加积极。

[1] **BMI**
身体质量指数（Body Mass Index）的缩写。是表示肥胖程度的体格指数，根据体重和身高计算。BMI =体重（千克）÷身高的平方（m²）。

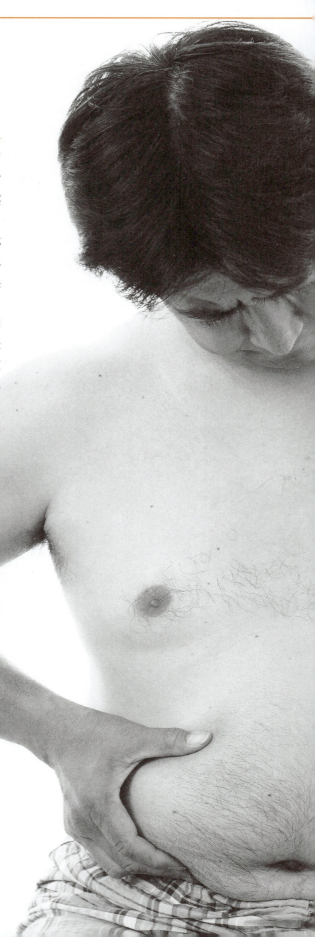

## 肥胖会带来什么问题

肥胖是指脂肪储备过多，超出了需要的状态。虽然BMI在24以上会被判定为超重状态，但在人体肌肉含量很多的情况下，BMI数值即使很高，也不会被认为是肥胖。

肥胖会对骨骼、关节、心脏造成负担，而且胰岛素的作用也会降低，从而导致糖尿病、血脂异常、高血压，并有动脉硬化的风险。对关节的负担是体重过重本身的原因，但肥胖带来的真正问题是过多的脂肪会促进危及生命的生活习惯病。

问题不仅仅是"究竟有多少脂肪"，"脂肪附着在哪里"也是一个重要问题。比起"梨形肥胖（皮下脂肪型肥胖）"，即脂肪主要堆积在下半身，如小腹、腰部、大腿等，脂肪主要集中在内脏周围膨胀突出的"苹果形肥胖（内脏脂肪型肥胖）"与疾病的因果关系更加密切。在这种内脏脂肪肥胖的背景下，如果还伴随有血脂异常、糖尿病、高血压等生活习惯病，则可诊断为"代谢综合征"，需要从饮食等整体生活方式上进行检讨。

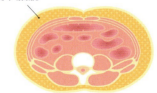

皮下脂肪

皮下脂肪型肥胖

内脏脂肪

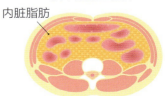

内脏脂肪型肥胖

反之，如果并不满足这些条件，就没有必要强迫自己减轻体重。在为了获得更健康的状态而减肥时，并不需要突然减少能量摄入或者停止摄入某些特定的食物和营养素。首先应该考虑的是是否"按比例摄入了充足的营养素"？让我们从这一点开始调整我们的饮食结构吧。

## "瘦"是什么意思

减肥并不需要以"减轻体重"为目标。因为肥胖的问题在于体内的脂肪堆积过多，而不是体重过重。如果以减轻体重为目标进行减肥，就会延续一种错误的生活习惯，其结果很有可能会导致健康受损。我们本来应该设定的目标是"减少体内脂肪"。

那么，以减轻体重为目标会产生什么样的不良影响呢？第一，人体内水分的减少会误以为是瘦了。通过限制碳水化合物的摄入和减少进食量，是可以很轻松地减少水分的。糖原是肝脏和肌肉中的一种成分，具有保水特性，因此减少糖的摄入会降低保水能力并导致体重迅速减轻。这就是为什么很容易感受到低碳水化合物饮食的效果。此外，如果食物摄入量减少，从食物中获得的水分就会减少，所以当然会减轻体重了。在这两种情况下，营养的缺乏会降低人体新陈代谢，别说减少脂肪了，减肥会变得比以往更加困难。

第二，把骨骼肌的减少误以为是瘦了。假如不进行任何运动，而是仅通过极端饮食控制来进行减肥的情况下，可能会减掉一部分脂肪，但是同时肌肉含量还有骨量也会减少。伴随着忍耐而进行的极端饮食限制自然不会持续很长时间。当您恢复节食前的饮食时，由于骨骼肌肉量的减少而导致新陈代谢能力下降，这会比之前变得更容易肥胖。

那么，若想减少体内脂肪应该怎么做呢？可以通过饮食摄取充足的营养和适度的有氧运动。"因为吃得太多体重增加，所以减少摄取的食物量体重就会减少了"的想法是错误的。大多数情况下，肥胖的原因都是因为营养摄取不均衡，没有足够的营养物质进行新陈代谢。此外，运动对于燃烧体内脂肪也至关重要。在不运动的情况下想要瘦下来，就如同在不驾驶的汽车里祈祷减少汽油一样。虽然以上的两种方法看起来都很普通，而且貌似理所应当，但只要坚持，这两种方法就是以健康方式减肥的捷径。

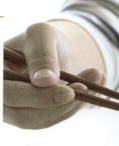
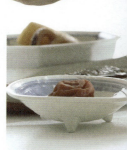

## 减肥时的饮食基本原则

如果想比现在多减掉100克，就需要消耗比饮食供能更多的能量，这是基础的基础。然而，计算吃下去的所有食物的能量是非常困难的，因为一般情况下人很难精确地计算出自己究竟消耗了多少能量。如此一来，由于自己过分在意所摄取的能量，当摄取人体所必要的营养素的时候也会变得有罪恶感。

因此我们并不需要复杂地计算能量。而是要将精力放在应该进行怎样的饮食结构调整上。为此我总结了以下三点。

### 多吃蔬菜、肉、鱼、豆等食品

相对于碳水化合物和脂肪的摄取量，优质蛋白质和膳食纤维摄取量不足的状态是容易发胖的典型饮食习惯。回顾一下自己的饮食习惯，看看是否摄入了充足的优质蛋白质和膳食纤维呢？

如果有鱼有肉，还有诸如豆类和蔬菜等配菜，饮食相对是健康的。但是如果只有拉面、盖饭或者只吃面包，就会变成是以碳水化合物为主的饮食，优质蛋白质和膳食纤维没有充分摄取的可能性很大。

良好的蛋白质和膳食纤维有助于防止食欲失控。首先，良好的蛋白质具有增加满足感和防止糖分摄入过多的作用。尤其是早餐吃优质蛋白质有助于防止白天和晚上暴饮暴食。

虽然三餐都吃得很好，但还是会有难以忍受的饥饿感，主要原因是血糖紊乱。膳食纤维有稳定血糖的作用，所以要从蔬果、谷类中摄取。

\*富含优质蛋白质的食材：
肉类、鱼类、大豆制品、
鸡蛋、牛奶及其制品

\*富含膳食纤维的食材：
叶菜类、根茎类蔬菜、
糙米、杂粮、水果

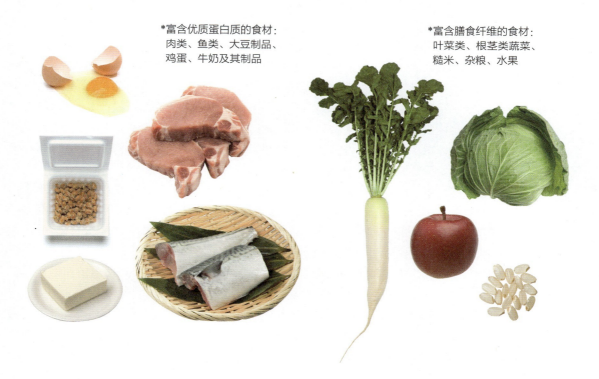

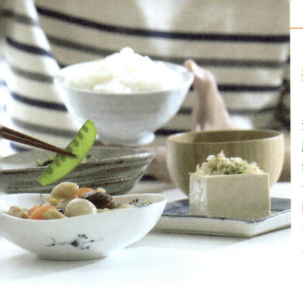

## 把糖改成不容易升高血糖水平的东西

当从饮食中摄取糖分时，会分泌一种称为胰岛素的激素，以试图降低升高的血糖。胰岛素具有将糖分储存为脂肪的功能，所以分泌得越多，脂肪越容易增加。但是，虽然胰岛素具有储存脂肪的功能，完全避免或极端地减少糖分的摄取量也是不好的。由于胰岛素还具有促进肌肉合成的功能，所以如果不摄取任何糖分，新陈代谢就会下降，会变得更容易发胖。此外，燃烧脂肪也需要糖。好不容易减少了能量摄入，增加了运动量，但如果因为糖（即碳水化合物）不足而不能燃烧脂肪，那也是毫无意义的。请注意在不摄取过量的情况下，从饮食中摄取足够的糖分吧。

对于成年人，在一天摄取的总能量中，糖应该占50%～65%。假设一天摄入1800千卡的能量，一半的话大约就是900千卡，如果换算成白米饭，那么一天摄入530克米饭就满足要求了。除了摄入量，还应了解一个叫作"GI值"的指标，它表示餐后血糖水平上升的快慢程度。即使摄取的能量相同，GI值越高，餐后血糖升高越大，越容易长胖，而GI值越低，血糖升高就越慢，也就不那么容易发胖。

比如，糕点和精白米面等精制食品往往具有较高的GI值，而以接近于食物本来形式食用的糙米和土豆等往往具有较低的GI值。

如果想减肥，首先应该把白米饭换成杂谷米，零食从巧克力变成蒸红薯等。从替换"高GI→低GI"开始，相信会有显著效果，并且反弹的风险也很低。

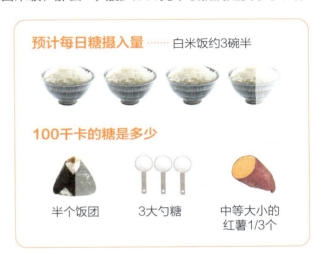

**预计每日糖摄入量** ······ 白米饭约3碗半

**100千卡的糖是多少**

半个饭团　　　3大勺糖　　　中等大小的红薯1/3个

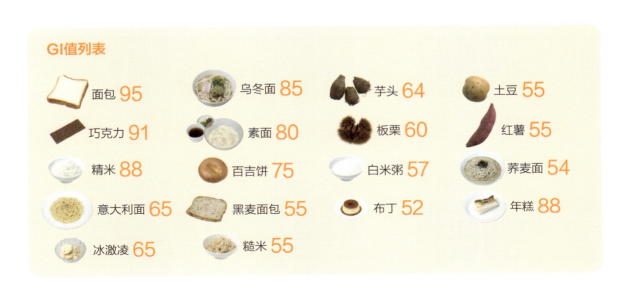

**GI值列表**

| 面包 95 | 乌冬面 85 | 芋头 64 | 土豆 55 |
| 巧克力 91 | 素面 80 | 板栗 60 | 红薯 55 |
| 精米 88 | 百吉饼 75 | 白米粥 57 | 荞麦面 54 |
| 意大利面 65 | 黑麦面包 55 | 布丁 52 | 年糕 88 |
| 冰激凌 65 | 糙米 55 | | |

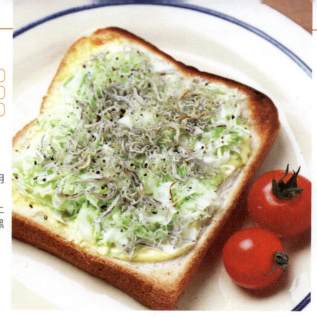

## 圆白菜吐司

**白面包加配菜，可以控制血糖水平**

| 营养数值为一人份 | |
| --- | --- |
| 能量 | 228千卡 |
| 糖 | 22.7克 |
| 含盐量 | 2.6克 |

### 材料（2人份）

小干白鱼…10克
面包（八片装）…2片
圆白菜…1/8个
盐…1/2小勺
蛋黄酱…2~3大勺
黑胡椒碎…适量

### 制作方法

1 将圆白菜切成丝，撒盐，用手轻揉让其软化。
2 将蛋黄酱涂在面包上，放上1，再放上小干白鱼，撒黑胡椒碎。
3 把2放在烤箱中烘烤。

---

## 萝卜丝干贝米饭

**干贝鲜味满溢的健康配菜**

| | |
| --- | --- |
| 能量 | 328千卡 |
| 糖 | 61.9克 |
| 含盐量 | 2.7克 |

### 材料（4人份）

干萝卜丝…用水泡发后100克
干贝（用水泡发略松散）…2个
泡发干贝的水…1/4杯
白米…2碗
炸豆腐…1块
A 高汤…1又3/4杯
 酒…1.5大勺
 酱油…1.5大勺
 盐…1小勺

### 制作方法

1 将白米洗净，放入混合好的A中静置30分钟以上。将萝卜丝切成2~3厘米长。将炸豆腐垂直对半切开，切块，用热水焯一下，把油去掉。
2 将所有材料放入电饭煲，普通模式煮饭。

---

## 干香菇烩饭

**意式烩饭比白米饭升高血糖的速度更慢**

| | |
| --- | --- |
| 能量 | 212千卡 |
| 糖 | 30.8克 |
| 含盐量 | 1.8克 |

### 材料（4人份）

干香菇…2朵
洋葱…1/4个
白米…180克
水…1/2杯
鸡汤…1.5杯
黄油…2大勺
白葡萄酒…1/4杯
芝士粉…适量
盐和胡椒粉…各适量
A 香葱丁…少量
 黑胡椒碎…适量

### 制作方法

1 将干香菇和一定量的水放入耐热容器中。盖上保鲜膜，放进微波炉里加热2分钟，使其变软，然后切碎。再将洋葱切碎。
2 将做法1中的香菇汤汁与鸡汤混合。
3 在煎锅将黄油化开，加入洋葱炒至微软，加入白米翻炒4~5分钟，加入干香菇和白葡萄酒继续翻炒。取3杯2，加盐用中火一边搅拌一边慢煮，直至水分变少。如果感觉米饭变硬，可以将2以每次1/2杯的量倒入，直至米饭变软但仍略有硬度的程度，加入芝士粉。
4 3中的米饭软硬刚好时，加入盐和黑胡椒碎调味，关火。
5 将4装盘中，撒上芝士粉和A。

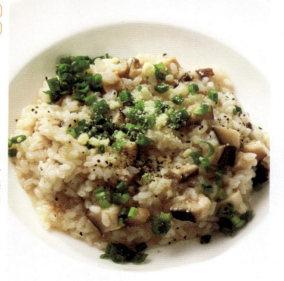

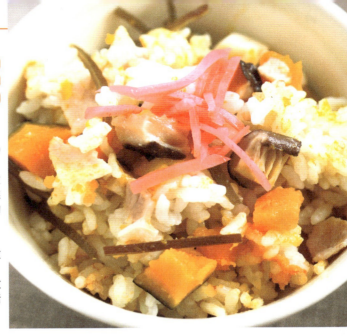

配料丰富的米饭更有助于减肥

## 南瓜焖饭

| 能量 | 377千卡 |
|---|---|
| 糖 | 54.7克 |
| 含盐量 | 1.1克 |

### 材料（4人份）

南瓜…1/8个
大米…270克
猪五花肉…100克
干香菇…1块
海带…3厘米
A 盐…1/2小勺
清酒和味醂…
各1/2大勺
红腌姜…少许
鱼糕…40克
胡萝卜…1/4根

### 制作方法

1 将大米洗净，沥干，静置30分钟。
2 把猪五花肉切块。香菇泡发并去除根部。将南瓜、鱼糕和胡萝卜一起切成1厘米的方块。
3 将大米和A放入电饭煲中，加水至刻度。将2和海带放在上面，普通模式煮饭。
4 煮好后取出海带，切碎，放回电饭锅，轻轻拌匀。最后放上红腌姜。

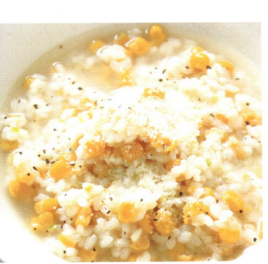

对玉米的酥脆质地感到满意

## 日式甜玉米烩饭

| 能量 | 335千卡 |
|---|---|
| 糖 | 52.6克 |
| 含盐量 | 1.5克 |

### 材料（2人份）

玉米（罐头/整粒）…1罐（130克）
葱末…10厘米的量
大米…100克
黄油…1大勺
清酒…2大勺
高汤…2.5杯
味噌…1大勺
芝士粉、黑胡椒碎…各少许

### 制作方法

1 平底锅中的黄油至化，快速翻炒葱末。加入沥干的玉米和大米，翻炒片刻。
2 加入清酒和一半的高汤，边搅拌边煮。当水消失后，加入剩余的汤料，用小火炖20~25分钟。
3 加入味噌，撒上芝士粉和黑胡椒碎。

罐装混合豆简便易行

## 杂豆金枪鱼沙拉

| 能量 | 176千卡 |
|---|---|
| 糖 | 4.3克 |
| 含盐量 | 1.0克 |

### 材料（2人份）

洋葱…1/2个
杂豆（罐头）…120克
金枪鱼罐头…1/2罐
寿司醋…1大勺
酱油…1/2小勺

### 制作方法

1 将洋葱切碎，过凉水后沥干。
2 将1和沥干汁的混合豆、金枪鱼罐头、寿司醋拌在一起。最后加入酱油，拌匀。

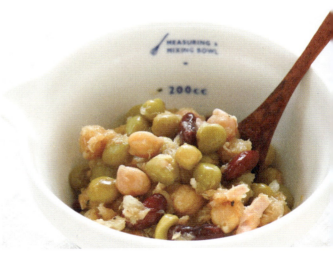

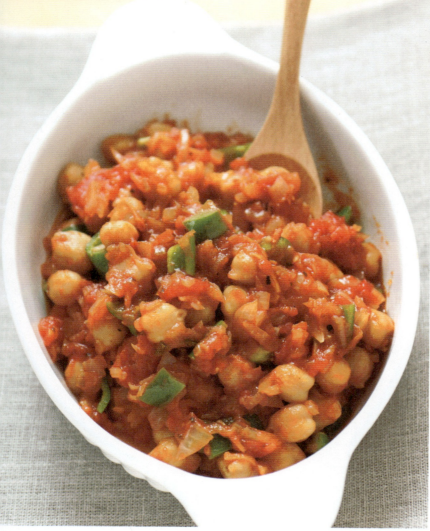

| 能量 | 186千卡 |
| --- | --- |
| 糖 | 18.9克 |
| 含盐量 | 1.0克 |

**多吃高脂肪、高蛋白的豆类**

## 鹰嘴豆炒番茄

### 材料（2人份）

鹰嘴豆（罐头）…120克
生姜…1/2块
洋葱…1/2个
柿子椒…2个
色拉油…1/2大勺
咖喱粉…1/2小勺
高汤素（颗粒）…1小勺
番茄酱（市售）…1/2杯
黑胡椒碎…1/2小勺

### 制作方法

1 将生姜和洋葱切碎。柿子椒切成鹰嘴豆大小。
2 在煎锅中加热色拉油，放入生姜煸炒，再加入洋葱翻炒。加入咖喱粉和高汤素炒2～3分钟，再放入番茄酱和鹰嘴豆翻炒至熟。
3 将柿子椒加入2中，炒1～2分钟，然后撒上黑胡椒碎。

**菠菜用油炒，可以提高营养素的吸收率**

| 能量 | 520千卡 |
| --- | --- |
| 糖 | 56.6克 |
| 含盐量 | 0.8克 |

## 菠菜炒饭

### 材料（2人份）

菠菜…1/2束　　　　色拉油…3大勺
鸡蛋…2个　　　　　盐…1小勺
米饭…300克　　　　黑胡椒碎/中华汤底…各适量

### 制作方法

1 将菠菜根部切除，用水洗净，茎叶部分切碎。
2 将炒锅加热放入色拉油，将打散的鸡蛋倒入锅中炒。
3 鸡蛋半熟后加入米饭打散，与鸡蛋混合炒。用盐、黑胡椒碎和中华汤底调味，加入菠菜快速翻炒。

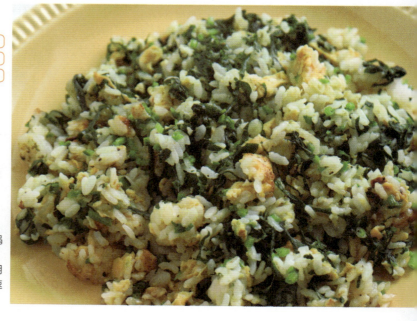

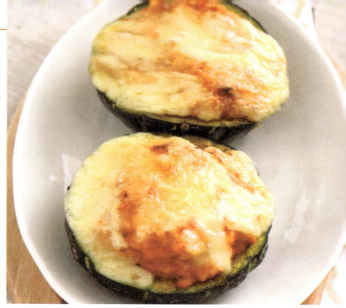

**减肥时也推荐的犒赏餐**

# 南瓜肉末酱烩饭

| 能量 | 215千卡 |
|---|---|
| 糖 | 26.1克 |
| 含盐量 | 1.0克 |

### 材料（容易制作的量）

贝贝南瓜…1个（300克）
A 米饭…大约3大勺
　盐和胡椒粉…各少许
　白酱汁（市售）…4大勺
　肉酱（市售）…2大勺
芝士…适量

### 制作方法

1 将南瓜对半切开去种子。盖上保鲜膜，用微波炉加热4～5分钟，直至变软。
2 用勺子将南瓜肉挖出，轻轻压扁，与A混合备用。
3 将2放入挖空的南瓜中，在上面放上芝士，放入烤箱烤至金黄色。

---

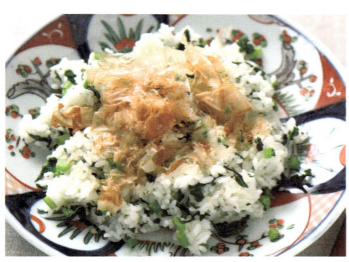

**萝卜叶含有丰富的维生素和矿物质**

# 萝卜叶大蒜饭

| 能量 | 343千卡 |
|---|---|
| 糖 | 56.4克 |
| 含盐量 | 1.2克 |

### 材料（2人份）

萝卜叶…100克
盐…适量
大蒜…1瓣
色拉油…适量
米饭…2碗
黄油…1大勺
盐和胡椒粉…各少许
干松鱼片…适量

### 制作方法

1 萝卜叶用加了盐的开水焯一下，然后浸泡在冷水中，将水挤出，切成小块。大蒜切碎。
2 将色拉油和大蒜放入煎锅中，用小火炒。加入米饭、黄油、盐、胡椒粉和萝卜叶翻炒，倒入碗中，撒上干松鱼片。

---

**低脂、高蛋白的健康小菜**

# 海鲜拌菜

| 能量 | 78千卡 |
|---|---|
| 糖 | 3.4克 |
| 含盐量 | 1.5克 |

### 材料（2人份）

干木耳…5克
虾…4只
西蓝花…1/2朵
A 酱油…1大勺
醋…1.5大勺
糖…1/2小勺
香油…1小勺
芥末…1/2小勺

### 制作方法

1 将木耳泡发，切成便于食用的小块。将虾去虾线后焯一下，剥去虾壳，切成方便食用的大小。将西蓝花分小朵，下锅煮好后沥干水。
2 将A放入碗中搅拌均匀，再加入1拌匀。

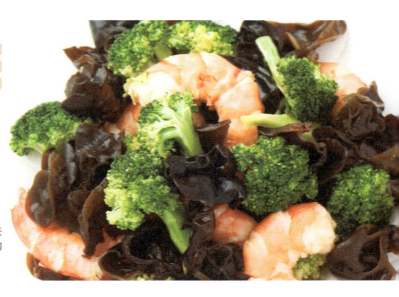

## 充分发挥萝卜的鲜味

# 即食萝卜油豆腐味噌汤

| 能量 | 53千卡 |
|---|---|
| 糖 | 3.9克 |
| 含盐量 | 1.1克 |

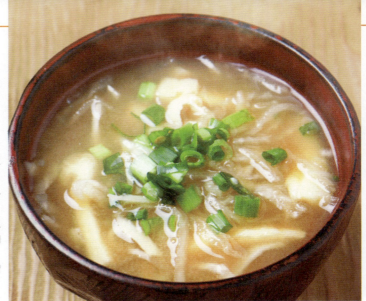

### 材料（1人份）

萝卜丝（干燥）…5克
油炸豆腐…1/4块
水…3/4杯
味噌…1/2大勺

### 制作方法

1 将萝卜丝用水冲洗干净，切成3～4厘米长。将油炸豆腐用开水焯一下，去油，切成细丝。

2 将1放入盛有适量水的平底锅中，中火加热。煮沸后转小火，煮约2分钟后倒入味噌溶解。

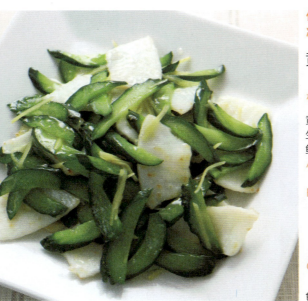

## 低脂、高蛋白，可作为减肥餐

# 黄瓜炒鱿鱼

| 能量 | 128千卡 |
|---|---|
| 糖 | 5.9克 |
| 含盐量 | 1.9克 |

### 材料（2人份）

黄瓜…2根
生姜…1块
鱿鱼身…1碗的分量
A 盐…少许
　清酒和淀粉…各1勺
B 中华汤底…1小勺
　糖…1/2小勺
　盐…1/3小勺
　清酒…1大勺
　水…1/4杯
C 淀粉…1/2小勺
　水…1小勺
色拉油…1大勺

### 制作方法

1 将鱿鱼身切成容易食用的大小，撒上A中的盐和酒，再撒上淀粉。

2 将黄瓜垂直切成两半，再斜刀切成4～5毫米厚的薄片。生姜切丝，分别与B和C混合。

3 在平底锅中加热色拉油，用大火煎鱿鱼。变色后加入黄瓜和生姜翻炒，然后加入B。煮沸后，用小火煮约1分钟，然后加入C使其变稠。

## 不用加热就能快速制作的健康盖饭

# 秋葵蛋黄酱纳豆盖饭

| 能量 | 479千卡 |
|---|---|
| 糖 | 58.9克 |
| 含盐量 | 0.5克 |

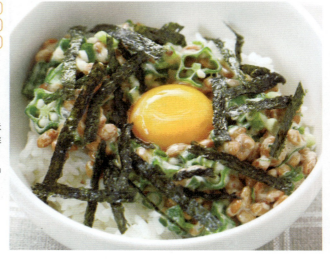

### 材料（1人份）

纳豆…1包
香葱…1根
秋葵…2根
蛋黄酱…1大勺
酱油、味醂、调味汁…各少许
干松鱼片…适量
蛋黄…1个
海苔…适量
米饭…1碗

### 制作方法

1 在纳豆中加入切碎的香葱末、秋葵切片、蛋黄酱、酱油、味醂、调味汁和干松鱼片，搅拌均匀。

2 把1放在刚煮好的米饭上，中间放蛋黄，撒上切碎的海苔。

**慢火蒸煮后的圆白菜香甜可口**

# 蒸圆白菜夹培根

| 能量 | 174千卡 |
|---|---|
| 糖 | 11.9克 |
| 含盐量 | 2.9克 |

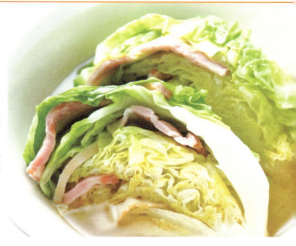

### 材料（2人份）

圆白菜…1/4个
厚片培根…50克
固体汤底…1个
水…1.5杯
胡椒粉…少许

### 制作方法

1 将圆白菜垂直分成两等份，培根切成3毫米厚的片，层层夹入圆白菜中。
2 在锅中放入捣碎的汤底和水加热，放入1，盖上盖子，蒸至软烂。最后撒上胡椒粉完成。

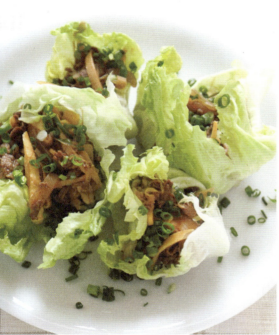

**高蛋白的牛肉含有大量的膳食纤维**

# 牛肉魔芋丝生菜卷

| 能量 | 307千卡 |
|---|---|
| 糖 | 10.7克 |
| 含盐量 | 1.9克 |

### 材料（2人份）

生菜…1/2个
厚切牛肉…100克
魔芋丝…100克
竹笋（水煮后）…50克
干香菇…2~3朵
青尖椒…1个
大葱…1/2根
A 糖…1大勺
　酱油…1大勺
　清酒…1/2大勺
　蚝油…1/2大勺
　胡椒粉…适量
色拉油…1大勺
香葱…少许

### 制作方法

1 牛肉切细丝，加入少量酱油和糖（分量外）腌制。煮魔芋丝。竹笋切薄片，干香菇泡发后切丝，青尖椒切成细丝，大葱斜刀切。
2 锅中倒入一半色拉油烧热，用大火炒竹笋和干香菇。加入青尖椒，炒熟并盛出。
3 将剩余的色拉油倒入锅中加热，然后炒大葱、牛肉和魔芋丝。待牛肉八成熟后，放入2，加入A，大火翻炒。包在一张张剥下的生菜里，撒上切碎的香葱丝。

**分量充足的大白菜配清爽柚子醋**

# 清蒸大白菜猪肉

| 能量 | 265千卡 |
|---|---|
| 糖 | 4.3克 |
| 含盐量 | 0.1克 |

### 材料（2人份）

大白菜…1/4个
猪里脊肉（涮肉用）…200克
清酒…1/4杯
盐、香葱碎…各适量

### 制作方法

1 将大白菜的叶子一层层剥下，和猪肉重叠放入锅中，撒少许盐。在最上面淋上清酒，盖盖，蒸约10分钟。
2 蒸好后撒上香葱碎。根据个人口味蘸柚子醋（不计入材料分量）食用。

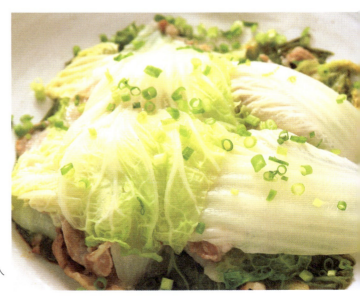

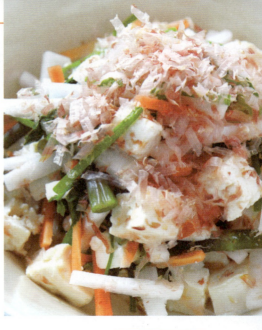

少量油有助于吸收胡萝卜中的
胡萝卜素

| 能量 | 176千卡 |
|---|---|
| 糖 | 8.7克 |
| 含盐量 | 1.3克 |

# 芹菜萝卜豆腐沙拉

## 材料（2人份）

芹菜…1/2捆
白萝卜…7厘米
胡萝卜…7厘米

木棉豆腐…1/2块
<鲣鱼沙拉酱>…1.5大勺
干松鱼片…适量

## 制作方法

1 将芹菜切成7厘米长，快速焯一下。白萝卜去皮，切
　长条；胡萝卜去皮，切成长条。
2 豆腐切小丁，铺在铺有纸巾的盘子里，放入微波炉中
　约1分钟。
3 将1和2混合，最后撒上干松鱼片。

## 如何制作鲣鱼酱

### 材料

干松鱼片…1/2杯
白芝麻…2大勺
酱油…3大勺
色拉油…4大勺

### 制作方法

将所有材料混合

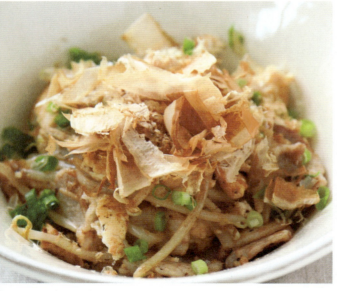

豆芽营养丰富，炒食可减少
营养的流失

| 能量 | 220千卡 |
|---|---|
| 糖 | 1.6克 |
| 含盐量 | 0.9克 |

# 豆芽豆腐烩

## 材料（2人份）

豆芽…1/4袋
木棉豆腐…1/2盒
五花肉（薄片）…50克
香油…1大勺

盐和胡椒粉…各少许
清酒…1/2大勺
酱油…1/2小勺
葱花和木鱼花…各适量

## 制作方法

1 豆芽去须根。豆腐切成一口大小的块，用微波炉加热后
　沥干。将猪肉切成易于食用的大小。
2 在平底锅中放香油加热，放入肉块翻炒，变色后撒上盐
　和胡椒粉，加入豆芽炒熟。
3 加入豆腐块翻炒，用清酒和酱油调味。盛入盘中，撒上
　葱花和木鱼花。

鸡胗是高蛋白、低脂肪的减肥食材

| 能量 | 126千卡 |
|---|---|
| 糖 | 3.7克 |
| 含盐量 | 2.2克 |

# 鸡胗炒韭菜

## 材料（2人份）

鸡胗…150克
韭菜…8根
生姜…1块
大葱…1/2根
色拉油…适量
A 鱼酱和蚝油…各2大勺
胡椒粉…适量

## 制作方法

1 将鸡胗切成适合食用的小
　块，快速煮沸。韭菜切
　碎，生姜和大葱切成末。
2 在平底锅中倒入色拉油，
　放入生姜和大葱小火翻
　炒。再加入鸡胗块翻炒，
　加入A调味。
3 再加入韭菜碎翻炒均匀，
　盛在盘子上，撒上胡椒粉。

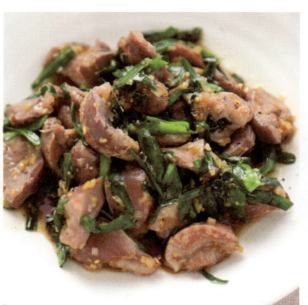

用圆白菜制作满足感满满的汤

# 圆白菜和猪肉沙拉式料理

| 能量 | 119千卡 |
|---|---|
| 糖 | 3.1克 |
| 含盐量 | 0.4克 |

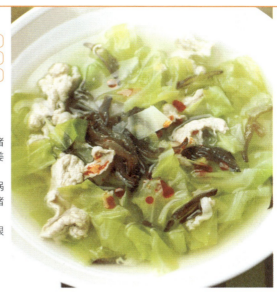

### 材料（4人份）

猪腿肉…200克
圆白菜…300克
干木耳…8朵
生姜…1块
鸡汤…3杯
醋…2大勺
盐和辣椒油…各适量

### 制作方法

1 将干木耳用水泡发。
2 将圆白菜切成1厘米宽的条。猪肉切薄片，撒上少许盐。把生姜切末。
3 将鸡汤和圆白菜条放入平底锅中，用中火加热。煮熟后加入猪肉片、木耳和生姜。
4 猪肉片煮熟后加入盐和醋，可根据个人口味浇上辣椒油。

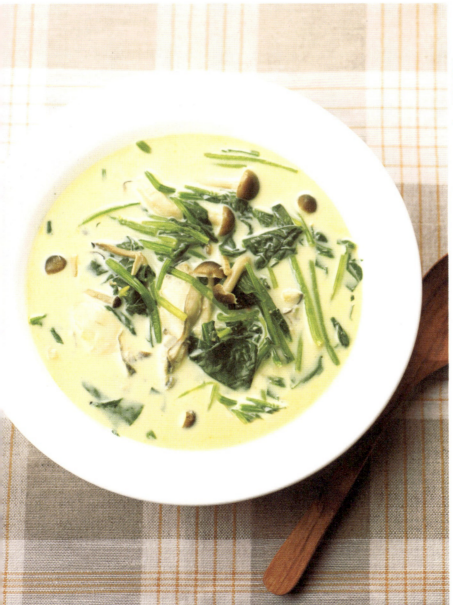

| 能量 | 115千卡 |
|---|---|
| 糖 | 4.8克 |
| 含盐量 | 0.7克 |

使用比牛奶更低脂的豆奶

# 菠菜牡蛎豆乳汤

### 材料（4人份）

牡蛎（取肉）…180~200克
菠菜…1束
口蘑…1/2束
清酒…2大勺
香油…1大勺
生姜…1块
鸡汤…2杯
豆奶…2杯
味噌…1/2大勺
盐…少许

### 制作方法

1 将菠菜切长段，将口蘑去除根部，切小片。
2 在牡蛎肉上撒少许盐，放入水中洗净后捞出来。
3 在沸水中加入清酒和牡蛎，牡蛎稍微膨胀后马上捞出，浸泡在冷水中并沥干。
4 锅内加入香油烧热，放入菠菜段和口蘑炒香，加入鸡汤和生姜，煮沸。
5 加入豆奶和味噌，最后加入3，快速煨煮。

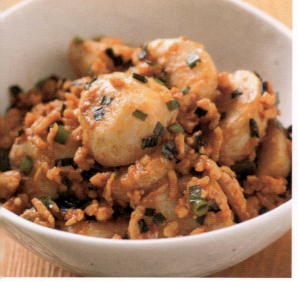

**芋头在薯类中不容易升高血糖**

# 酱炒肉末芋头

| 能量 | 324千卡 |
|---|---|
| 糖 | 29.5克 |
| 含盐量 | 0.8克 |

### 材料（2人份）

芋头…6～8个
鸡肉末…100克
韭菜…1/3束
生姜…10克
大蒜…1瓣
香葱…5厘米
香油…1大勺
A 味醂…1大勺
　韩式辣酱…1～2大勺
　低聚糖…1大勺

### 制作方法

1 芋头蒸20分钟后去皮，切成适合食用的大小。将韭菜、生姜、大蒜、香葱切碎。

2 平底锅倒入香油加热，加入葱花、生姜、大蒜，炒出香味后加入鸡肉末翻炒。待肉变色后加入韭菜和A，全面熟时加入芋头，一起翻炒。

**只使用蔬菜做成的开胃小菜**

# 中式酱泡炸茄子

| 能量 | 221千卡 |
|---|---|
| 糖 | 12.0克 |
| 含盐量 | 3.2克 |

### 材料（2人份）

茄子…4个
A 香油…1小勺
　豆瓣酱…1小勺
　酱油…2.5大勺
　醋…2.5大勺
　料酒…2.5大勺
　糖…2小勺
　青紫苏（粗撕）…5张
　蒜泥…1瓣的量
　姜末…1块的量
食用油…适量

### 制作方法

1 将茄子垂直切成4块，泡在水中。

2 将搅拌均匀的A倒入平盘上。

3 茄子块用纸巾包好去除湿气，放入170～180℃的油中炸。

4 当颜色变浓时捞出，控油，趁热浸泡在2中。

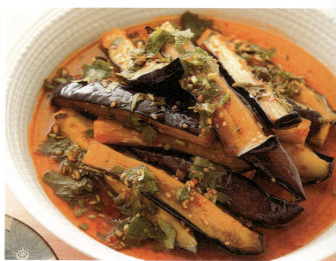

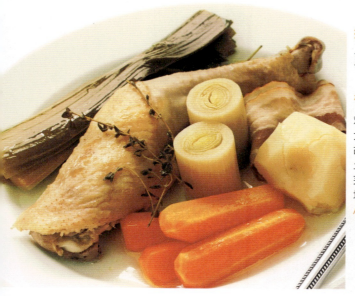

**摄取充足的膳食纤维**

# 蔬菜鸡肉健康锅

| 能量 | 510千卡 |
|---|---|
| 糖 | 14.3克 |
| 含盐量 | 0.8克 |

### 材料（4人份）

鸡腿肉…4片
大葱…1/2根
胡萝卜…1小根
土豆…2个
芜菁…1个
培根…2块
A 月桂叶…1～2张
　固体高汤…1块
　水…8杯
　胡椒粒…1/2小勺
　白葡萄酒…1杯
　盐和胡椒粉…各适量

### 制作方法

1 将大葱和胡萝卜切成小块。把土豆、芜菁和培根切成两半。

2 将鸡腿肉、大葱、胡萝卜和A放入锅中，用大火煮开，撇去浮沫，盖上锅盖小火炖约50分钟。加入土豆和芜菁，再煮20分钟，加入盐和胡椒粉调味。

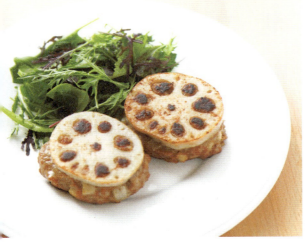

**加入粗末莲藕更健康**

# 莲藕堡

| 能量 | 264千卡 |
|------|---------|
| 糖 | 13.0克 |
| 含盐量 | 1.4克 |

### 材料（2人份）

莲藕…300克
猪肉末…150克
A 淀粉…1大勺
　酱油、味醂…各1大勺
　盐…少许
色拉油…少许
叶菜…适量

### 制作方法

1 将一部分莲藕切厚片，剩下的去皮粗切成末。
2 将猪肉末放入碗中，加入A，搅拌至黏稠，再放入粗切的莲藕末搅拌均匀，分成4等份，然后放在莲藕片上。
3 在煎锅中加热色拉油，放入2煎至两面金黄。熟后盛在盘子里，加入叶菜。

**给魔芋加点料，吃起来更有味**

# 魔芋炸猪排

| 能量 | 414千卡 |
|------|---------|
| 糖 | 18.4克 |
| 含盐量 | 2.9克 |

### 材料（1人份）

魔芋…1/2个
小麦粉、鸡蛋、面包糠…各适量
猪腿肉（薄片）…100克
色拉油…适量

酱油…1大勺
蔬菜沙拉…适量
味醂…2/3大勺
柠檬…适量

### 制作方法

1 将魔芋在沸水中煮2分钟后捞出，沥干水分，纵向切成两等份，再横刀切成原来厚度的一半。
2 将1用酱油和味醂腌制约30分钟。去除表面水分后用猪肉片卷起来，依次裹面粉、打散的鸡蛋和面包糠。
3 在煎锅中倒入色拉油加热，将2煎至金黄色。盛入碗中，搭配柠檬和蔬菜沙拉食用。

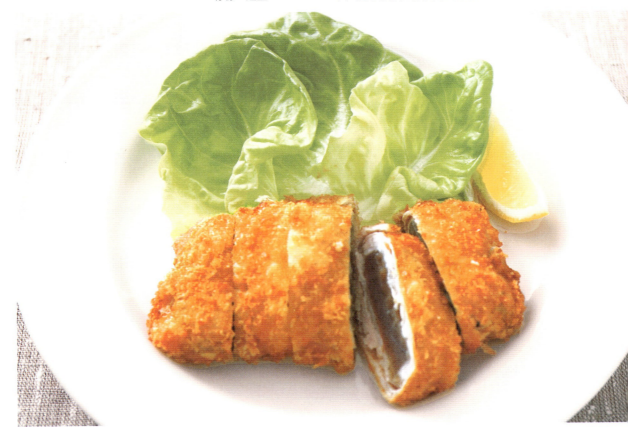

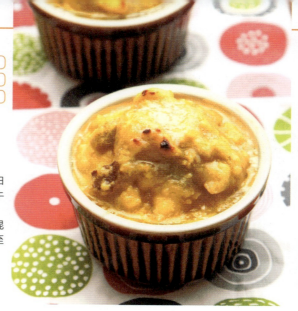

**用简单的食材制作富含膳食纤维的零食**

| 能量 | 434千卡 |
|---|---|
| 糖 | 56.9克 |
| 含盐量 | 0.4克 |

## 烤红薯

### 材料（2人份）

红薯…1大根
白糖…40克
黄油…30克
鸡蛋…1个
牛奶…1大勺
A 蛋黄…1个
  牛奶…1小勺

### 制作方法

1 将红薯放入蒸锅中蒸熟。
2 趁热去皮，用研磨器轻轻磨碎。加入白糖和黄油搅拌，再加入打散的鸡蛋和牛奶搅拌均匀。
3 放入耐热容器中，在表面涂上与牛奶混合的蛋液，使其有光泽，用烤箱烤至变色。

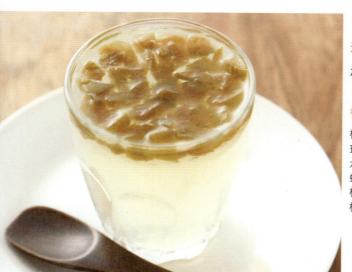

**适合炎热夏季的冰点**

| 能量 | 116千卡 |
|---|---|
| 糖 | 24.0克 |
| 含盐量 | 0.0克 |

## 梅酒琼脂果冻

### 材料（2人份）

梅酒中的梅子…2个
琼脂粉…2克
水…8大勺
蜂蜜…2大勺
梅酒…4大勺
柠檬汁…1小勺

### 制作方法

1 将梅酒中的梅子去核并切碎。
2 将琼脂粉和一定量的水放入平底锅中，搅拌均匀。用中火煮约1分钟。加入蜂蜜搅拌，加入梅酒和柠檬汁搅拌均匀。
3 加入1到2中，用冷水冷却锅底去除余热。倒入容器中，放入冰箱冷藏使其变硬。

**也可以用自己喜欢的果酱做**

| 能量 | 190千卡 |
|---|---|
| 糖 | 48.1克 |
| 含盐量 | 0.0克 |

## 苹果酱琼脂

### 材料（容易做的分量）

水…1.5杯
苹果酱…150克
白糖…200克
琼脂…3克
白糖…适量

### 制作方法

1 将水和琼脂按照说明浸泡在一定量的水中，用小火加热，再加入白糖。
2 白糖化后加入苹果酱，快速混合后关火。
3 倒入模具中，冷却后放入冰箱冷藏凝固。
4 切块装盘，撒白糖。

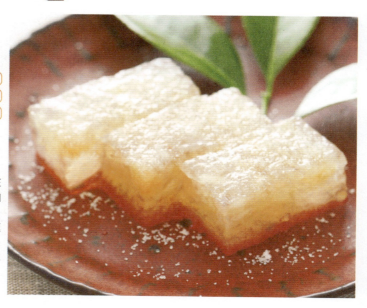

# 呼吸

吸气和呼气对我们来说是理所当然的。吸入空气时称为"吸气",排出空气时称为"呼气"。呼吸是为了激活体内的细胞并获得生存所需的氧气。在吸入氧气的同时,也会呼出二氧化碳,二氧化碳是营养物质转化为能量时产生的。安静状态下,成年人的呼吸速度为每分钟15～20次,每次呼吸吸入的空气量为400～500毫升,约两杯。空气通过鼻孔、鼻腔、咽和喉进入气管。然后通过支气管深入肺部。支气管末端有无数被称为肺泡的葡萄状组织,成年人的肺部有3～6亿个肺泡。肺泡上布满毛细血管,氧气和二氧化碳在这里进行交换。作为气流通道的鼻腔、气管、支气管等处,为了不让污浊的空气进入肺中,气管和支气管会从管壁中分泌黏液,吸附污垢,通过支气管表面的绒毛将污浊排出。在鼻腔内,鼻毛有防止异物进入鼻腔的作用。

## 鼻呼吸与口呼吸

鼻腔既是空气净化器,也是空气加湿器。在自然鼻呼吸的情况下,鼻毛、黏液和绒毛可以去除许多异物,在给予鼻腔适度湿度的同时,还会将空气加热至如体温的程度,然后将空气送入喉

## 成年人每次呼吸的空气量大概是多少?

中医注解　是与"气"相关的概念,"气"是一种支持人体生命活动的基本物质。通过呼吸进入体内的是"清气"。

一般的不适和疾病　急性支气管炎、咳嗽、咳痰、打喷嚏、打嗝

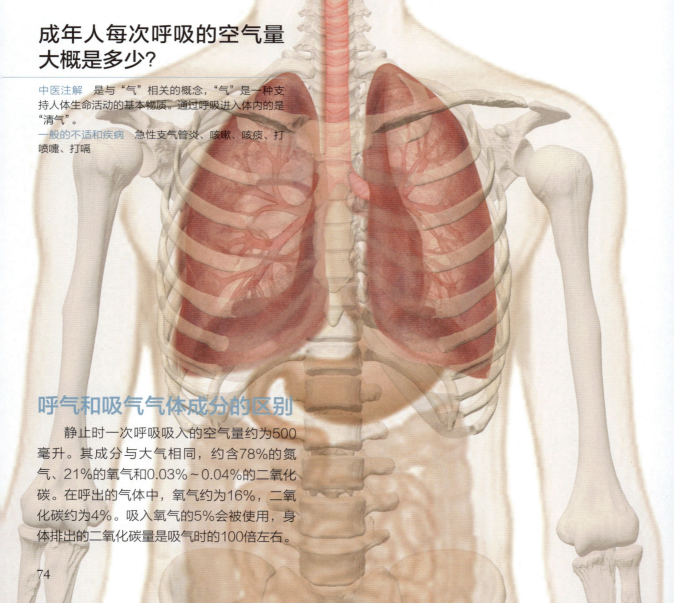

## 呼气和吸气气体成分的区别

静止时一次呼吸吸入的空气量约为500毫升。其成分与大气相同,约含78%的氮气、21%的氧气和0.03%～0.04%的二氧化碳。在呼出的气体中,氧气约为16%,二氧化碳约为4%。吸入氧气的5%会被使用,身体排出的二氧化碳量是吸气时的100倍左右。

咙和肺部。只要肺部和喉咙不受凉，免疫系统就可以正常工作。此外，鼻后部靠近大脑底部的位置，还能起到冷却器的作用，防止大脑过热。"口呼吸"虽然能在呼吸困难的时候轻松地将氧气输送到肺部，但混有异物的冷空气直接到达喉咙和肺部会增加感染细菌和病毒的风险，免疫系统也难以发挥作用。另外，由于口腔干燥，还容易患牙龈炎和蛀牙。如果从小就习惯了口呼吸，下巴可能发育不全，牙齿的排列也可能会受到影响。

### 生物的呼吸

生物有多种多样的呼吸方式。许多水下生物，如鱼、贝类和螃蟹，都用鳃呼吸。昆虫通过遍布全身的气管呼吸。蚯蚓没有肺或气管，通过皮肤呼吸。青蛙通过肺呼吸，但皮肤也会补充呼吸。爬行动物通过肺呼吸，由于蛇的身体大多形状细长，只有一个肺会伸展并起作用。除了肺，鸟类还有几个称为"气囊"的袋子，也用于呼吸。

# 呼吸运动是由自主神经控制的

准确的呼吸可以在不知不觉中完成，因为呼吸系统是在自主神经的控制下工作的。然而，肋间肌和横膈可以有意识地收缩或放松。例如，歌手会发出颤音或屏住呼吸，是因为他们有意识地操纵横膈。

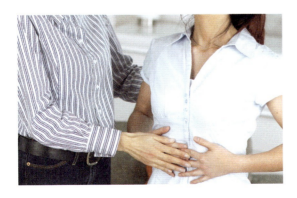

**¹ 睡眠呼吸暂停综合征**
一种睡眠时呼吸暂停的疾病。大多数属于上呼吸道变窄导致的阻塞型，但也有由于呼吸中枢异常引起的中枢型。

## 呼吸功能检查

### 检查是否有呼吸系统疾病

是一种通过深吸气和深呼气来评估呼吸功能的测试。百分比肺活量是根据年龄、性别和身高计算的预测肺活量，与测试得出的实际肺活量的百分比。如果低于参考值，则有间质性肺炎的可能。以一秒率计算，在最大限度地吸气后再吐出的最初一秒内，查看呼气率的百分比。如果低于标准值的话，则怀疑有支气管哮喘和肺气肿的可能。

| 百分比肺活量 | | 1秒率 | |
|---|---|---|---|
| 参考范围 | 异常 | 参考范围 | 异常 |
| 80.0或以上（单位：%） | 79.9以下 | 70.0或以上（单位：%） | 69.9或更低 |

## 打鼾的原理

打鼾是软腭（上颌后部的柔软部分）在睡眠期间肌肉放松时发出的颤抖声。

此外，当悬雍垂（小舌头）松弛时，它会落入喉咙后部，从而使气道变窄并引起颤抖，这时就会形成打鼾。肥胖、下巴小、软腭大或用嘴呼吸的人，因为呼吸时空气流通不畅，更容易打鼾。另外，如果枕头太高或仰面朝天，空气通道会变得更窄，导致打鼾。低枕头或侧卧会加宽气道，可以使呼吸更容易并减少软腭的震颤。如果通过这些措施使打鼾停止或变小的话就不必担心，但如果在睡眠中呼吸停止超过10秒，则很可能有睡眠呼吸暂停综合征¹。这种情况建议尽早就医。

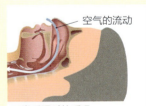

空气的流动

正常睡眠时的呼吸

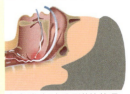

打鼾发生时呼吸道的状况

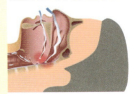

阻塞性睡眠呼吸暂停

## 呼吸是通过肋间肌和横膈的工作来完成的

肺本身没有肌肉，不会自行伸展或收缩。周围骨骼肌和横膈的伸展和收缩会带动胸廓的伸缩，其实，肺部是被动通过胸部的运动来输送空气的。

呼吸大致可分为胸式呼吸和腹式呼吸两种，虽然运动的肌肉不同，但人的呼吸通常是由这两种肌肉的综合作用而形成的。

胸式呼吸实际上就是通过使用肋骨之间的肋间肌肉在胸部周围进行的呼吸。由于肋骨很容易在身体上方移动，胸腔扩大，更容易吸入空气。

腹式呼吸使用横膈。吸气时，横膈降低，胸部扩张。呼气时，横膈上升，胸部变窄。当肌力因衰老而减弱时，肋间肌和横膈也会出现活动力下降，呼吸也会变得不顺畅。

## 什么是内呼吸

人体由大约37兆个细胞组成。健康身体的维持，是这37兆个细胞24小时不间断活动的结果。

### 胸式呼吸与腹式呼吸的机制

当肋间肌和横膈移动时，通过扩张和收缩肺来进行呼吸。
胸式与腹式的平衡取决于身体的状态，运动时胸式呼吸较多，放松时腹式呼吸较多。

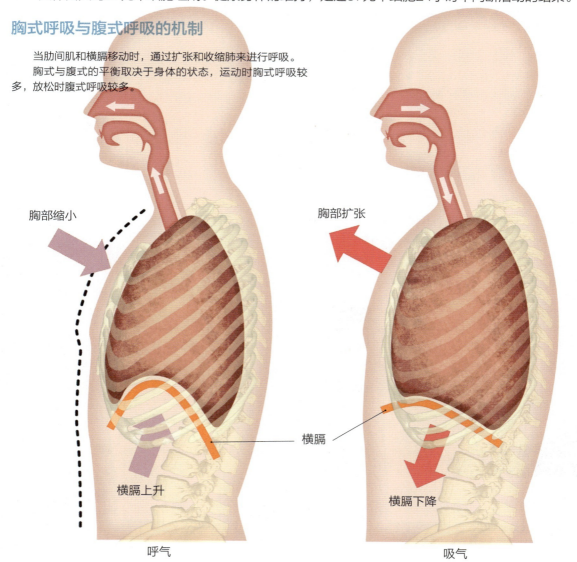

胸部缩小

横膈上升

呼气

胸部扩张

横膈

横膈下降

吸气

这37兆个细胞活动所需的能量与氧气密切相关。

细胞中有许多称为线粒体的能量工厂。在这里，葡萄糖被分解和燃烧以产生能量。因为其分解时需要氧气，所以呼吸就是为了将燃料输送到线粒体工厂。在提取能量的过程中，二氧化碳和水会作为燃烧后的残渣被排出体外。水直接在细胞内部被使用，二氧化碳作为一种不必要的气体被释放。

这样，细胞从血液中摄取氧气，燃烧葡萄糖，将二氧化碳排出到血液中，这就是所谓的"内呼吸"。

## 呼吸吸入的"清气"也是"气"的一种

"气"是人体维持生命活动的基本物质之一，气在全身循环。气分为出生时父母给予的"先天之气"和出生后获得的"后天之气"。后天之气包括呼吸吸入的"清气"（空气）和由食物产生的"水谷精微"。气通过无休止地运动（气机）使身体的生理活动得以持续。此外，通过"气机"在体内发生的变化（气化）来调节体内的新陈代谢。气的作用有推动、调控（促进和抑制血液和津液的流动）、温煦、凉润（体温管理）、防御（抵御外邪入侵）、固摄（防止液体物质泄漏）和营养等数种。气的流动停滞或不足，会导致气机失调，从而出现各种症状。

**推荐中药**

葛根汤/感冒初期、肩膀酸痛

麻黄汤/早期流感、哮喘

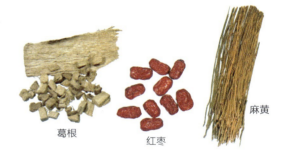

葛根　　红枣　　麻黄

## 葛根汤和麻黄汤

感冒初期被推荐使用的葛根汤，被誉为是最常用的中药方剂。可在有恶寒、发热或头痛但出汗不多且感觉后颈僵硬时使用。此外，不为人所知的是，它对肩膀酸痛也有效。

麻黄汤是缓解与普通感冒相关的寒战、头痛、关节痛、咳嗽和哮喘的中药方剂。麻黄中的麻黄碱成分，对中枢神经和交感神经有兴奋作用，还有发汗和扩张支气管作用，因此也是体育比赛兴奋剂检测中禁用的成分。

## 正念和呼吸

"正念"是一种受佛教禅修方法启发的压力应对方法，是目前以欧美为中心的世界各国医疗机构广泛使用的健康促进方法之一。

它是由麻省理工学院的研究人员创建的，作为一个完全消除宗教信仰的项目。

由于忙碌和压力，我们容易陷入一种"心不在焉"的状态，正念作为摆脱这种状态的一种手段也受到关注，主要被软件公司纳入员工培训中。

方法很简单：安静地坐下来，慢慢地重复呼吸，只专注于"此时此刻自己所做的呼吸"。

1 坐直，背部挺直，轻轻闭上眼睛。

2 吸气，感受腹部和胸部的膨胀。

3 呼气，感受腹部和胸部的收缩。

4 重复这个动作。用自己觉得最合适的节奏呼吸即可。

5 如果注意力被干扰，可以把意识重新转回到呼吸上。

6 这样做约10分钟。习惯后再增加时间。

正念呼吸可以让人心情舒畅，情绪稳定，并提高工作效率。

临床证实它对缓解疼痛和焦虑也有效果。

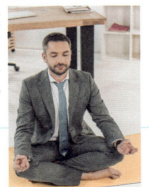

## 为什么会打嗝

打嗝与自己的意愿无关，是横膈在一定的间隔时间下发生的痉挛。其发生机制尚不清楚。有几种方法可以止住打嗝，例如在"重复深呼吸"和"分几次饮用冷水"后大部分会停止。但如果打嗝持续超过48小时，则可能是某种疾病的征兆，应尽快就医。

# 喉

喉咙由咽和喉两个器官组成。咽部与气道相连，是空气进入人体的起点。同时，它也是食物通过的道路。

声带是从喉的左右壁伸出来的两条皱褶，呼吸时声带张开，说话时声带闭合。咽部分为鼻咽部、口咽部和喉咽部三个部分。鼻子周围的区域是鼻咽部，吸入的空气通过鼻咽部被送到喉部和气管。

口腔的内部是口咽部。它是空气和食物的通道，起到帮助吞咽食物和发音的作用。口咽上腭部有一块肌肉发达的部分，称为软腭，呼吸时软腭松弛，确保呼吸道通畅，在吞咽食物时，软腭会堵住喉咙后方，防止食物逆流入鼻腔。

喉头顶部的会厌软骨也有类似的作用，食物通过时阻塞气道入口，呼吸时会上升打开气道。连接气管和食管的部分是喉咽部，就在喉头背面，负责将食物输送到食管。

## 咽喉中有味蕾吗

人类大约有8000个味蕾，可以感知味道，其中约25%位于咽喉部位。喉咙中的味蕾对味道刺激的敏感度不如舌头中的味蕾，但它们对水和酒精的刺激有很好的反应，对鲜味和脂肪酸也很敏感。喉咙中味蕾的这些特征与所谓的"口感"和"浓度"有关，可能会产生复杂的味觉。

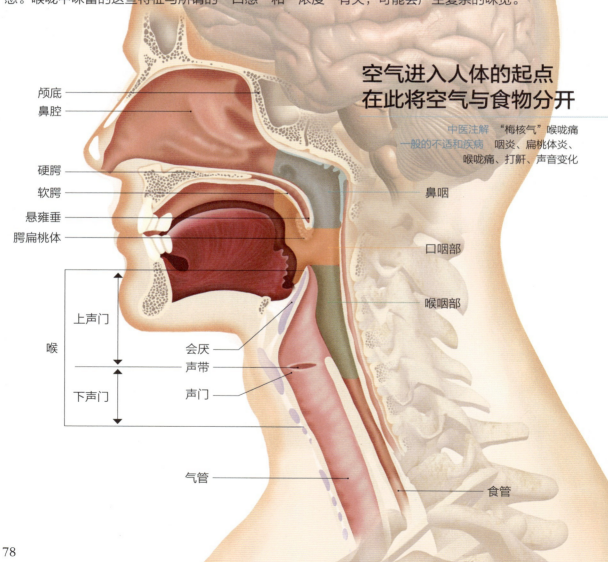

空气进入人体的起点
在此将空气与食物分开

中医注解 "梅核气"喉咙痛
一般的不适和疾病 咽炎、扁桃体炎、
喉咙痛、打鼾、声音变化

颅底
鼻腔
硬腭
软腭
悬雍垂
腭扁桃体
鼻咽
口咽部
喉咽部
喉
上声门
下声门
会厌
声带
声门
气管
食管

# 声带

声音是肺部呼出的气体振动声带所产生的声音。声带是位于喉部喉结周围的两个皱褶，中间有韧带，可以活动。

不发声时，皱褶放松，褶皱之间的空间呈三角形开放。

发声时，皱褶收紧并闭合，留下狭窄的缝隙。

当呼出的空气通过缝隙时，通过振动声带来产生声音。

声带产生的声音在喉咙、嘴巴和鼻子中产生共鸣，成为响亮的声音，并通过嘴唇和舌头的工作增加了各种特征。

感冒时，声音发哑是因为咽部发炎导致声带黏膜红肿，闭合不严。吸烟会导致声音模糊，因为喉咙和声带的黏膜因尼古丁等原因经常处于发炎的状态。

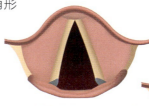

声门是打开的，以便在呼吸时让空气通过。

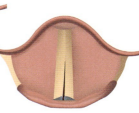

当空气撞击闭合的声门时，声门颤动，振动变成声音。

---

## 中医 梅核气

中医将喉咙"卡住""收紧""有异物感"等不适称为"梅核气"。这是一种"气"上逆，阻塞咽喉，如同梅子卡于喉中，因此得名。原因是气的流动不畅，在中医里，只要气的循环畅通就会有所改善。梅核气通常由吞咽功能下降、更年期、糖尿病、压力和焦虑等诱因引起。

### 推荐中药
半夏厚朴汤/焦虑和压力引起的喉咙痛
银翘散/喉咙肿痛
柴朴汤/心情郁闷、喉咙有异物感

## 药草 推荐药草
百里香/杀菌
鼠尾草、德国洋甘菊/消炎
锦葵/黏膜保护
薄荷/清凉感
甘草/消炎、祛痰、镇咳

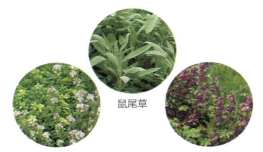

鼠尾草

百里香

锦葵

---

## 喉咙痛时适合服用的药草

非处方含片和糖果含有杀菌和抗炎成分。为了能让口腔黏膜充分吸收这些成分，缓慢溶解这一点是很重要的。

### 什么是扁桃体

扁桃体是舌根两侧的驼峰状淋巴组织。它起到保护身体免受病毒和细菌侵袭的免疫作用。空气中的病毒和细菌常常附着在鼻子、喉咙和扁桃体上，扁桃体会因附着在其上的病毒增多而出现炎症而肿胀，这就是扁桃体炎。虽然经常出现高热症状，但是可以通过药物来迅速消除肿胀。请注意，如果炎症蔓延到耳朵，可能会导致中耳炎。

### 随着年龄变化的声音

如果觉得声音比年轻时低或高了，可能是"声音老化"了。

声音是通过喉头中央隆起的肌肉皱褶——声带颤动而发出的。正如衰老会削弱四肢一样，活动声带的肌肉也会变弱，喉咙的黏膜变得不那么湿润，声音就会改变。

对于女性来说，更年期后雌激素下降，声带肿胀，声音会变粗变低沉。在男性中，声带肌肉变得僵硬和萎缩，声音会变高。

我们可以通过发声练习等来保持音色。

# 支气管

从鼻腔进入的空气经过咽和喉被送到气管。气管是一个约10厘米的管状器官，背部与食管相接，由平滑肌组成，胸部由U形的气管软骨组成。它的构造是为了保有弹性，不会因为塌陷导致无法呼吸。内侧是黏膜组织，纤细的绒毛密密麻麻地分布其上。随空气进入的灰尘、污垢等异物会被黏膜分泌的黏液包裹成痰，被绒毛推移排出体外。

第4~5胸椎附近，气管向左右分支，形成左右主支气管。左右比较，右侧支气管稍粗，左侧支气管稍细长，这与心脏的位置有关。

支气管通过肺的入口肺门进入肺并继续分支。

由于支气管被分成两部分，空气被运送时总是通过三路交界处。就这样，它继续分支17~19次并到达肺泡。最后，通过肺泡壁进行气体交换。

支气管的结构与气管的结构几乎相同。由软骨和肌肉构成的蛇腹状软管，其内表面覆盖有黏膜组织，被黏液覆盖以保持湿润。

## 一个蛇腹状软管被拉伸以将空气输送到肺部

一般的不适和疾病　支气管炎、支气管哮喘

### 什么是气道

空气的通道称为气道。鼻、咽、喉被称为上呼吸道，气管和支气管被称为下呼吸道。这些都是被黏膜覆盖的部位，因上呼吸道发炎而出现黏液分泌过多的症状，被称为上呼吸道感染。

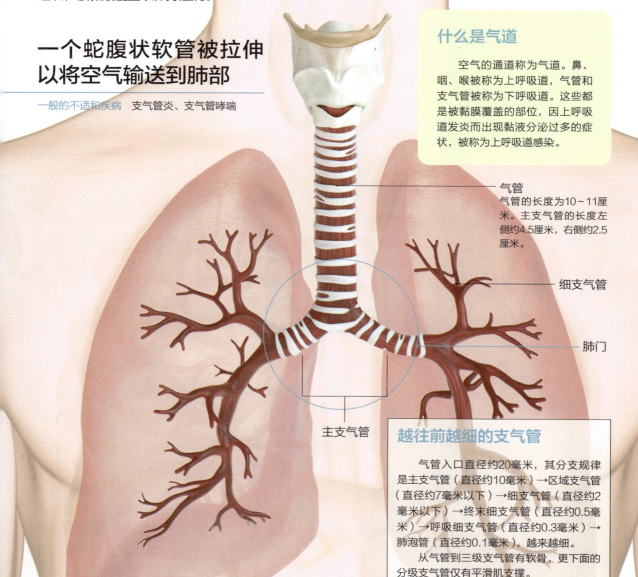

气管
气管的长度为10~11厘米。主支气管的长度左侧约4.5厘米，右侧约2.5厘米。

细支气管

肺门

主支气管

### 越往前越细的支气管

气管入口直径约20毫米，其分支规律是主支气管（直径约10毫米）→区域支气管（直径约7毫米以下）→细支气管（直径约2毫米以下）→终末细支气管（直径约0.5毫米）→呼吸细支气管（直径约0.3毫米）→肺泡管（直径约0.1毫米），越来越细。

从气管到三级支气管有软骨，更下面的分级支气管仅有平滑肌支撑。

## 急性支气管炎的症状

　　支气管炎分急性和慢性两种，右肺多发。急性支气管炎多由感冒或流感继发，是由病毒或细菌等引起。起初，大多干咳，不久就会咳出少量痰。随着咳嗽越来越强烈，可能还会出现胸部和腹部的肌肉酸痛。

　　慢性支气管炎是一种慢性炎症，咳嗽和咳痰会持续很长时间。虽然也有一些天生的体质原因，但主要受吸烟和空气污染的影响。

## 咳嗽和打喷嚏

　　咳嗽和打喷嚏都是为了将想要进入体内的异物排出体外的身体防御反应。空气中有细小的灰尘、花粉、病毒和细菌，当人体吸入这些物质时，鼻黏膜受到刺激而打喷嚏，气管和支气管黏膜受到刺激而咳嗽。打喷嚏时，先短吸一口气，然后一次大量呼气以排出异物。打喷嚏的速度据说可以达到约300千米/小时。咳嗽是在深吸一口气后，暂时关闭声门以增加内部压力，然后张开喉咙并立即呼气以排出异物。咳嗽速度约为200千米/小时。呼吸道表面生长着大量微毛，通过其运动，灰尘和病毒经常从肺部被运到喉咙，其中大部分从食管被运送到胃部进行消化。包裹在黏液中的病毒等异物变成痰，从口中排出。

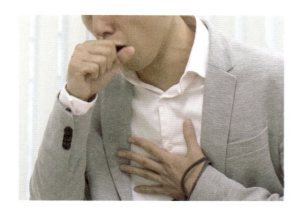

## 吸入性肺炎常见于右肺

　　右主支气管比左主支气管粗短，而且下降的坡度较陡，因此进入气管的异物容易向右侧掉落。所以，吸入性肺炎往往更常见于右肺。

## 咳痰检查

### 检查是否有细菌感染或癌症

　　痰液是肺、支气管和气管分泌物和废物的集合，可用于检查细菌感染或癌症。如果痰中混合有细菌或真菌（细菌检查），则应进行治疗，如果在与痰混合的细胞中发现癌细胞（细胞诊断），则应进行详细检查。

 ## 对支气管有益的中药

**推荐中药**
麦冬汤/镇咳、湿润气道
麻杏干石汤、小青龙汤/支气管哮喘、支气管炎
小柴胡汤/支气管炎、支气管哮喘

### 麦冬汤可以缓解支气管问题

对于干咳和喉咙不适等症状，建议使用麦冬汤。它可以滋润喉咙，使粘在喉咙里的痰更容易咳出。

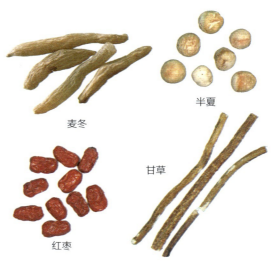

麦冬

半夏

红枣

甘草

 茴香中含有的茴香脑成分和马黛茶中含有的咖啡因具有扩张支气管作用，因此推荐用于止咳。此外，毛蕊花中含有黏液和皂苷，故有祛痰作用。最好加入蜂蜜和红糖，使其变得黏稠后慢慢饮用。

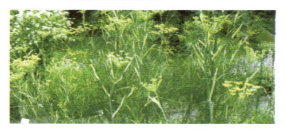

# 肺

肺是控制呼吸的器官，一天可泵送多达10000升的空气。它位于脊柱、肋骨和胸骨中，横膈上方，左右各一。右肺分为上叶、中叶和下叶，而左肺只有上叶和下叶。因为心脏靠近左肺，所以它比右肺略小。

肺的主要作用是交换氧气和二氧化碳。人体通过气管吸入空气，将氧气输送到来自心脏的血液中，与心脏送来的血液中的二氧化碳进行交换，并将其排出体外。氧气和二氧化碳的交换发生在支气管末端的肺泡中。血红蛋白通过交换氧气和二氧化碳来帮助输送血液。

血红蛋白具有结合和释放氧气和二氧化碳的特性。利用这一特性，氧气和二氧化碳被交换。血红蛋白中含有一种叫作血红素的物质，遇氧会变红，遇二氧化碳会变紫。这就是为什么动脉看起来是红色的，而静脉看起来是红黑色的原因。

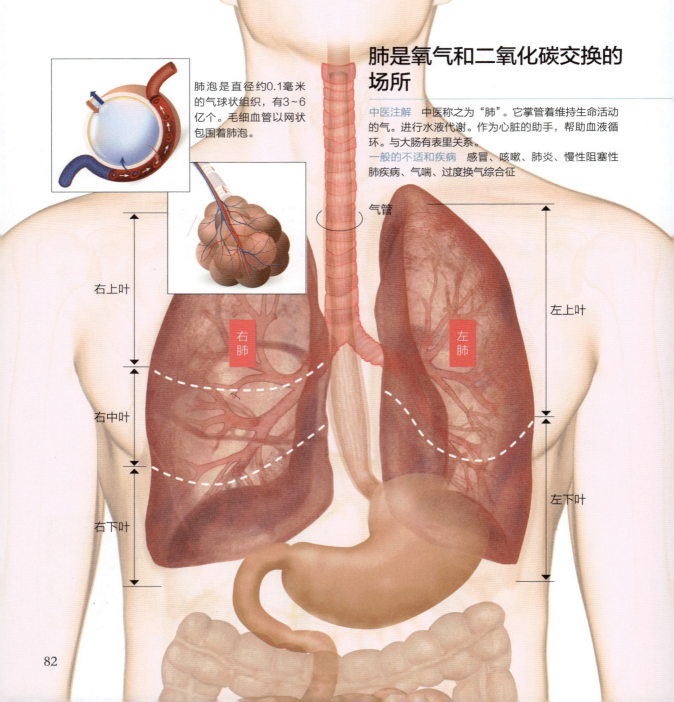

肺泡是直径约0.1毫米的气球状组织，有3~6亿个。毛细血管以网状包围着肺泡。

## 肺是氧气和二氧化碳交换的场所

中医注解　中医称之为"肺"。它掌管着维持生命活动的气。进行水液代谢。作为心脏的助手，帮助血液循环。与大肠有表里关系。

一般的不适和疾病　感冒、咳嗽、肺炎、慢性阻塞性肺疾病、气喘、过度换气综合征

气管

右上叶

右肺

右中叶

右下叶

左上叶

左肺

左下叶

## 气体交换的机制

　　肺泡是交换氧气和二氧化碳的地方。送到肺泡的氧气被肺泡壁内的毛细血管中的红细胞接收。含有红细胞的血液通过心脏输送到全身各处，输送氧气，接收二氧化碳，在肺泡中释放二氧化碳并通过口鼻排出体外。

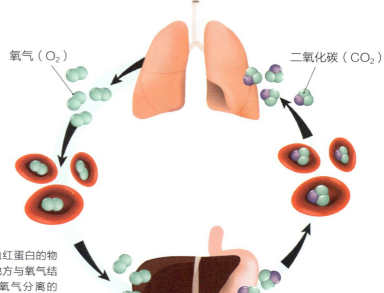

氧气（$O_2$）　　二氧化碳（$CO_2$）

　　红细胞中含有一种叫作血红蛋白的物质，它具有在氧气多的地方与氧气结合，在氧气少的地方与氧气分离的特性。各脏器使用氧气，产生能量后变成二氧化碳，从肺部释放到体外。

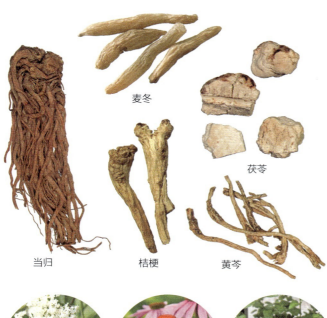

麦冬

茯苓

当归　　桔梗　　黄芩

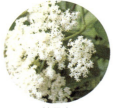

接骨木　　紫锥菊　　薄荷

## 中医　掌管气的肺也辅佐心

　　中医的"肺"是五脏之一，位于脏腑的最高点，形如盖在其他脏腑上的盖子。肺的主要功能是"宣发"和"肃降"。宣发是发散散布全身的意思，肃降是指吸入自然界的清气（新鲜空气），从身体上方往下降。呼吸就是通过这两个动作进行的。它还具有将体内的污浊之气排出体外的功能。肺与全身的气的运行（气机）也有关系。它还具有在全身循环津液（水分）的作用。肺与大肠以经络相连，互为表里，其生理活动和病理相互关联。此外，"肺"的状态还会影响与呼吸有关的鼻和皮毛（皮肤）的状态。

### 推荐中药

清肺汤/镇咳、祛痰药
半夏厚朴汤/喉咙痛
麦冬汤、五虎汤/咳嗽、支气管炎、支气管哮喘
麻杏石甘汤/小儿哮喘、支气管哮喘
桂枝汤/感冒的早期症状
除了葛根汤和麻黄汤（第77页）之外，麻黄附子细辛汤、小柴胡汤也分别用于感冒的不同症状。

药草　**推荐药草**
接骨木/发汗
紫锥菊/提高免疫力
薄荷/改善鼻塞等

## 如何应对呼吸系统引起的呼吸困难和过度换气综合征等呼吸问题

人会出现各种呼吸问题，例如剧烈运动后、上坡、上下楼梯后都会气喘吁吁。此处还有心悸、头晕、身体颤抖，严重情况下还会出现过度换气综合征等。其主要原因可能是呼吸系统疾病、循环系统疾病，以及由极度紧张和压力引起的精神疾病，无论哪种原因，尽早去看医师很重要。

在过度换气综合征的情况下，呼气过多导致血液中的二氧化碳过度排放，弱碱性的血液在此时趋于碱性。这时如果重复缓慢而平静地呼吸，症状就会逐渐改善。

以前是用纸袋阻挡吸入呼出的空气的方法，但这样做有使二氧化碳超标的风险，所以现在不推荐了。

此外，如果在睡眠时哮喘发作，可能需要坐起以帮助降低横膈，并进行腹式呼吸。抿嘴并缓慢吐气也有助于吸入新鲜空气。

### 感冒到底是什么病

我们最常见的疾病之一就是感冒。其实感冒不是病，而是发热、打喷嚏、流鼻涕、喉咙痛、咳嗽等症状的统称。

感冒主要是由病毒引起的。非处方感冒药中通常会添加少量解热、抗炎、镇咳、祛痰、抗组胺等成分，以解决鼻塞、发热和喉咙痛等多种症状。抗生素对病毒没有作用。另外，病毒的种类很多，流感是由流感病毒引起的，它不同于引起普通感冒的病毒。抗流感药物如达菲等有助于缓解流感症状。

### 高浓度氧气无法消除疲劳

"氧气胶囊"是一种受欢迎的服务，据说通过在高气压空间内吸入高浓度氧气，以达到消除疲劳和抗衰老的效果。然而，尚未证明它可以消除疲劳。日常疲劳和血氧水平在很大程度上无关，不必要的高血氧水平会增加活性氧，甚至可能增加患病和衰老的风险。虽然高压氧疗法作为一氧化碳中毒和脑梗死的医疗行为可能有效，但对健康人几乎没有任何好处。

人体精密检查的用途和数值

### 胸部X射线检查

**胸部各种病变的检测和诊断**

通过对胸部进行X射线照射，可以检查肺炎、肺癌、肺气肿、胸腔积液、气胸等各种胸部疾病的有无及严重程度。

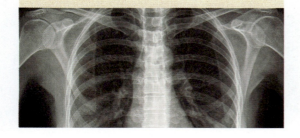

### 抽烟会使肺部变黑吗

长年吸烟与肺部变黑之间的因果关系尚不明确。但是，吸烟的危害是多种多样的，三大危害成分是焦油、尼古丁和一氧化碳。

焦油含有致癌物质，对肺和咽部有害。尼古丁会收缩血管，导致血压升高。它还增加坏胆固醇，破坏血管，使血栓更容易形成。一氧化碳黏附在红细胞的血红蛋白上，使红细胞携带氧气的能力降低。

许多医师在决定手术后就要求患者戒烟，因为在这种情况下进行手术会增加并发症的风险。此外，即使不直接吸烟，二手烟也会给人们带来同样的风险。

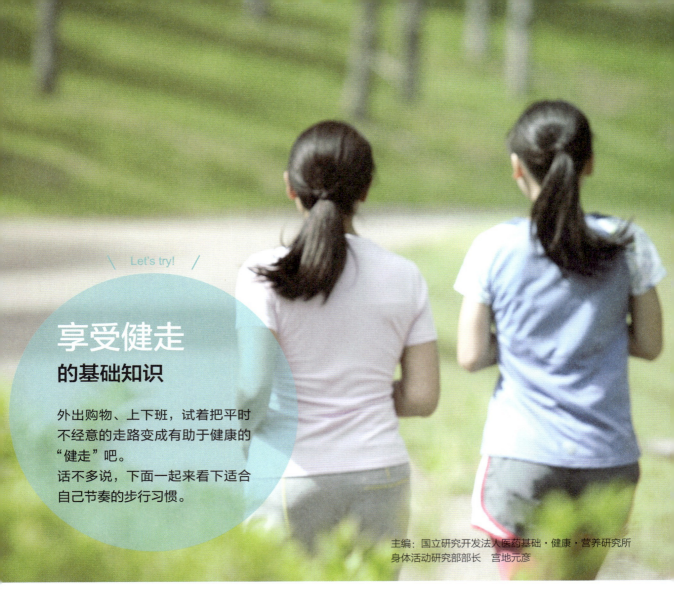

主编：国立研究开发法人医药基础・健康・营养研究所
身体活动研究部部长　宫地元彦

## 享受健走
### 的基础知识

Let's try!

外出购物、上下班，试着把平时
不经意的走路变成有助于健康的
"健走"吧。
话不多说，下面一起来看下适合
自己节奏的步行习惯。

## 养成走路锻炼的习惯，提高免疫力

建议进行适度的运动以保持健康。对于中老年人来说，做对身体负担小，又能减少生活习惯病风险的运动比较合适。

健走可以随时随地进行，无须特殊工具。突然进行剧烈的运动对于中老年人来说可能是一个很大的压力，但健走是恰到好处的运动强度，可以说是任何人都可以轻松练习的。

记住几个要点，并将其融入到日常习惯中吧！

## 有氧运动的主要效果

健走是一边呼吸氧气一边进行的有氧运动。

所谓有氧运动，是指肌肉活动的能量由氧气提供。除了健走之外，慢跑、游泳、骑自行车、跳健身操等，都是在不增加负荷的情况下进行的运动。

有氧运动可以燃烧、减少血液中的甘油三酯和内脏脂肪，对预防生活习惯病有效果。

# 健走的好处

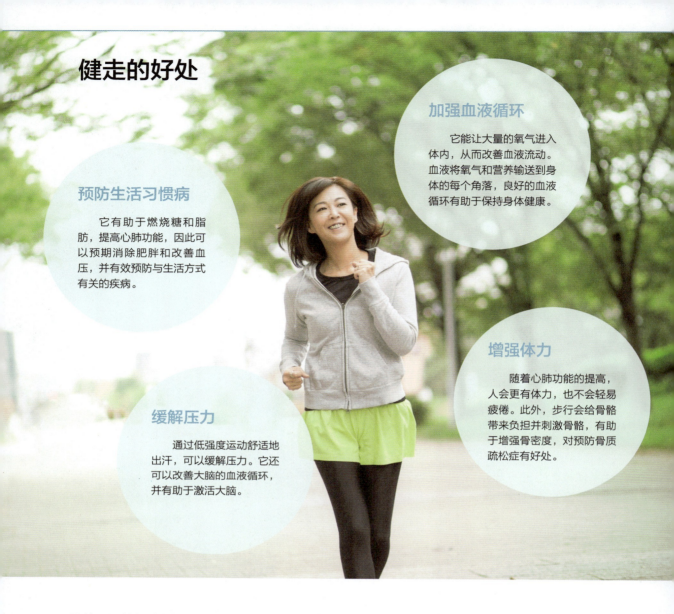

**加强血液循环**

它能让大量的氧气进入体内，从而改善血液流动。血液将氧气和营养输送到身体的每个角落，良好的血液循环有助于保持身体健康。

**预防生活习惯病**

它有助于燃烧糖和脂肪，提高心肺功能，因此可以预期消除肥胖和改善血压，并有效预防与生活方式有关的疾病。

**增强体力**

随着心肺功能的提高，人会更有体力，也不会轻易疲倦。此外，步行会给骨骼带来负担并刺激骨骼，有助于增强骨密度，对预防骨质疏松症有好处。

**缓解压力**

通过低强度运动舒适地出汗，可以缓解压力。它还可以改善大脑的血液循环，并有助于激活大脑。

另外，还能提高增强心肺功能，有助于打造一个不易疲劳的身体。

有氧运动还能促进全身血液循环，因此推荐给有体寒烦恼的人群练习。它还会带来适度疲劳的感觉，因此能促进高质量睡眠。

## 愉快地运动可以提高免疫力

上班和上学自不必说，每个人每天都会做一些与步行有关的活动，例如购物和在家附近散步。但是，运动的效果会因是无意识地走路还是有意识地来进行而有所不同。

既然要步行，那么有意识地采取正确的姿势，以更有效的方式走路吧。

此外，重要的是愉快地进行锻炼，而不是不愉快地勉强自己。

带着"有趣"和"感觉良好"的感觉锻炼身体，免疫力就会提高。

用适合自己的强度去做，不要设定"每天步行""步行1小时以上"等严格的指标。

尝试根据季节改变步行路线，或者周末外出到郊外欣赏风景等，想办法让这份健走的快乐持续下去吧。

## 每周5次、每次30分钟到1小时，走起来吧

"代谢当量（MET）"作为运动强度的单位，表示身体活动量，即身体活动强度乘以身体活动持续的时间（小时）。

1个代谢当量的运动持续1小时就是"一个代谢当量时"。

如果进行4个代谢当量的步行30分钟，即是4代谢当量×0.5小时=2代谢当量时。

为了减少内脏脂肪，每周需要进行10代谢当量时以上的体力活动。

每周5次，10代谢当量时，愉快地散步30分钟吧。一边活用下表，一边以适合自己的步调以每周10代谢当量时为目标运动起来！

## 步行速度和效果的差异

步行是一种用整条腿蹬地的"钟摆运动"。以4千米/小时的速度走慢一点相当于3个代谢当量时，如果每天坚持30分钟，那么一周就是10.5个代谢当量时。

此外，如果以6千米/小时以上的速度行走（第88页），可以锻炼大腿前后的肌肉和小腿的肌肉。通过加强下半身的肌肉，不仅可以锻炼肌肉，还可以增强心肺功能，促进脂肪燃烧。

每个MET的各种运动速度

| MET | 走路（千米/小时） | 慢跑（千米/小时） | 慢跑转身（米） | 台步（次）台高20厘米 |
|---|---|---|---|---|
| 3 | 4 | 2 | 1.5 | 10 |
| 4 | 5 | 3 | 2 | 15 |
| 5 | 6 | 4 | 2.5 | 20 |
| 6 | — | 5 | 3 | 25 |
| 7 | — | 6 | 3.5 | 30 |

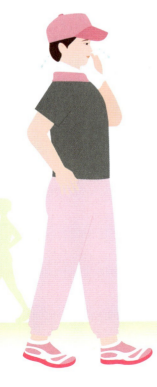

## 肥胖者和没有运动习惯的人不要勉强运动

请注意，不需要为了确保目标运动量而一次走很长时间。突然长时间步行容易出现问题，特别是对于没有运动习惯的人来说。

肥胖的人长时间步行往往会给腿部和臀部带来压力，并且可能出现膝盖疼痛等不适。

另外，中老年人要注意的是对心脏的影响。即使没有慢性病，如果运动过量，也会对身体造成不良影响。如果没有运动习惯，要从一个合理的水平开始，不要勉强，逐渐增加运动强度。

## 走路的基本姿势

下面介绍以正常速度（5千米/小时）行走时的姿势。下巴稍微抬起，让氧气通行顺畅。视线稍微向前，背部自然挺直伸展。

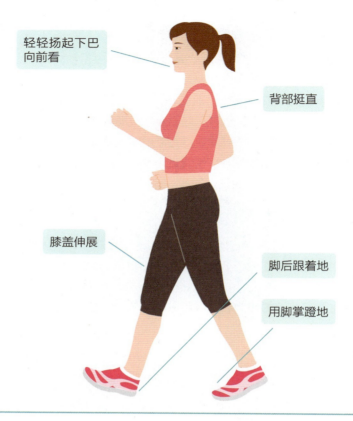

轻轻扬起下巴向前看

背部挺直

膝盖伸展

脚后跟着地

用脚掌蹬地

## 根据体力调整速度

如果没有运动习惯，对体力没有信心，那就从慢走开始吧。

健走
适合体力充沛的人
（约6千米/小时）

慢慢走
（约4千米/小时）

身体稍微向前倾，伸展脊背

大幅度摆动手臂

步幅狭窄　不要用力蹬地

大步　脚掌用力蹬地

以缓慢的速度走路。选择一条平坦的道路，不要用力蹬地，步幅也不要太大。中间可以适当休息一下。

适合那些觉得正常步行"太轻松"的人。不是一路都快走，而是在如果出现"有点累"的感觉改为慢走，1~3分钟后再回到正常速度行走，这样练习没有心理负担，更容易坚持。

## 有"走得真棒"的意识会提高步行质量

即使不考虑步行速度和运动强度，只要增加步行步数，就会增加能量消耗。

因此，在目的地前一站下车步行、不开车步行去购物等，在日常生活中下功夫，挤出步行时间也是很重要的。

即便如此，对于那些难以抽出时间的人来说，还有一个能增加能量消耗的技巧。那就是提高行走的质量。通过高质量的步行，即使不需要增加步数，也能增强身体活动量。关键是要以正确的姿势走路。如果弯腰走路，步幅会变窄，手臂不能正常摆动，行走质量就会变差。首先，掌握第88页介绍的步行的基本姿势。通过拉开肩胛骨，打开胸部，背部也会挺直，走路时给人年轻的印象和感觉。

意识到自己的呼吸也很重要。如果觉得呼吸变浅了，请放松肩膀和手臂上多余的力气，以自然的呼吸行走。然后，要比平时走得快一点。

只要把速度提高到不会感到辛苦或痛苦的程度，代谢当量就能提高一个级别。

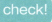

check!

回顾一下平时的步行

☐ 背部伸展

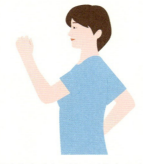

尝试将肩膀向后拉，避免弯腰驼背，并在下腹部施加压力以支撑上半身。

☐ 感知呼吸

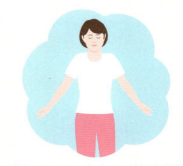

确认下呼吸是否变浅了。放松身体有助于呼吸。

☐ 好好使用脚底

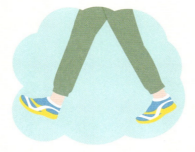

脚后跟着地，用脚掌用力蹬地面。

☐ 比平时快一点

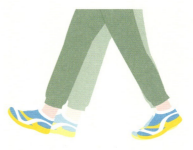

比平时多走一个脚后跟（约7厘米），如果走得快，能量消耗也会增加。

## 做准备运动，提高步行质量

在开始走路之前，先放松脚踝和膝盖等关节周围的僵硬感。特别是在寒冷的冬季和身体僵硬的人尤其要注意。

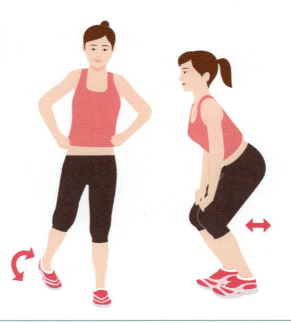

**脚踝旋转**
逆时针和顺时针旋转脚踝8～10次。

**弯曲和伸展**
膝盖慢慢弯曲和伸展8～10次。

---

## 步行后，通过做整理体操来放松肌肉

慢慢伸展肌肉和关节，静止15～20秒，再做伸展运动。注意拉伸部位的感觉。

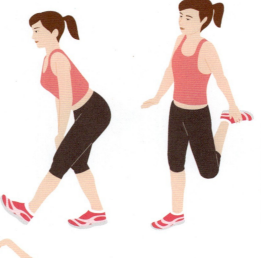

**大腿内侧**
向前伸出一只脚，抬起脚尖，拉伸大腿内侧。保持15～20秒。左右交替进行。

**大腿前侧**
单腿站立，用一只手握住同侧脚，伸展大腿前侧。
最好通过接触墙壁来支撑身体，以防重心不稳。

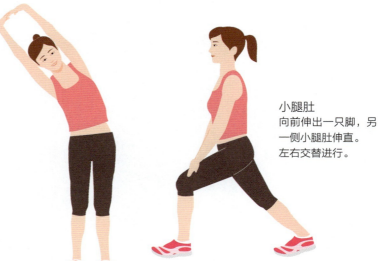

**身体侧面**
双臂伸直，交叉于头顶，左右伸展身体两侧。

**小腿肚**
向前伸出一只脚，另一侧小腿肚伸直。左右交替进行。

## 对力量有自信的人可以尝试慢慢跑

如果感到步行太轻松，可尝试慢慢跑®（一般社团法人日本慢跑协会的注册商标）也是不错的。

通常慢跑的速度可以超过7千米/小时，对于身体虚弱的人来说是一项负担很重的运动。

而慢慢跑的运动强度大约是同速度步行的2倍，但强度与步行差不多。可以说，这是一种既不会感到痛苦，又能消耗能量、提升体力的运动。

另外，这种跑步法对膝关节等的负担比较小，即使中老年人也能轻松开始。

### 慢慢跑的基本姿势

下面介绍以平常速度（3~4千米/小时）跑步时的姿势。
如果将下巴抬高一点，视线放远一点，背部就会自然伸展，腿会更容易抬起。

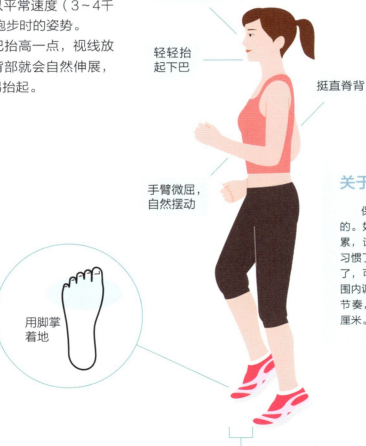

以保持自然微笑的速度

轻轻抬起下巴

挺直脊背

手臂微屈，自然摆动

用脚掌着地

步幅小，180步/分

### 关于速度的调整

保持微笑的节奏是最基本的。如果呼吸不稳或是感到很累，请放慢速度。相反，如果习惯了，觉得4千米/小时太容易了，可以在4~6千米/小时的范围内调整。不要改变180步/分的节奏，稍微扩大步幅，40~60厘米。

## 推荐雨天、盛夏在室内进行的步行活动

下面介绍一些无论天气如何都可以在室内进行的运动。
将几种有氧运动结合起来，也有利于分散特定部位的压力。

### 跳极练习

就是上下跳极的运动。它是一种比步行消耗更多能量的有氧运动，因为它使用了臀部和大腿等大块肌肉。可以通过一边看电视或交谈一边进行练习。

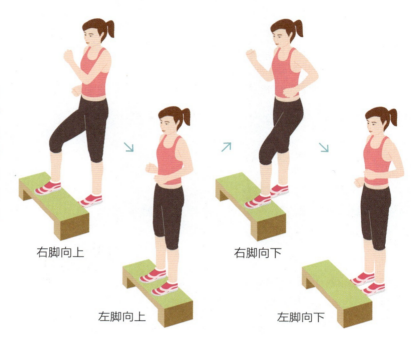

右脚向上

左脚向上

右脚向下

左脚向下

### 慢跑转弯

这是往返1.5～3.5米的短距离的慢跑。去程6步，3步转身，回程同样6步回到起点后，与刚才的转身相反，3步转身。重复画一个8字。

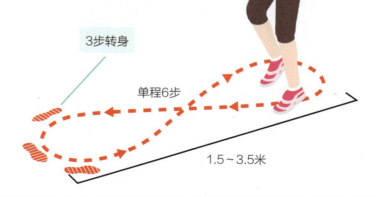

3步转身

单程6步

1.5～3.5米

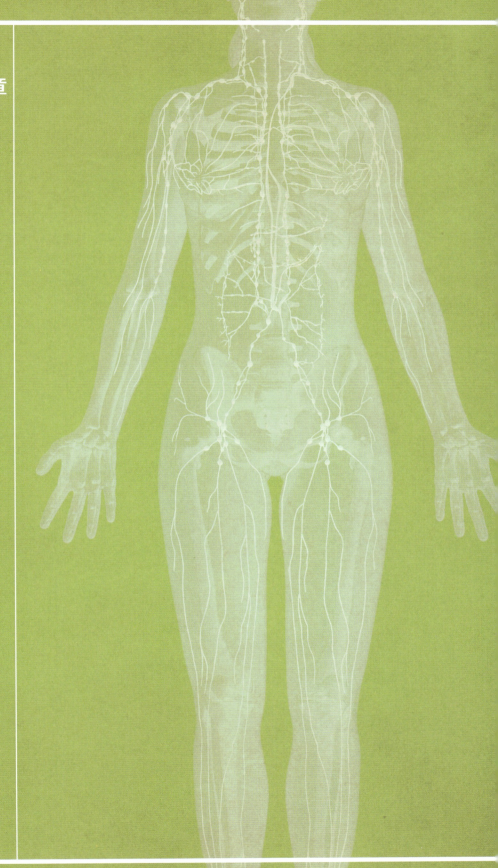

第 3 章

血液循环

# 血液和血管

血液从心脏泵出，通过动脉，将氧气和营养输送到全身。血液成分由称为血浆的液体成分和称为血细胞的细胞成分组成。血浆呈淡黄色，约90%是水，但它起着输送营养物质和排出二氧化碳及废物的作用。

血细胞分为红细胞、白细胞和血小板三种，每一种都有不同的作用。红细胞约占血细胞成分的95%，其内的血红蛋白中含有血红素，可交换氧气和二氧化碳。

白细胞比红细胞更大且无色，具有保护身体免受侵入身体的细菌和病毒侵害的作用。"免疫"一般指的就是这个功能。

血细胞中含量最少的是血小板。它通过堵塞因受伤而破裂的血管来起到止血作用。

血细胞是由骨髓中一种称为干细胞的细胞分化而成的。红细胞最初有细胞核，但在细胞分裂过程中细胞核丢失了，所以原则上从骨髓中出来的红细胞是没有细胞核的。白细胞反复进行细胞分裂，分裂成中性粒细胞[1]、淋巴细胞[2]（B细胞、T细胞）、嗜酸性粒细胞和嗜碱性粒细胞等几种。血小板由骨髓中一些最大的巨核细胞产生。

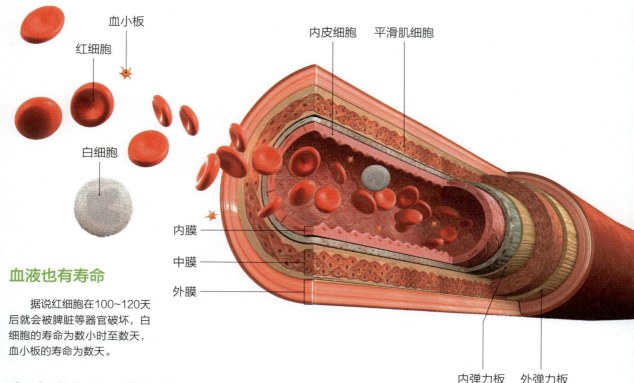

血小板
红细胞
白细胞

内皮细胞　平滑肌细胞

内膜
中膜
外膜

内弹力板　外弹力板

## 血液也有寿命

据说红细胞在100~120天后就会被脾脏等器官破坏，白细胞的寿命为数小时至数天，血小板的寿命为数天。

## 在全身循环的同时运送氧气和营养物质

**中医注解**　"血"的概念。滋养全身。创造能量并控制精神状态。"脉"是心所掌控的功能。

**一般的不适和疾病**　肿块和堵塞/动脉瘤、静脉曲张、血栓、栓塞、动脉硬化、深部静脉血栓症、高血压、糖尿病、贫血、内出血。

[1] **中性粒细胞**
它是白细胞的一种，可以对抗侵入人体的细菌和病毒，对其进行消灭以防止感染。白细胞有五种类型：中性粒细胞、淋巴细胞、单核细胞、嗜酸性粒细胞和嗜碱性粒细胞。

[2] **淋巴细胞**
它是白细胞的一种，约占白细胞的25%。在骨髓中制造，多数通过淋巴管进入血液。

人的骨髓腔中充满了骨髓，血细胞就是由这个组织制造出来的。但是，淋巴细胞中的T细胞是通过胸腺形成的。骨髓中约有1万亿个细胞，其中每天产生约2000亿个红细胞、1000亿个白细胞、约1亿个血小板。

顺便说一下，新生儿是从全身的骨骼造血的，但随着年龄增长，血液只能在骨盆、椎骨、胸骨等有限的地方制造。

| 名称 | 红细胞 | 白细胞 | 血小板 |
|---|---|---|---|
| 形状和大小 | ·无核<br>·直径7～8微米 | ·有核<br>·直径10～15微米 | ·无核<br>·直径2～4微米 |
| 1微升中的数量 | 男性：约500万个<br>女性：约450万个 | 4000～9000个 | 15万～40万个 |
| 作用 | ·输送氧气<br>含有一种叫作血红蛋白的蛋白质 | ·处理异物<br>吞噬杀死细菌<br>·免疫功能 | ·止血作用<br>使伤口处的血液凝固 |
| 寿命 | 100～120日 | 几小时到几天<br>根据种类不同，也有几个月到几年的 | 数日 |
| 制造场所 | 骨髓<br>一些白细胞是在淋巴组织中制造的 | | |
| 被破坏的场所 | 脾、肝、淋巴组织 | | |

## 结痂是血小板的功能

当血管被擦伤或切割损伤时会发生出血，但一段时间后出血就会停止。血液中含有多达13种可使血液凝固的凝血因子，当出血时，这些凝血因子会与血小板作用，使血液凝固、止血、结痂。如果血小板和凝血因子缺乏，就会导致出血。

## 血压

### 血压值高会引发生活习惯病

通过测量血压，可以发现与生活习惯病相关的高血压病，和其严重程度。如果高血压状态持续下去，动脉硬化就会加剧，同时会增加脑梗死和心肌梗死的风险。相反，如果低于标准值，则有可能是低血压或自主神经病变。

| | 参考范围 | 要注意 | 异常 |
|---|---|---|---|
| 收缩压 | 129以下 | 130～159 | 160以上 |
| 舒张压 | 84以下 | 85～99 | 100以上 |

（单位：毫米汞柱）
（*如果有基础疾病，标准会改变）

## 红细胞

### 检查携带氧气的红细胞数量

红细胞具有将肺部吸入的氧气输送至全身并回收二氧化碳的功能。通过采血测定其数量，可以检查出贫血的有无和严重程度。如果数值低，则可能是贫血，如果数值高，可能是红细胞增多症。

## 血红蛋白

### 检查贫血的有无和严重程度

血红蛋白是携带氧气的红细胞的主要成分。通过采集血液来测量该量，可以检查患者是否患有贫血症。如果低于标准值，可能是贫血，如果高于标准值，可能是红细胞增多症。

| | 男性 | 女性 |
|---|---|---|
| 异常 | 12.0或更低 | 11.0或更低 |
| 要注意 | 12.1～13.0 | 11.1～12.0 |
| 参考范围 | 13.1～16.3 | 12.1～14.5 |
| 要注意 | 16.4～18.0 | 14.6～16.0 |
| 异常 | 18.1及以上 | 16.1及以上 |

（单位：克/分升）

## 红细胞比容

### 推测贫血的类型

红细胞比容是红细胞在血液中所占容积的百分比。通过采集血液测量该值，可以检查贫血的存在或严重程度。从红细胞、血红蛋白、红细胞比容的数值可以计算出红细胞常数（MCV/MCH/MCHC），以此推断贫血的类型。

# 遍布全身的血管，将血液从心脏输送到全身

一个成年人所有血管的重量约为体重的3%，长度达9万米，分为动脉、静脉和毛细血管三种。从心脏泵出的血液从动脉分支并流入毛细血管，在那里将氧气和营养物质输送给细胞，取而代之将二氧化碳和废物接收，之后流入静脉并返回心脏。输送到全身的血液中约有15%会流经大脑。

动静脉的血管壁由内膜、中膜、外膜三层结构构成，毛细血管仅由内膜构成。顾名思义，内膜是血管的内侧覆盖的薄膜，非常薄且光滑，有利于血流顺畅地流动。中膜具有弹性和可拉伸性，可以承受来自血液的压力（血压）。外膜是覆盖这些膜的最外层膜。动脉从大动脉分支到中动脉、小动脉和细动脉，并将血液输送到毛细血管。与动脉相比，静脉壁中膜的平滑肌较少，没有弹性。因此，是周围的肌肉在帮助其伸缩。此外，循行于四肢较粗大的静脉有瓣膜，以防止血液逆流。

## 血液约一分钟内可循环全身一圈

血液约占体重的1/13。例如，对于一个体重60千克的人来说，血容量约为4.6升。心脏每分钟输送的血液量约为5升，这意味着血液在大约一分钟内就可以走遍全身。

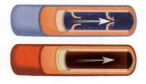

## 静脉瓣

与厚实、有弹性的圆形动脉不同，不受血压影响的静脉呈弹性较小的扁平形状。因为这样有利于让血液抵抗重力回流到心脏。由于重力，心脏上方的血液会自然返回心脏，而心脏以下的血液则需要相应的机制。它就是可以拉伸和收缩腿部肌肉的"肌肉泵"，当腿部肌肉收缩时，会挤压静脉并将血液输送到心脏。为了不让血液倒流回来，腿部的静脉内有瓣膜，通过肌肉和静脉瓣的配合，使血液向上运动。

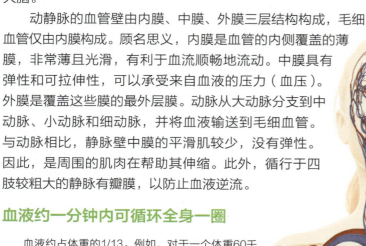

毛细血管壁更薄，各组织间会通过毛细血管进行营养和气体的交换。

血液对血管的压力就是血压，人们所说的"收缩压"就是心脏收缩泵血时的血压值。另一方面，舒张压是心脏扩张时的血压值。

血管是容易受到年龄影响的器官，通常老年人的血压高于年轻人。血压升高，是由于某些原因，导致细动脉的肌肉收缩，血液不能顺畅地流动，血管承受了巨大的压力。

舒张压也会下降。收缩压和舒张压之间的差值被称为"脉压"，如果差值大，则认为动脉硬化正在发展。

## 血液循环不良的原因是什么

因为氧气不能很好地输送到全身，会导致肌肉僵硬，血液循环不良。除了会导致肩膀僵硬、皮肤粗糙等问题外，还会导致心肌梗死、脑梗死等危及生命的疾病。尤其是在飞机等狭窄的座位上长时间保持同一个姿势，下肢静脉中形成的血栓会循行到肺部并阻塞肺部的血管，增高患"经济舱症候群"的风险。这是一种可怕的疾病，血液中的氧含量急剧下降，人会呼吸困难、昏厥，甚至死亡。勤活动双腿，多喝水，促进血液循环很重要。

## 幽灵血管

毛细血管的功能是向身体的所有细胞输送氧气和营养，并回收二氧化碳和废物。毛细血管大约有100亿条，占全身血管的99%。

如果血液循环变差，血液难以到达末端的毛细血管，末端的毛细血管就会消失，这就是"幽灵血管"，据说从四十多岁开始就会明显出现这种现象。

一旦毛细血管消失，该区域的细胞就无法获得氧气和营养物质，因此更容易老化。此外，由于免疫细胞无法被运送，免疫力也会下降。

良好的血液流动对于防止幽灵血管来说很重要。因此适度运动，有助于避免高血压、高血糖或高血脂。

### 白细胞计数
#### 可作为判断炎症、肿瘤和白血病的指标

通过采集血液来检查白细胞的数量和种类。如果保护身体免受细菌侵害的白细胞过高，则怀疑是细菌感染、炎症和肿瘤。吸烟者也容易数值偏高。如果该值偏低，则怀疑是病毒感染、药物过敏、再生障碍性贫血等。

| 异常 | 参考范围 | 要注意 | 异常 |
|---|---|---|---|
| 3.0或更低 | 3.1~8.4 | 8.5~9.9 | 10.0及以上 |

（单位：$10^3$/微升）

### 血小板
#### 止血能力和肝脏疾病的指标

通过采集血液来检查具有止血作用的血小板的数量。数值高则怀疑血小板增多症，低则怀疑再生障碍性贫血、特发性血小板减少性紫癜、肝硬化等。

| 异常 | 9.9或更低 |
|---|---|
| 要注意 | 10.0~14.4 |
| 参考范围 | 14.5~32.9 |
| 要注意 | 33.0~39.9 |
| 异常 | 40.0或以上 |

（单位：$10^4$/微升）

**有益的食材和食用方法**
### 强化血管、促进血液循环的好食材

众所周知，$\omega$-3脂肪酸是保持血液流动顺畅的成分。猪肝和羊栖菜有利于预防贫血。为了保持血管年轻，应该多吃具有抗氧化作用的蔬菜和水果，以及含有EPA的鱼油，EPA具有降血脂作用。

我们还推荐"DASH饮食"，它可以主动排出盐分并控制血压。

DASH饮食是美国推荐的一种改善高血压的饮食方法，它通过充分摄入能抑制血压升高的钾、钙、镁三种矿物质和膳食纤维，并排出钠盐来帮助降低血压。

此外，叶酸、维生素$B_6$和维生素$B_{12}$对制造正常的红细胞也很重要。

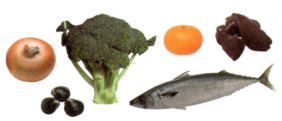

## 动脉硬化

动脉硬化是指动脉壁变硬并失去弹性。

当血管的内膜因高血压而受损时，坏胆固醇会从伤口进入内膜并氧化。然后，在体内巡逻的巨噬细胞就会聚集起来以其为食。

死去的巨噬细胞也会在那里堆积，在血管内形成黏稠的粥状斑块。

当这种情况发生时，血管会变得更窄、更硬，形成动脉硬化。

血栓是变硬的血管内膜部分脱落后，为了修复它，血小板在肿块周围聚集并凝固而形成的块状物。

它将狭窄的血管堵得更窄，有时一部分会被撕裂，运行到其他器官（栓塞）。

动脉瘤是一些因动脉硬化而变弱的血管因血压而像气球一样膨胀的病症。

初期不太容易变大，但是一旦开始变大就会加速膨胀。

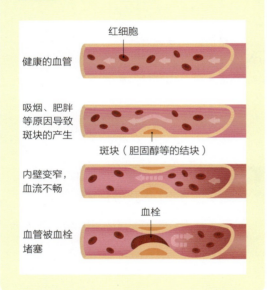

健康的血管 / 红细胞

吸烟、肥胖等原因导致斑块的产生 / 斑块（胆固醇等的结块）

内壁变窄，血流不畅

血管被血栓堵塞 / 血栓

## 血压太低也不好

与高血压不同，低血压没有明确的定义，但当收缩压为100mmHg或更低时，通常被称为低血压。虽然可能没有特别的病因，但也有可能是心脏病、呼吸系统疾病、内分泌疾病等引起的，请尽早去医院就诊。

## 中医 "血"为元气之源 "心"主"脉"

血是在血管内流动的红色液体，是构成人体和维持生命活动的基本物质之一。与解剖生理学中的血液相似，但在生成和作用上有所不同。血是由饮食的能量和呼吸吸入的新鲜空气所产生的，并在全身循环。综上所述，血的生成与脾、胃、心、肺、肾、肝的作用有关。血有滋补各脏腑和控制精神状态之功效。血量不足的情况称为血虚，容易出现心慌、月经不调、失眠等症状。血瘀滞的状态称为血瘀，容易出现神经痛和血栓。血热是指血液发热的状态，可出现发热、出血、干燥等症状。脉是奇恒之腑之一，代表血脉和经脉。奇恒之腑是指脑、髓、骨、脉、胆（亦称六腑）、女子胞（子宫）六大器官。奇恒有"不寻常"的意思，它的功能与五脏相似，但形状与六腑相似。血脉就是血管，是血液的流通之路，有使血液在全身循环的泵的作用。血脉与心息息相关。由于脸上有很多血管，所以可以通过看脸色来判断心的功能是否正常。经脉是气所通过的一条比较粗的路，主要在身体的垂直方向上运行。

### 推荐中药
钩藤散/高血压

四物汤、温清饮、桂枝茯苓丸、当归芍药散/血液流通不畅、月经不调、更年期症状

十全大补汤、归脾汤/贫血

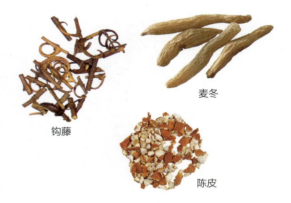

麦冬

钩藤

陈皮

## 药草

### 推荐药草
迷迭香、山楂/促进血液循环

荨麻/血管强化、造血

## 荨麻可以强化血管

荨麻除了具有强化血管、促进血液流动等功能外，还含有丰富的叶绿素、叶酸和矿物质。因其有助于改善体质，因此被纳入早春花粉症防治的对策中。

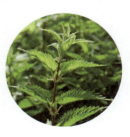

# 心脏

心脏就像一个泵，将血液泵送到全身，是重要的器官之一。心脏比拳头稍大，成人重200~350克。它分为左心室、左心房、右心室和右心房四个腔室，每个腔室之间用壁隔开，心房与心室之间有瓣膜。

心脏由一种名为心肌的特殊肌肉组成，心肌的力量会产生泵血的作用，将血液输送到全身。通过左心室输送的血液有两种途径，一种是在全身循环后返回右心房的途径，另一条是离开右心室、通过肺部并返回到左心房的途径（见第100页）。

心脏像泵一样反复扩张和收缩，称为"跳动"。发出这个命令的不是大脑，而是位于心脏右心房的"窦房结"[1]，从这里开始，通过向整个心脏扩散的电刺激，引起心脏运动（心脏的传导系统）。自主神经的功能对这个传导系统有很大的影响。这就是为什么会出现所谓的脑死亡状态，即使大脑停止运作，心脏功能也能维持。此外，心脏在一次收缩中泵出约60毫升的血液，每分钟重复60~100次。

### 心电图检查

**发现心脏功能的异常**

是一种通过在身体表面测量流向心脏肌肉的电流，来早期发现心脏疾病的检查。从异常波形中可以检测到许多心脏病的迹象，例如心绞痛、心肌梗死、心脏肥大、心律失常、电解质浓度异常等。

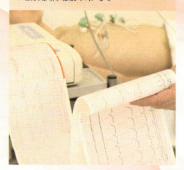

## 一个设计精巧的泵，不眠不休地将血液输送到全身

**中医注解** "心"主血，通过血液循环将血液输送到全身。造血。主持精神活动。与"小肠"有表里关系。
**一般的不适和疾病** 心律失常、心悸、气短、心力衰竭、心肌梗死、心绞痛。

主动脉瓣是由三个瓣叶组合在一起的结构。每个瓣叶都是半月形的薄膜，像袋鼠袋子的形状附着在左心室的出口上。

主动脉

肺动脉

右心房

左心房

左心室

右心室

[1] **窦房结**
向心肌发出"动起来！"命令的部分，起到起搏器的作用，靠近右心房。

### 多亏了瓣膜，血液才不会逆流

瓣膜连接到心脏四个腔室的出口，使血液仅向一个方向流动并防止逆流。导致这些瓣膜变窄或无法关闭的疾病称为"心瓣膜病"。主要症状是气短、心悸和倦怠等。

肺动脉瓣

主动脉瓣

二尖瓣

三尖瓣

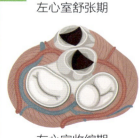

左心室舒张期

左心室收缩期

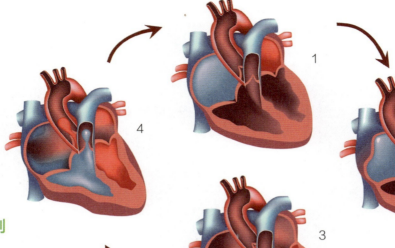

## 心脏跳动机制

1 左右心房充满血液。四个瓣膜处于关闭状态。
2 左右房室瓣打开，血液流入左右心室。
3 左右心室充满血液。
4 左右心室收缩，将血液排入肺部和全身。接下来血液流入左右心房。

## 全身血液循环机制

　　从心脏泵出的血液通过两条途径再次回到心脏。体循环是离开左心室，向全身输送氧气和营养，接收不必要的二氧化碳和废物，然后返回右心室的路线。换言之，循环是左心室→主动脉→动脉→毛细血管→静脉→腔静脉→右心房→右心室。

　　从体循环返回的血液含氧量低，含有能量代谢产生的二氧化碳。这些血液离开右心室、在肺部循环并从肺静脉返回到左心房，这条途径是肺循环：右心室→肺动脉→肺→肺静脉→左心房（到左心室）中循环。

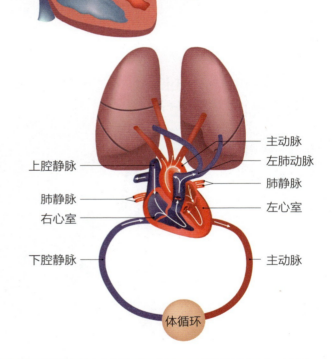

上腔静脉 —— 主动脉
—— 左肺动脉
肺静脉 —— 肺静脉
右心室 —— 左心室
下腔静脉 —— 主动脉
体循环

---

### 心悸时

　　原因不一定是心脏异常，可能是自主神经功能紊乱、焦虑、甲亢、贫血、发热等原因。

### 心律不齐

　　心律不齐是指脉搏次数忽多忽少，节奏紊乱。脉搏每分钟100次以上称为心动过速，50次以下称为心动过缓。即使是健康人，也常因压力、疲劳、衰老等原因引起，不一定是心脏异常所致。

### 心力衰竭

　　心力衰竭是一种心脏泵血功能受损的情况，无法泵出足够的血液到达全身。有急性和慢性之分，根据左心室或右心室功能是否恶化分为左心衰竭和右心衰竭。

# 脉搏和心悸

　　测量脉搏时，将手指放在手腕或颈部，感受动脉的搏动。在远离心脏的位置能感觉到脉搏的原因是动脉具有弹性。当心脏收缩并将血液推入动脉时，压力会导致动脉充盈。当心脏充盈（心脏充满血液）时，压力释放，动脉会根据自身弹性恢复原状。就这样，动脉也随着心脏的跳动重复进行着"充盈和回流"的运动，通过这个机制来推动血液的流动。手腕和颈部皮肤下方有动脉，更容易捕捉到搏动。

　　心脏虽然是独立运动的，但也通过自主神经与大脑相连，以控制心率和血压。这就是为什么焦虑和紧张时心跳会加速的原因。特别对于女性来说，更年期可能会导致自主神经系统紊乱，更容易出现心悸。在大多数情况下，检查都无法发现异常，但如果认为有问题，建议在去就诊之前检查心悸的发生方式和持续时间。

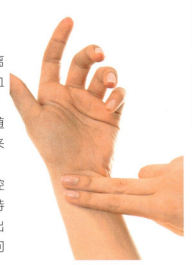

## 关于起搏器

　　心脏的跳动是由右心房产生的电信号的正确传导引起的。由于某种原因，这种信号可能无法很好地传导，脉搏可能会因此减慢，心脏起搏器适用于这些症状。通常，在锁骨下方的皮肤下制作一个口袋以放置机器，并将导线放置在沿着锁骨延伸并到达心脏的静脉中。手术在局部麻醉下2~3小时可以完成，机器大小4~5平方厘米，电池寿命5~10年。

**推荐药草**
山楂/对于心悸、气短、心脏部位的压迫感等有效果。众所周知，它是一种对心脏有益的药草。

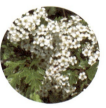

## 心绞痛和心肌梗死

　　冠状动脉是将血液和营养物质输送到心脏的动脉。心绞痛是指冠状动脉因动脉硬化而变硬或变薄，无法输送足够的氧气，所以会反复出现胸部收紧的疼痛和下压的疼痛。

　　心肌梗死是指因动脉硬化而变细的冠状动脉被血栓（血凝块）堵塞并停止流动。由于无法输送氧气，因此一旦发作就死亡的情况并不少见。从胸部中心附近的深处开始，整个胸部都会出现剧烈的疼痛。

## 心主身之血脉、心主神

　　中医的心是五脏之一，位于腹部之上，与解剖生理上的心脏处于同一位置。心的主要作用是控制"血脉"和"神志"。血脉是血液的运动，即血液的流动，具有滋养全身各处的作用。神志是精神，神是精神活动的中心。中医认为，心主宰意念。心的功能表现在脸色和舌头的光泽上。此外，多汗、少汗等异常也与心的状态有关。心与小肠以经络相连，互为表里，其生理活动和病理相互关联。此外，心的状态与快乐和愉快情绪有关。喜悦感会激活心的运动，促进血液循环；相反，当悲伤感产生时，心就会出现异常。

**推荐中药**
当归芍药散、桂枝人参汤/心悸
苓桂术甘汤、炙甘草汤/心悸、气短
黄连解毒汤、真武汤、柴胡加龙骨牡蛎汤/心悸
苓甘五味加姜辛半夏杏仁汤/心脏衰弱

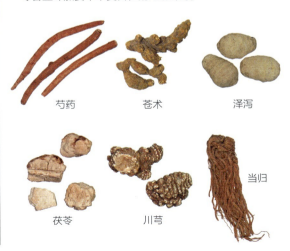

芍药　　　　　　苍术　　　　　　泽泻

茯苓　　　　　　川芎　　　　　　当归

# 高血压

## 高血压可以引发多种疾病

遍布全身的血管像泵一样反复收缩和扩张，将血液输送到全身。在测量血压时，收缩压是血管收缩时的压力，舒张压是血管扩张时血液对血管的压力。血压由心脏泵血的力量和血管的阻力决定的，因此通常在剧烈运动时血压会升高，而在活动量减少时（例如在睡眠时）血压会下降。高血压是一种健康问题，通常是指即使在安静状态下，血压也超过标准值。

高血压之所以被视为一个问题，是因为它会增加患各种危及生命的疾病的风险。如果血压持续升高，血管和心脏的负担就会加重，动脉硬化和心脏肥大继续进展，就会导致脑卒中、心肌梗死、心力衰竭、动脉瘤等循环系统疾病。除了遗传，高血压被认为是由肥胖、缺乏运动、高盐饮食、过量饮酒和吸烟引起的。因此，为了保持血压值正常，回顾饮食习惯、减轻体重、限制饮酒和戒烟被认为是有效的。

## 饮食注意事项

想要改善高血压，就必须要重建整个生活方式，其中最重要的是要检讨饮食习惯。吃太多、味道过重、过于油腻以及缺乏蔬果会增加患高血压的风险。肥胖也是导致高血压的主要原因之一。不要暴饮暴食，以下几点有助于减少未来患病的风险。

### 食用大量的蔬菜和水果

蔬菜和水果富含钾和镁，可以平衡血压。膳食纤维还具有降血压和胆固醇的作用，要尽量多吃，例如在日常饮食中添加一种蔬菜。乳制品中所含的钙也被认为有助于降血压。为了避免摄入过多的胆固醇，导致动脉硬化，建议选择低脂牛奶。

### 少盐

盐具有维持体内矿物质平衡、保证神经正常运作等功能，是维持生命不可或缺的元素。但如果患有高血压，则不要摄入过多盐。这是因为当血液中的钠含量增加时，会造成水钠潴留，从而

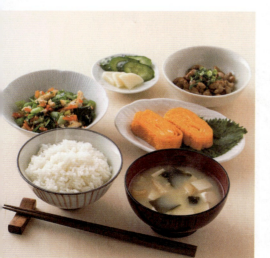

增加血管压力。健康人每日盐摄入量应低于5克，高血压患者应低于4克。以咸酱和味噌调味为主的日本料理容易出现过咸的情况，因此建议采取稀释调味料等方式减少摄盐量。

### 使用适量优质油

为了抑制动脉硬化的发展，建议避免摄入过多的饱和脂肪酸，因为这是坏胆固醇的来源，应该积极摄取不饱和脂肪酸。饱和脂肪酸主要存在于动物性食品中，如乳制品和肉类；不饱和脂肪酸主要存在于植物油和鱼类中。在不饱和脂肪酸中，尤其容易缺乏的$\omega$-3脂肪酸，在亚麻籽油、核桃油中含量丰富。但是，所有类型的脂肪酸都具有每克约9千卡的高热量，因此请注意不要过量食用。

# 美味低盐生活小贴士

虽然嘴上说要"减盐"，但如果只是减少调味料的量，也会让您觉得不满足，不会坚持下去。与其一次性减少盐的量，重要的是将盐分控制在能让人感到美味的范围内并长期坚持。

## 利用食材的鲜美

巧妙地利用好鲜味，可以弥补盐分减少的不足。

鲜味成分在任何食材中都含有，但含量特别丰富的是鲣鱼干、海带、番茄、洋葱、蘑菇和贝类。

记住，日式高汤、西式和中式高汤中都含有大量鲜味成分。市售的颗粒高汤、汤底等都含有盐，所以不宜过多食用。

比如鲣鱼干可以很方便地添加到烹饪中，可以轻松地将其与煮熟的蔬菜混合并加入少量咸酱油。将番茄加到肉炖土豆和味噌汤中，即使减少酱油的量，也可以做出美味的料理。

## 添加酸味

醋具有增强咸味和改善口感的作用。

例如，在酱油味的炖菜中加入少许醋，隐约的酸味会使其更加美味。

此外，柑橘类水果除了具有酸味，还有香味，是高血压患者应该积极摄取的食材。如果在烤鱼或油炸食品中挤一点柠檬汁或橘汁，即使盐味很淡，也可以吃得很香。

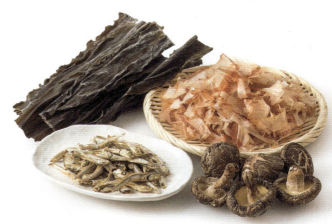

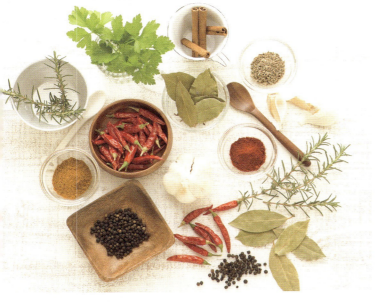

## 充分利用香气

使用百香果、香草等香味高的食材，即使使用少量盐也可以获得满足感。可以尝试各种各样的做法，例如辣椒和咖喱粉的炒菜，西式汤和炖菜中用罗勒和月桂叶等调味。植物中的香味成分具有很强的抗氧化能力，因此建议积极摄取以预防与生活习惯相关的疾病。

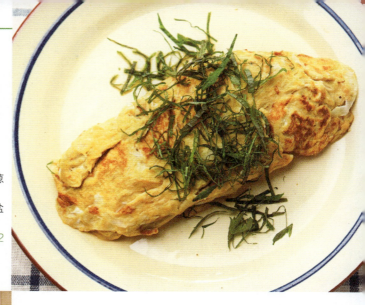

**充分利用海带的鲜味，减少盐的用量**

营养数值为一人份

| 能量 | 320千卡 |
|---|---|
| 糖 | 3.5克 |
| 含盐量 | 0.6克 |

## 细丝海带煎蛋卷

### 材料（2人份）

海带丝…5克
牛奶…1/2杯
大葱…10厘米
鸡蛋…3个
盐…少量
胡椒粉…适量
橄榄油…1大勺

### 制作方法

1 将海带丝与牛奶混合，将大葱斜刀切成段。
2 将鸡蛋打入碗中搅拌，加入盐和胡椒粉调味。
3 在煎锅中加热橄榄油，放入2并煎至自己喜欢的硬度。

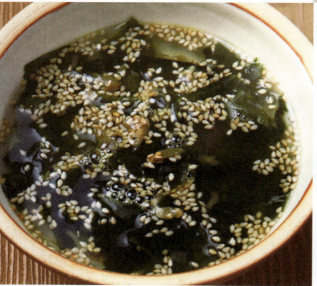

**裙带菜含有稳定血压的成分**

| 能量 | 10千卡 |
|---|---|
| 糖 | 0.7克 |
| 含盐量 | 1.1克 |

## 简单的裙带菜汤

### 材料（2人份）

裙带菜（干）
　…用水泡发50克
榨菜（市售）…10克
A 酱油…1小勺
　水…2大勺
　大蒜和生姜
　…各1/4小勺
白芝麻…适量
水…1.5杯
芝麻油…1小勺

### 制作方法

1 在煎锅中加热芝麻油，放入裙带菜、榨菜和A翻炒，待裙带菜变软后关火，撒上白芝麻。
2 将水和1放入锅中，加热，煮沸后加入适量（分量外）酱油，关火。

**因为扁豆可以产生鲜味，即使调料清淡也非常可口**

| 能量 | 493千卡 |
|---|---|
| 糖 | 67.8克 |
| 含盐量 | 0.9克 |

## 扁豆速食烩饭

### 材料（2人份）

扁豆…50克
洋葱…1/8个
大蒜…1/2瓣
橄榄油…2大勺
高汤…1.5杯
米饭…略少于2碗
棕榈奶酪磨碎…2大勺
盐和胡椒粉…各少许
香菜（干燥）…适量

### 制作方法

1 洋葱和大蒜切碎。
2 将橄榄油和大蒜放入平底锅中，用中火加热，待香味出来时，加入洋葱。洋葱煮熟后加入温热的高汤，煮沸后加入扁豆煮约5分钟，然后加入米饭。再煮5分钟左右，加入奶酪、盐和胡椒粉调味。
3 将2放入碗中，撒上香菜和剩余的奶酪。

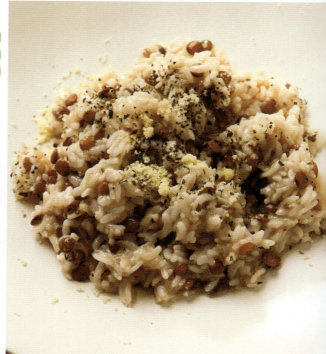

**烤圣女果减少了水分，**
**但同时浓缩了鲜味**

| 能量 | 187千卡 |
|---|---|
| 糖 | 32.3克 |
| 含盐量 | 1.0克 |

# 烤番茄吐司

### 材料（1人份）

圣女果…9~10个
切片面包…1片
盐和黑胡椒…各少许

### 制作方法

1 圣女果在烤箱中以180℃烘烤20分钟，去除
  水分后成为半干番茄。面包片放入烤箱中烤
  到适合的颜色。
2 将圣女果放在吐司上，撒上盐和黑胡椒。

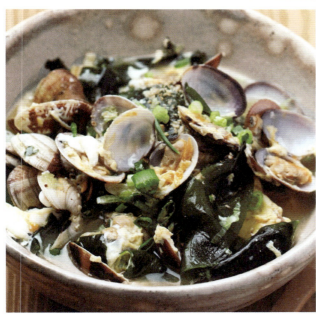

**蛤蜊富含牛磺酸，可稳定血压**

| 能量 | 419千卡 |
|---|---|
| 糖 | 57.5克 |
| 含盐量 | 1.8克 |

# 裙带菜蛤蜊汤泡饭

### 材料（2人份）

蛤蜊（带壳）…200克
裙带菜（干）
　…用水泡发100克
水…2杯
蒜泥…1人份

A 酱油、盐、胡椒粉、
　香油…各适量
鸡蛋…1个
米饭…1~2碗
白芝麻…1大勺
香葱…适量

### 制作方法

1 将蛤蜊洗干净，沥干水分。
2 锅中加入一定量的水和1，加热，煮至蛤蜊开口后，
  加入裙带菜快速煮开，用A调味，加入打散的鸡蛋后
  关火。
3 将米饭盛入碗中，浇上2，撒上白芝麻和切成小块的
  香葱。

**比起盐煮，毛豆用来做汤更低盐美味**

| 能量 | 281千卡 |
|---|---|
| 糖 | 7.7克 |
| 含盐量 | 0.5克 |

# 日式毛豆冷制汤

### 材料（2人份）

毛豆…300克（净重）
洋葱…1/2个
橄榄油…1小勺
高汤…1.5杯
味噌…1小勺
豆腐…1/2盒
牛奶…100毫升
鲜奶油…100毫升
盐和胡椒粉…各少许

### 制作方法

1 毛豆从豆荚中取出，用沸水煮熟，剥除表面薄
  皮。将洋葱切成薄片。
2 平底锅加热橄榄油和毛豆，加入洋葱和少许盐
  翻炒。
3 加入高汤，冷却至60℃以下。
4 将其倒入搅拌机中，加入豆腐、牛奶和味噌，
  打至顺滑后放回锅中。
5 加入鲜奶油，稍微加热后撒上盐和胡椒粉调
  味，之后放入冰箱中冷藏，撒上几粒毛豆装饰。

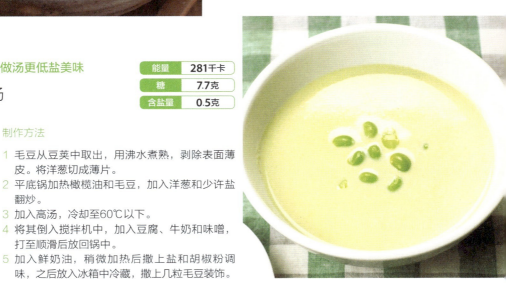

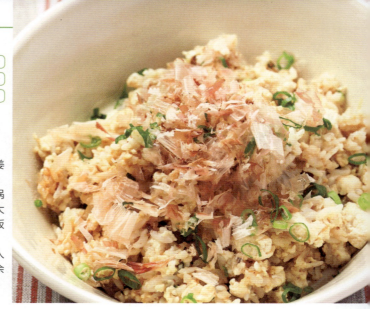

充分利用鲣鱼干的鲜美，
减少调味料的用量

| 能量 | 491千卡 |
| --- | --- |
| 糖 | 58.0克 |
| 含盐量 | 1.1克 |

## 鲣鱼干豆腐炒饭

### 材料（1人份）

鲣鱼干…5克
米饭…1碗
木棉豆腐…1/2盒
大葱…10厘米
生姜…1大勺
香葱…1/4根
香油…1大勺
A 酱油…1小勺
　 盐和胡椒粉…各适量

### 制作方法

1 豆腐沥干水。将大葱、生姜和香葱切碎。
2 将芝麻油和姜丝放入煎锅中，待香后，依次加入大葱、一半的鲣鱼干、米饭和豆腐，翻炒均匀。
3 待炒熟、炒蓬松后，加入A，盛入碗中，撒上剩余的鲣鱼干和香葱。

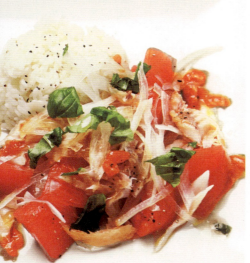

鱼干加番茄相得益彰，鲜味十足

| 能量 | 482千卡 |
| --- | --- |
| 糖 | 62.0克 |
| 含盐量 | 1.6克 |

## 干番茄酱配黄油饭

### 材料（2人份）

鱼干…1个
番茄…1个
洋葱…1/4个
米饭…2碗
黄油…1大勺
A 酱油、醋…各1大勺
　 橄榄油…1.5大勺
　 罗勒…适量
　 胡椒粉…适量

### 制作方法

1 将鱼干烤一下，去皮去骨，粗略掰开。
2 番茄去皮，切块。洋葱切片，用盐水浸泡后沥干水分。
3 在平底锅中加热黄油，化开后将米饭加入，充分翻炒。当黄油全部覆盖米饭后，撒上胡椒粉，然后关火。
4 将1、番茄和洋葱放入碗中，撒上混合后的A，再加上3，最后撒上罗勒碎。

番茄酱的鲜美是决定口感的关键

| 能量 | 349千卡 |
| --- | --- |
| 糖 | 63.3克 |
| 含盐量 | 2.3克 |

## 干香菇生姜饭

### 材料（2人份）

干香菇…3朵
大米…1碗
温水…3/4杯
橄榄油…1/2大勺
A 洋葱（切碎）…1/4份
　 生姜（切碎）…1份
B 番茄酱…1/2大勺
　 清酒…1/4杯
　 酱油…1大勺
　 盐…1/3大勺

### 制作方法

1 干香菇用温水泡发后沥干水分，切成小块。保存泡干香菇的水。
2 在煎锅中加热橄榄油，放入A，炒出香味后加B。煮沸后关火，加入干香菇，冷却，分成配料和汤汁。
3 将2的汤汁与泡发干香菇后的水混合成1杯。
4 把淘好的大米和2中的材料放入电饭锅，倒入3煮熟。

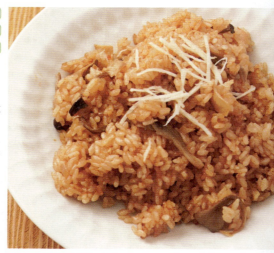

**芝麻的香味很好吃**

# 简式芝麻汁乌冬面

| 能量 | 369千卡 |
|---|---|
| 糖 | 46.8克 |
| 含盐量 | 3.9克 |

*因为含盐较多，所以尽量不要喝汤。

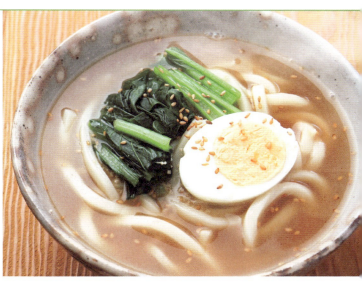

**材料（1人份）**

乌冬面…1份
白芝麻…3大勺
酱油…1大勺
清酒…2大勺
盐和胡椒粉…各适量
高汤…2杯

**制作方法**

1 将高汤煮沸，加入芝麻、酱油和清酒，用盐和胡椒粉调味。
2 按照袋子上的说明将乌冬面煮好后放入碗中，加入1。可根据个人口味加入煮鸡蛋或蔬菜（不在食材计算内）。

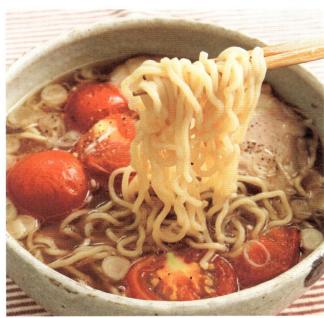

**番茄中的钾能促进盐分排出**

# 番茄拉面

| 能量 | 307千卡 |
|---|---|
| 糖 | 41.6克 |
| 含盐量 | 3.1克 |

※因为盐分过多，所以要保留汤汁。

**材料（2人分）**

方便面（酱油味）…2人份
番茄（中等大小）…4个
大葱…1/3根
叉烧…适量

**制作方法**

1 番茄对半切开，葱切小段。
2 方便面按照标示制作，再加入番茄稍煮一下。
3 装盘，放上叉烧、大葱。

**小白菜富含钾，可促进盐分排出**

# 芝麻风味盖饭

| 能量 | 358千卡 |
|---|---|
| 糖 | 57.7克 |
| 含盐量 | 0.7克 |

**材料（2人份）**

小白菜…1株
炸豆腐块…1/2个
大蒜…1/2瓣
A 蚝油…1/2大勺
  清酒…1大勺
  酱油、白糖…各少量
芝麻油…1/2小勺
米饭…2碗

**制作方法**

1 小白菜切成容易食用的大小。将大蒜切碎，把炸豆腐块切成一口左右的大小。
2 在煎锅中加热芝麻油和大蒜，炒香。加入小白菜和炸豆腐翻炒，加入A，盖盖，小火蒸2~3分钟。
3 盖在盛好的米饭上。

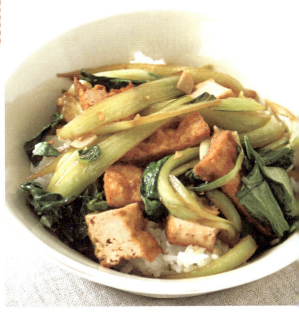

## 充分利用海带的鲜味做出清淡的风味

# 炖海带汉堡

| 能量 | 378千卡 |
| 糖 | 12.8克 |
| 含盐量 | 2.2克 |

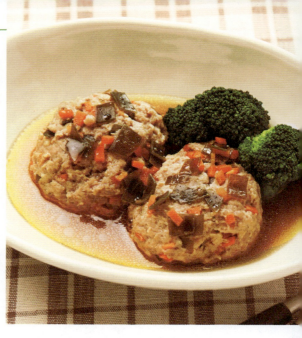

### 材料（2人份）

海带…15厘米
水…1.5杯
猪肉末…200克
胡萝卜…约1/3根
A 胡椒粉…少许
　清酒…2大勺
　盐…1/3小勺
　面包…1个（切小块）
　色拉油…1大勺
酱油…1/2大勺

### 制作方法

1 将海带切块，加入一定量的水。把它放在平底锅里，静置20分钟。胡萝卜剁碎。
2 将猪肉末和胡萝卜碎放入容器中按A的顺序依次放入调料，搅拌均匀，分成4等份，并捏成圆形。
3 将1中的食材煮15分钟，加入2中的调味料再煮20分钟，然后加入酱油调味。可根据自己的喜好添加煮好的西蓝花（不包括在食材内）。

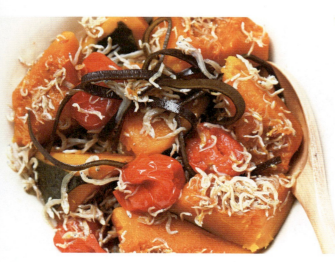

## 南瓜的香甜和番茄的鲜味相得益彰

# 南瓜炖番茄

| 能量 | 139千卡 |
| 糖 | 18.1克 |
| 含盐量 | 2.6克 |

### 材料（2人份）

南瓜…1/8个
圣女果…6个
小杂鱼…40克
水…3/4杯
酱油…1大勺
味酥…2大勺

### 制作方法

1 将南瓜切成块，把边角切掉。
2 将所有材料放入煎锅中，盖盖加热。沸腾时把火调小，炖约10分钟，至南瓜变软即可。

## 芦笋中所含的天冬氨酸具有降血压的作用

# 干虾炒芦笋

| 能量 | 129千卡 |
| 糖 | 1.9克 |
| 含盐量 | 1.8克 |

### 材料（2人份）

海米（干）…3大勺
芦笋…6根
A 蒜泥…1/2小勺
　芝麻油…1.5大勺
清酒…1.5大勺
B 盐…1/2小勺
　胡椒粉…少许

### 制作方法

1 海米切碎。芦笋去根部，斜切成段。
2 将A放入平底锅中，加热至有香味，加入海米快速翻炒，再加入芦笋炒至变色。加清酒，用B调味。

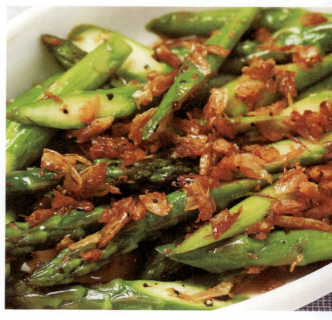

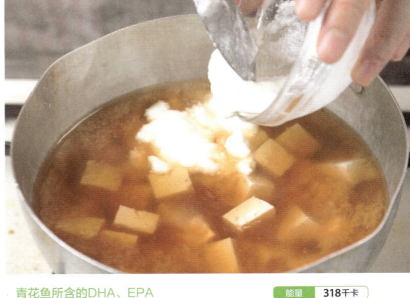

**加入酸奶有助于减少用量盐**

| 能量 | 73千卡 |
|---|---|
| 糖 | 3.5克 |
| 含盐量 | 1.2克 |

## 酸奶味噌汤

### 材料（2人份）

豆腐…1/2块
高汤…1.5杯
味噌…1大勺
原味酸奶…2大勺
香葱末…适量

### 制作方法

1 将高汤和切成丁的豆腐放入平底锅中，煮沸后加入味噌和原味酸奶，搅拌均匀。
2 盛入碗中，撒上香葱末。

---

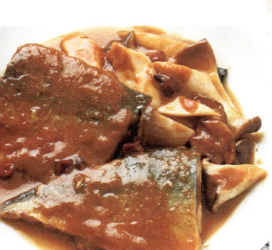

**青花鱼所含的DHA、EPA有助于预防动脉硬化**

| 能量 | 318千卡 |
|---|---|
| 糖 | 7.3克 |
| 含盐量 | 1.8克 |

## 青花鱼杏鲍菇味噌煮

### 材料（2人份）

青花鱼（切成三块）…1条
杏鲍菇…2个
淀粉…1小勺
红辣椒…2根
大蒜…1瓣
色拉油…1大勺
A 味噌…1大勺
　酱油…1小勺
　清酒…1/2杯

### 制作方法

1 将切好的青花鱼撒上淀粉。将杏鲍菇切成不规则形状。红辣椒去子并掰碎。把大蒜捣碎。
2 将色拉油和大蒜放入平底锅中加热，炒出香味时，加入红辣椒，待香味更浓时加入青花鱼煎制。加入杏鲍菇炒香，加入混合好的A煮沸，转小火，盖盖，煮7～8分钟。

---

**扁豆富含钾，可促进盐分排出**

| 能量 | 372千卡 |
|---|---|
| 糖 | 14.0克 |
| 含盐量 | 1.5克 |

## 意大利白扁豆沙拉

### 材料（2人份）

白扁豆（煮）…150克
牛油果…1个
番茄…1/2个
洋葱…1/4个
大蒜…1瓣
罗勒…1片
A 柠檬汁…1/2个的量
　橄榄油…2大勺
　辣椒酱…1小勺
　盐…1/2小勺
　胡椒粉…少许

### 制作方法

1 将牛油果和番茄切块。将洋葱切成薄片，然后用水浸泡。把大蒜去皮磨碎。罗勒用手撕开。
2 将A放入碗中搅拌均匀，加入1和豆子拌匀。

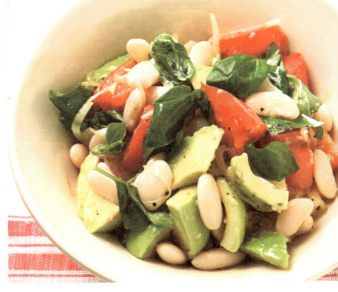

芝麻的口感和香气极佳

## 芝麻照烧鸡胸肉

| 能量 | 288千卡 |
| --- | --- |
| 糖 | 5.3克 |
| 含盐量 | 1.1克 |

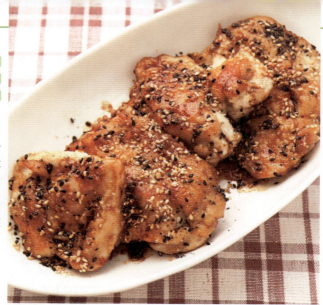

### 材料（2人份）

芝麻（白、黑）…各5克
鸡胸肉…1块
盐…少许
面粉…适量
色拉油…适量
A 黑醋…1大勺
　味醂…1/2大勺
　酱油…1/2小勺

### 制作方法

1 鸡胸肉切成适合食用的大小，放入盐后撒上面粉。
2 平底锅里烧热油，将1中火煎至金黄，放入拌好的A，煎好后撒上芝麻。

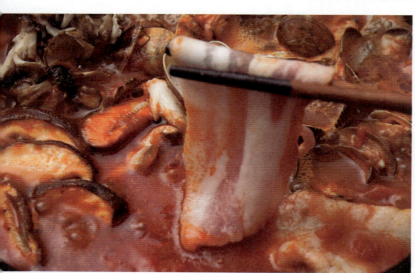

无须担心盐分，
可以连汤汁一起
尽情享用

| 能量 | 412千卡 |
| --- | --- |
| 糖 | 28.4克 |
| 含盐量 | 3.1克 |

## 番茄火锅

### 材料（2人份）

番茄酱（市售）…3杯
白葡萄酒（如果没有可以用水代替）…1/2杯
香菇…4个
灰树花菌…1/2包
五花肉…100克
蛤蜊（带壳）…200克

### 制作方法

将番茄酱和白葡萄酒放入砂锅中，加入材料，用中火煨煮。汤汁也可食用。

用泡菜的酸辣来调味，
盐分可以适当控制

## 黄瓜炒猪肉泡菜

| 能量 | 251千卡 |
| --- | --- |
| 糖 | 5.6克 |
| 含盐量 | 1.5克 |

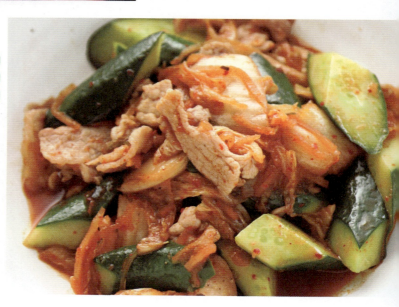

### 材料（2人份）

泡菜…120~140克　　猪肉（薄片）…100克
黄瓜…2根　　　　　酱油、味醂…各少许
芝麻油…少许　　　　盐和胡椒粉…各少许

### 制作方法

1 将黄瓜切成大块。在猪肉上撒盐和胡椒粉。
2 在平底锅中加热芝麻油，放入猪肉翻炒，炒熟后加入泡菜，用酱油和味醂调味。
3 将黄瓜加入2中，快速翻炒。

味噌的盐分比酱油少，能让人
获得满足感

| 能量 | 330千卡 |
|---|---|
| 糖 | 33.9克 |
| 含盐量 | 2.8克 |

## 味噌土豆炖肉

材料（2人份）

鸡腿肉…100克
土豆…2～3个
玉米（罐头）…2大勺
洋葱…1个
黄油…1大勺

味噌…2大勺
水…3/4杯
颗粒高汤素…1/2小勺
白胡椒粉…少许

制作方法

1 将土豆和鸡肉切块，将洋葱切成1厘米宽。
2 将黄油和洋葱放入平底锅中，中火煎炸，加入鸡肉和土豆继续翻炒。
3 待全部煮透后，加水和高汤素调成汤底，用大火煮。煮好后将上面的浮沫撇去，加入味噌，盖盖，炖约10分钟。
4 待土豆变软后，加入玉米粒，撒胡椒粉。

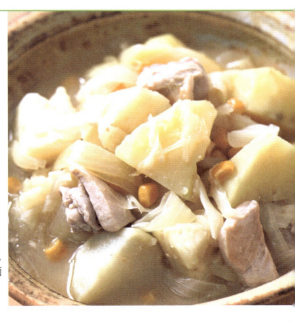

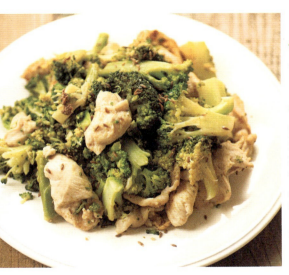

使用香料的香味来减少盐分

| 能量 | 212千卡 |
|---|---|
| 糖 | 1.1克 |
| 含盐量 | 1.2克 |

## 西蓝花鸡肉拌菜

材料（2人份）

西蓝花…1份
鸡胸肉…250～300克
孜然…1/2小勺
香菜粉…1小勺
三味香辛料…1/2大勺
盐…1/2小勺
白葡萄酒…1/4杯
橄榄油…1/2小勺

制作方法

1 鸡胸肉用盐腌制，切块。
2 在煎锅中加热橄榄油和孜然，待香味出来后，加入1和西蓝花及香菜粉翻炒。
3 取出鸡胸肉，重新排列在西蓝花上。加入白葡萄酒，盖盖，蒸约15分钟。
4 加入香辛料并混合均匀。

柠檬的酸味衬托了牛肉的口感

| 能量 | 491千卡 |
|---|---|
| 糖 | 2.4克 |
| 含盐量 | 3.0克 |

## 柠檬牛排

材料（2人份）

牛杂肉…200克
＜盐柠檬＞…1小勺
胡椒粉…少许
大蒜…1/2瓣
色拉油…1大勺
A ＜盐柠檬＞…1/2大勺
　洋葱…1/6个
　酱油…1小勺
黑胡椒碎…少许
柠檬（切薄片）…适量

制作方法

1 在牛肉上撒上切碎的＜盐柠檬＞，撒上胡椒粉。将大蒜切成薄片，A中的洋葱切末。
2 将色拉油和大蒜放入煎锅中加热，出香味时取出大蒜。
3 把1的牛肉放入2中，两面煎香。
4 装盘，撒上调好的A，再撒上黑胡椒碎，放上柠檬薄片。

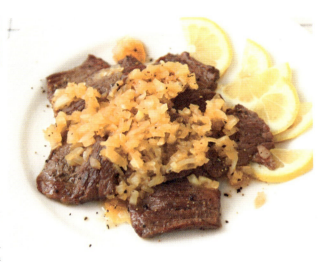

# 淋巴

淋巴引流术是指通过按摩来促进淋巴液流动的方法。旨在通过调节全身功能的平衡来增强自愈力。它有促进排出体内废物的功能，对改善浮肿、松弛和酸痛也有效。

## 胸腺和免疫细胞

30~40克，之后逐渐变小。在骨髓中产生的免疫细胞、辅助性T细胞和杀伤性T细胞会转移到这里，并逐渐成熟。在这个过程中，有时会产生攻击……

存在于人体内的所有水液统称为津液。津液是构成人体和维持生命活动的基本物质之一，除了淋巴液外，还包括细胞液、唾液、胃液、汁、眼泪和尿液。"津"不黏稠，可以顺畅地流动，是很清爽的状态，可以和气血一起在全身周转，它主要流经皮肤、黏膜、肌肉、眼睛……态，则会导致浮肿、头晕和恶心等症状，严重时可导致出汗过多、皮肤粗糙、膀胱和大肠状态异常。

腋窝淋巴结

### 推荐中药

六味丸　五苓散　防己黄芪汤　木防己汤　牛车肾气丸/浮肿

## 浮肿和淋巴水肿的区别

如果整天都保持站立一个姿势，比如站着或坐着看，晚上腿就会肿起来，称为体位性水肿，只是……由于久保持同一姿势，血液循环会变差，导致的浮肿大多数可以通过一晚上的睡眠来恢复。如果经常通过走路来训练小腿，就不容易浮肿。淋巴水肿是由于癌症治疗或炎症导致……

腹股沟淋巴结

……中进展。如果感到任何不适，请尽快去看专科医师……

苍术

泽泻

猪苓

膝窝淋巴结

淋巴和血液一样分布在全身各处，在淋巴管内流动。淋巴管的作用就是将组织液重新输送回血管中。

组织液一边运送细菌、病毒和血液成分的残骸，一边进入淋巴管成为淋巴液，淋巴管汇合的地方就是淋巴结。

淋巴的功能大致分为两种。第一种是对抗外来的入侵者，起到保护身体的免疫功能，也被称为身体的异物清除系统。第二种是回收体内废物的作用。发挥这两个作用的

关键是分布在淋巴管各处的淋巴结，它就像一道屏障，是防止感染扩散的关卡。

人体内大约有800个淋巴结，主要集中在颈部、腋窝、腹股沟等处。淋巴结大小不一，有的肉眼难见，有的比豆子还大。淋巴结负责过滤淋巴液，清除入侵的病原体，并阻止感染扩散。

因此，病菌在这里感染，引起炎症和肿胀的情况也很多。

# 脾脏

脾脏约有拳头大小，重约100克，会随着年龄的增长而逐渐萎缩。它位于腹部左上方，肋骨正下方，是一个海绵状的柔软器官，形状像咖啡豆。

脾脏由红髓和白髓两种组织组成。红细胞聚集在红髓中，淋巴细胞（见第94页）聚集在白髓中。

红髓负责监视红细胞，并破坏清除老化的红细胞。红细胞负责将氧气输送到全身各处的细胞，它们的寿命只有4个月。老化的红细胞会失去柔软性，无法通过血管。

于是，红髓会过滤掉旧的红细胞，交由巨噬细胞处理它们。然后监视新生的红细胞，再进行处理，如此反复的过程可以使血液保持年轻。

另外，脾脏还具有储存血小板的作用。因受伤等原因造成出血时，血小板会聚集起来堵住伤口以止血，红髓可以储存体内1/3的血小板。

白髓中集中着淋巴细胞，淋巴细胞是白细胞的一部分。淋巴细胞可以保护身体免受病毒、细菌的侵害，还可以生成特殊的蛋白质，与对抗原产生特异性反应的"免疫应答"生物防御机制有关。据说脾脏中聚集了全身1/4的淋巴细胞。

## 破坏老化的红细胞并保持血液年轻

中图注解 包含在中医的"脾"中。

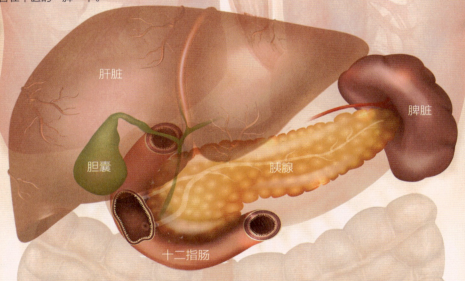

肝脏

脾脏

胆囊

胰腺

十二指肠

### 脾是柔软的

脾脏是一个非常柔软的器官，如果用力撞击胃部，可能会导致其破裂。如果脾脏因意外事故等原因破裂，腹腔内就会发生大出血，需要立即进行手术。

# 脾脏

脾脏约有拳头大小，重约100克，会随着年龄的增长而逐渐萎缩。它位于腹部左上方，肋骨正下方，是一个海绵状的柔软器官，形状像咖啡豆。

脾脏由红髓和白髓两种组织组成。红细胞聚集在红髓中，淋巴细胞（见第94页）聚集在白髓中。

红髓负责监视红细胞，并破坏清除老化的红细胞。红细胞负责将氧气输送到全身各处的细胞，它们的寿命只有4个月。老化的红细胞会失去柔软性，无法通过血管。

于是，红髓会过滤掉旧的红细胞，交由巨噬细胞处理它们。然后监视新生的红细胞，再进行处理，如此反复的过程可以使血液保持年轻。

另外，脾脏还具有储存血小板的作用。因受伤等原因造成出血时，血小板会聚集起来堵住伤口以止血，红髓可以储存体内1/3的血小板。

白髓中集中着淋巴细胞，淋巴细胞是白细胞的一部分。淋巴细胞可以保护身体免受病毒、细菌的侵害，还可以生成特殊的蛋白质，与对抗原产生特异性反应的"免疫应答"生物防御机制有关。据说脾脏中聚集了全身1/4的淋巴细胞。

## 破坏老化的红细胞并保持血液年轻

中图注解　包含在中医的"脾"中。

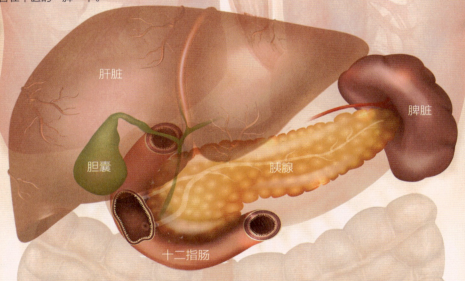

肝脏

脾脏

胆囊

胰腺

十二指肠

### 脾是柔软的

脾脏是一个非常柔软的器官，如果用力撞击胃部，可能会导致其破裂。如果脾脏因意外事故等原因破裂，腹腔内就会发生大出血，需要立即进行手术。

## 脾脏的结构

脾动脉和脾静脉穿过脾脏。脾动脉将血液从心脏输送到脾脏。脾动脉分支后，一部分经过脾窦成为脾静脉，流经脾静脉的血液经门静脉输送至肝脏。

动脉和静脉之间有称为脾窦的特殊毛细血管。这些毛细血管从老化的红细胞中的血红蛋白中提取铁，并将其输送到骨髓。铁用于制造新的红细胞。此外，部分血红蛋白在脾脏中转化为一种叫作胆红素的物质，输送到肝脏。胆红素在肝脏中与一种叫作葡萄糖醛酸的物质结合，并通过胆管排出，形成粪便中的物质。

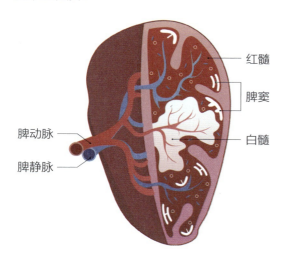

红髓

脾窦

脾动脉

白髓

脾静脉

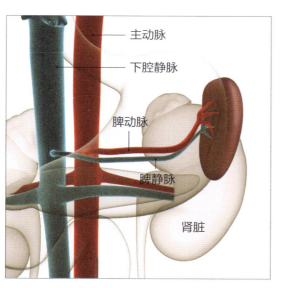

主动脉

下腔静脉

脾动脉

脾静脉

肾脏

人体精密检查的用途和数值

### 腹部超声检查

**检查肝脏、胆道、胰腺、胆囊、脾脏、肾脏和主动脉的疾病**

许多疾病可以通过应用腹部B超检查。例如，可以查明肝脏、胆道或胰腺是否有肿瘤，或者胆囊是否有结石。

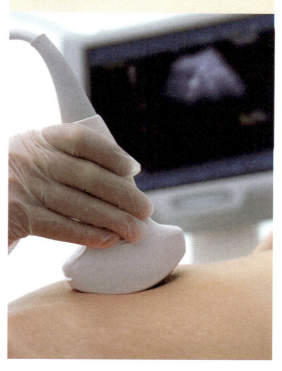

### 如果没有脾脏了，会有问题吗

脾脏是人体内血管非常丰富的器官，对免疫和造血有重要作用。成年人即使通过手术全部摘除脾脏，也不会发生特别大的不适。因为骨髓和其他器官代替了它的工作。然而会有严重感染的风险，因此如果摘除脾脏，要重视疫苗接种。

对于儿童来说，脾脏对于免疫功能的发展是必不可少的，所以即使脾出现某种疾病，也需要想办法保留一部分，而不是完全切除。

脾脏的某些功能尚未明确，有研究提出它可产生抗癌抗体和破坏抗体等各种说法。

 ### 属于中医"脾"的一部分

解剖生理中，与脾相对应的器官在中医里并不存在，而是属于"脾"的一部分。

# 贫血

## 一种难以察觉的不适

贫血是一种血液中血红蛋白浓度降低的病症。当携带氧气到全身各处的血红蛋白含量低时，身体各器官就会缺氧，导致面色变差、心悸、气短、乏力等。

贫血有多种类型，但最常见的是缺铁性贫血，这是由于体内缺乏铁而引起的。缺铁性贫血的主要原因是膳食铁摄入不足。简而言之，均衡的饮食和足够的铁是预防缺铁性贫血的良好措施。

缺铁性贫血更容易发生在经期、孕期、分娩期和哺乳期的女性，以及小学高年级到初高中的儿童及少年。由于出血和生长等原因会需要大量的铁，因此很有可能导致铁元素不足。极端饮食引起的营养不良也可能导致贫血。人们通常的印象是女性容易患有贫血，其实工作繁忙、饮食紊乱的男性也易患贫血。

## 原因不明的不适也因为隐性贫血吗

一般情况下，当血液中的血红蛋白浓度低于标准值时就会被诊断为贫血。但即使血红蛋白浓度正常，体内的铁储备也有不足的情况，这就是潜在铁缺乏症。与贫血相似，它的特征是全身不适、头晕和缺乏动力等症状。这种潜在的铁缺乏症可以解释许多不稳定的因素，这种症状逐渐得到人们的认可，别名为隐性贫血。

潜在铁缺乏症是通过铁蛋白的数值来诊断的，铁蛋白是一种储存铁并维持血清铁水平的蛋白质。如果症状严重，则需要到专门的医疗机构就诊并服用铁剂，但从饮食中摄取足够的铁对改善症状也有效。

## 饮食生活需要注意的三个要点

预防和改善贫血的第一步就是从饮食中摄取充足的铁。此外，维生素的功能对于体内铁的有效利用也很重要。

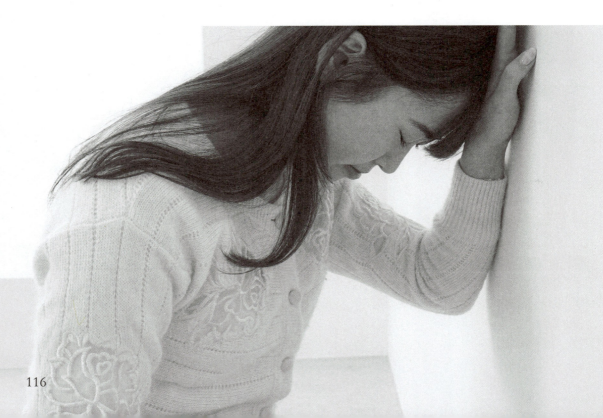

## 好好吃早餐

为了预防和改善贫血，吃好早餐很重要。不仅是面包和牛奶，主食、主菜和配菜的均衡膳食是最理想的。贫血是由于缺乏与造血相关的营养素，如铁和维生素B$_{12}$，所以如果一天中有一顿不吃，摄取营养素的机会就会相应减少。没有吃早餐习惯的人，即使早餐少量摄入也是可以。

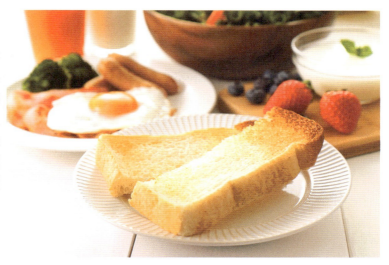

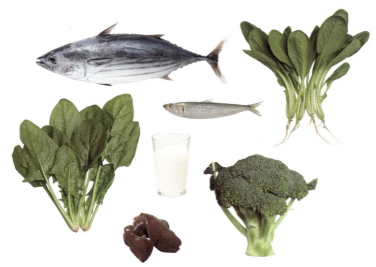

## 补充足够的铁

需要积极摄取的铁可以分为两种：动物性食物中所含的血红素铁和植物性食物中所含的非血红素铁。血红素铁比非血红素铁更容易被人体吸收。非血红素铁吸收率低，与有助于铁吸收的维生素C一起服用时，吸收率会提高。不要仅仅因为动物性食物的铁吸收率高就只吃它们，而是要均衡饮食。

## 服用造血维生素

叶酸和维生素B$_{12}$，也称为"造血维生素"，在血液的合成中起着重要作用。叶酸易溶于水，不耐热，所以要注意不要在水中浸泡太久，要缩短加热时间，能生吃的蔬菜要生吃等。维生素B$_{12}$存在于纳豆、味噌、酱油等发酵食品中，但基本植物中很少含有。虽然每天所需的摄入量很少，但严格的素食者仍需要注意补充。

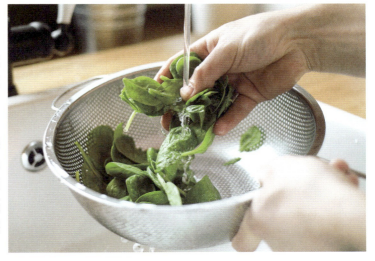

### 使用富含铁的菠菜

## 菠菜奶油炖菜

营养数值为一人份

| | |
|---|---|
| 能量 | 474千卡 |
| 糖 | 24.9克 |
| 含盐量 | 2.3克 |
| 铁 | 2.1毫克 |

#### 材料（2人份）

菠菜…1/2束　　　面粉…2大勺
鲑鱼…2片　　　　牛奶…2.5杯
洋葱…1/4个　　　盐…1/2小勺
玉米（罐头）…1/3杯　胡椒粉…少许
黄油…2大勺

#### 制作方法

1　菠菜去根，用水洗净，用保鲜膜包好，放进微波炉加热1分钟，过凉水后取出，挤干水分。把鲑鱼切成块，加清酒（不包括在食材分量中）。将洋葱切成薄片。
2　平底锅烧热，加入黄油，用中火煎洋葱。变软后撒上面粉，炒至没有面粉感。一点一点加入牛奶，迅速搅拌。
3　加入菠菜和鲑鱼，用小火炖约5分钟。用盐和胡椒粉调味，加入玉米煮一会儿。

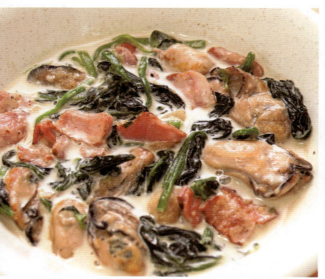

### 牡蛎富含维生素$B_{12}$和铁

## 奶油炒牡蛎菠菜

| | |
|---|---|
| 能量 | 257千卡 |
| 糖 | 2.1克 |
| 含盐量 | 1.1克 |
| 铁 | 3.2毫克 |

#### 材料（2人份）

菠菜…1束
牡蛎（加热用）…150克
培根…50克
鲜奶油…1/4杯
橄榄油…适量
盐和胡椒粉…各少许

#### 制作方法

1　菠菜切段。培根切段。牡蛎用盐水冲洗干净，沥干。
2　煎锅中倒入橄榄油加热，煎培根，加入牡蛎，炒熟后加入菠菜。
3　当菠菜变软时加入鲜奶油，用盐和胡椒粉调味。

### 鸡肝含铁丰富，味道适中，可以轻松食用

## 姜炒鸡肝

| | |
|---|---|
| 能量 | 136千卡 |
| 糖 | 3.2克 |
| 含盐量 | 1.4克 |
| 铁 | 10.0毫克 |

#### 材料（2人份）

鸡肝…150克
A　姜末…1/2份
　　酱油…1大勺
　　清酒…1/2大勺
色拉油…1/2大勺
生姜…少许
青紫苏…5张

#### 制作方法

1　将鸡肝切小块，浸泡15分钟，沥干水分。
2　将A放入碗中，然后将鸡肝放入腌制30分钟。
3　平底锅加热色拉油，将2连同汤汁一起加入锅中，盖盖，用中火加热。当汁液不再溅出时，用大火煎至汁液消失。
4　放入碗中，加入切碎的生姜和青紫苏。

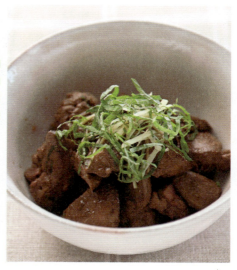

### 牛肉中含有丰富的铁

# 牛肉炖番茄

| 能量 | 372千卡 | 含盐量 | 2.0克 |
| 糖 | 8.6克 | 铁 | 3.9毫克 |

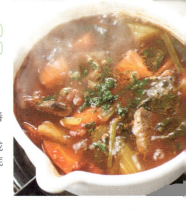

**材料（2人份）**

牛大腿肉…300克
盐和胡椒粉…各少许
胡萝卜…1根
芹菜…2/3根
油菜…1/3束
番茄罐头…2/3罐
固体高汤…2个
色拉油…少许
香菜（切碎）…少许

**制作方法**

1 将牛肉切块，加入盐和胡椒粉。
2 胡萝卜和芹菜切成小块，油菜切成段。将番茄罐头中的番茄放入碗中并捣碎。
3 在平底锅中加热色拉油，加入1，表面煎成金黄色。加入4杯水（不计入量）、高汤底和2，一边去除浮沫一边煮至熟。
4 用盐和胡椒粉调味，盛入碗中，撒上香菜。

---

### 章雄鱼的血液中含有大量的铁

# 章雄鱼蔬菜汤

| 能量 | 383千克 | 含盐量 | 2.3克 |
| 糖 | 12.0克 | 铁 | 2.1毫克 |

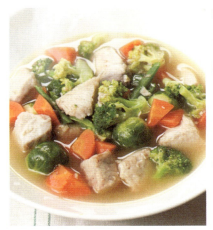

**材料（2人份）**

章雄鱼（切片）…2片
抱子甘蓝…8个
胡萝卜…1根
青豆…4粒
西蓝花…1/4份
A 盐和胡椒粉…各少许
面粉…少许
黄油…2大勺
固体高汤…2块
盐和胡椒粉…各少许

**制作方法**

1 将胡萝卜去皮，切块，煮至变软。
2 将青豆去皮，将西蓝花分成小束，加盐在沸水中煮沸。
3 将章鱼切块，加入A，放入黄油热锅中煎炒。当浅棕色时，加入抱子甘蓝和胡萝卜。
4 加入3杯水（不计入量）和高汤，待抱子甘蓝软时加入2，再加盐和胡椒粉调味。

---

### 即使没有胃口，也能轻松食用

# 分层蒸圆白菜牛肉

| 能量 | 239千卡 | 含盐量 | 1.2克 |
| 糖 | 9.2克 | 铁 | 2.1毫克 |

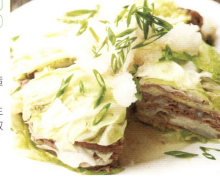

**材料（2人份）**

圆白菜…1/4
牛肉片…200克
姜末…2人份
萝卜…150～200克
香葱…2根
柚子醋…适量

**制作方法**

1 将圆白菜的叶子层层剥开，去掉硬芯。大片叶子可以适当撕小。将萝卜磨碎成泥并将水分挤出。香葱斜刀切段。
2 将1的圆白菜和牛肉片层层交叠放入耐热碗中，放上生姜，盖上保鲜膜，放入微波炉中加热8～10分钟。取出，盖上保鲜膜，用余热再蒸约5分钟。
3 取出，切块，盛入碗中。加入1中的萝卜泥和香葱段，浇上柚子醋。

---

### 含有丰富的维生素B$_{12}$，具有造血作用

# 夏季蔬菜蛋黄酱沙拉

| 能量 | 255千卡 | 含盐量 | 1.1克 |
| 糖 | 14.4克 | 铁 | 1.8毫克 |

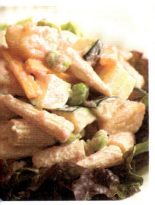

**材料（4人份）**

土豆…2个
玉米笋…12个
西葫芦…1个
毛豆（用盐煮）…100克
切达奶酪…40克
生菜…3～4片
日式芥末…1大块（100克）
蛋黄酱…3大勺

**制作方法**

1 打散日式芥末，与蛋黄酱混合均匀。
2 土豆洗净后，趁湿用干的料理纸包好，再用保鲜膜轻轻包起来，放入微波炉中约4分钟后，翻过来再热3分钟，剥皮后切成易于食用的大小。
3 将玉米笋切成两半。西葫芦切成2厘米见方，撒上盐（不计入量），静置约5分钟，沥干。将切达奶酪切成细丝。
4 将2、3和毛豆与1中的酱混合。
5 将生菜铺在盘子上，放上4。

# 汉方医学和生药的基本原理

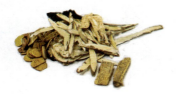

## 中医在日本的发展

今天，日本的大多数药物和医疗都是以西医为基础的。明治初期，西医成为中心，而在此之前，日本的医疗主要以源于中国的传统汉方医学（中医）为中心。

5~6世纪与佛教一起传入日本的中国传统医学，之后为了适应日本的风土、文化和日本人的体质等，而独自发展，被称为汉方医学。从那以后，持续1500年的汉方医学，是在日本的环境中成长起来的。

明治时代以后，西医成为日本医学的中心，汉方似乎没落了，但如今，进入了长寿时代，"未病"这一中医的思考方式受到了极大的关注。

所谓未病，是指尚未达到疾病的状态，但身心已经逐渐失去平衡的情况。

在未病之前采取措施防止疾病是很重要的，通过改善日常饮食习惯（饮食疗法），适度运动，服用天然药草等，来提高自愈力并努力建立一个不会生病的身体是汉方的思考方式。

## 西医和中医的区别

西医是通过科学的检查和分析，从客观的角度寻找病因的医学。中医则是着眼于个体的体质和特点，对全身进行细致全面地考虑，根据经验和传承找到治疗方法的医学。

在身心一体的前提下，保持整体的和谐，中医认为是最重要的。

西医主要使用化学合成的药物。药的成分单一，作用强，可以在关键时刻起效。但是，在某些情况下也会出现不良反应。

中医是使用天然来源的药草。它以复杂的方式包含各种成分，药效温和，但具有协同作用。有时也会使用微量的有毒成分。

这两种医学各有自己擅长的领域，特别是中医对病因不明的症状有多种治疗方法。

## 中医的诊断方法

在中医里，为了详细了解患者的病情，会用四种方法收集信息。

### 1 望诊的"观察、看"
体形、姿势、肤色、皮肤、眼睛、舌头等。

### 2 闻诊的"听""闻"
声音、呼吸、腹音、体味等。

### 3 问诊的"问"
主观症状、既往病史、现病史、家庭、生活等。

### 4 切诊的"摸"
脉搏、皮肤、四肢、腹部等。

通过彻底收集信息，对其进行分析，然后开出处方。因为每个人的体质和细微的症状所对应的药物都不一样，服用中药后，如果症状发生变化，处方也会不断调整。中药是根据人体症状量身定做的，但现在很容易就可以买到已经配制好的中成药。可以说，我们对中医的了解比以前更进一步了。

# 中医思想的支柱"阴阳理论"

汉方，具有以中医为基础的思想特征。其中的一大支柱就是阴阳理论。

中国古代哲学家认为，自然界的万物，包括人类在内，都有阴阳两面，它们之间存在着相互关系。不仅是向阳与背阴，还有日与夜、夏与冬、表与里、上与下、动与静、明与暗……自然界的阴阳既相互对立，又相互依存，任何一方都不能单独存在。阴阳在保持平衡的同时，也在相互变化。

人类也是自然界的一部分，这种哲学同样适用于人体。在炎热的夏天，为了不让"阳"太强，人体会通过出汗来进行调整；在寒冷的日子里，人体会尝试通过关闭汗腺来保持身体热量，从而使"阴"不会增加。

综上所述，人体只有保持阴阳协调，才能正常生活。中医理论的基础就是：如果阴阳失衡，人就会生病。

## 阴阳的概念

**自然哲学概念**

| 阴 | 地 | 月亮 | 夜 | 女 | 水 | 寒 | 右 | 下 | 植物 | 冬 |
|---|---|---|---|---|---|---|---|---|---|---|
| 阳 | 天 | 太阳 | 昼 | 男 | 火 | 热 | 左 | 上 | 动物 | 夏 |

**人体**

| 阴 | 五脏 | 下半身 | 胸腹 | 体内脏器 |
|---|---|---|---|---|
| 阳 | 六腑 | 下半身 | 后背 | 手脚脸面 |

**8种类型**

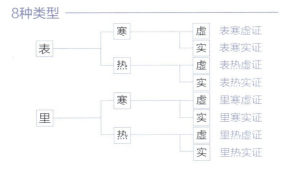

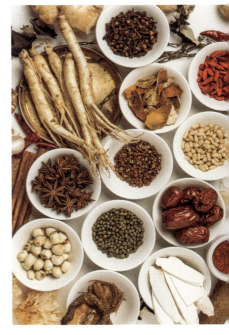

## 中医治疗中的"证"是指什么

在中医中，根据患者表现出来的症状和状态中，医学上可以判断的征兆称为"证"。为了掌握症状、判断病情，中医重点要关注以下几个概念。

**表里**

在寻找疾病发生的地方（病位）时，如果靠近体表，则判断为"表"，如果距离体表较深，则判断为"里"。如果症状出现在皮肤或肌肉等部位，则为"表证"，如果症状出现在器官或血管等部位，则为"里证"。

**寒热**

探查疾病的性质（病情或发病）时，若身体热，想要凉的东西时，则判断为"热证"，如果四肢冰凉发冷，则判断为"寒证"。

**虚实**

探查病势时，将免疫力（正气）不足的状态判断为"虚"，将旺盛的病因（邪气）侵入体内，长期盘踞的状态判断为"实"。如果本来就是体质虚弱的状态就叫作"虚证"，而体力好的人如果出现了感冒症状，就叫作"实证"。

首先，从表里判断位置，然后通过寒热判断病情，最后通过虚实判断病势。如上图所示，共分为八种。然后根据诊断出来的"证据"进行诊疗。

# 五行学说与五脏六腑

中国自古认为，自然界中存在的一切事物，都可以归为"木""火""土""金""水"这五种基本元素，被称为"五行学说"。另外，如果把自然界视为一个大宇宙，那么人体就是包含在其中的小宇宙，人的生命活动本身也可以应用五行学说来解释。

这五个基本要素相互影响，互相促进，互相抑制，从而保持平衡。

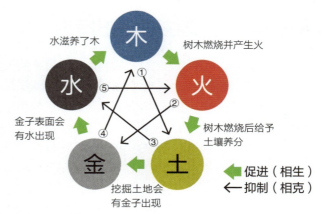

水滋养了木　　　树木燃烧并产生火

金子表面会有水出现

树木燃烧后给予土壤养分

挖掘土地会有金子出现

→ 促进（相生）
← 抑制（相克）

**五行的相克关系**
①树木吸收土的养分　②火能化金　③土吸水
④金可以采伐树木　⑤水可以灭火

## 五行元素特征

木　就像一棵树的生长一样，有延伸/扩张/开始的特性。

火　像火一样，具有温热/上升等的特性。

土　通过播种和收获等农业工作产生万物，具有继承/接受的特性。

金　由于冷却而凝固，具有收缩/平静/肃降/收敛的特性。

水　它具有像水一样，向下滋润（润下）/冷却的特性。

## 关于人类生命活动的五行

|  | 五行 | 木 | 火 | 土 | 金 | 水 |
|---|---|---|---|---|---|---|
| 季节 | 五季 | 春天 | 夏 | 长夏 | 秋 | 冬 |
| 生命活动的中心 | 五脏 | 肝 | 心 | 脾 | 肺 | 肾 |
| 消化/吸收/排泄 | 五腑 | 胆 | 小肠 | 胃 | 大肠 | 膀胱 |
| 补充营养 | 五体 | 筋 | 血脉 | 肌肉 | 皮毛 | 骨 |
| 五种感官的功能 | 五官 | 眼 | 舌 | 口 | 鼻 | 耳 |
| 反映营养状况 | 五华 | 爪 | 面色 | 唇 | 体毛 | 发 |
| 情绪表现倾向 | 五志 | 怒 | 喜 | 思 | 忧 | 恐 |
| 色、颜色 | 五色 | 青 | 赤 | 黄 | 白 | 黑 |
| 品尝 | 五味 | 酸 | 苦 | 甘 | 辛 | 咸 |
| 天气的影响 | 五气 | 风 | 热·火 | 湿 | 燥 | 寒 |

中医所说的五脏六腑，与西医的解剖部位不同。中医并不单独看待脏腑，而是用更广泛的概念来理解脏腑的生理功能。如果出现问题，我们会综合观察与各个脏腑相关联的部位，并调整平衡，引导改善。

# 构成人体的"气""血""津液""精"

维持生命活动的基本物质是气、血、津液（水）和精。

"气"是中国传统思想中最重要的概念，是生命活动基础的能量来源。气在周身不停地运转，就像燃料一样，是活动的源泉。如果气血不足或不顺畅，生命活动就会受到影响。

"血"是滋养之源，它遍布全身，为每个器官输送营养。血液不足、血流不畅和身体发热等情况发生时，就会导致不适。

"津液"或"水"是体内水分的总称。除了滋润身体外，它还参与水分浓缩和体温调节。它不仅包含淋巴液，还包含尿液、汗液、泪液和鼻涕等。如果津液的量过多或过少，就会引起不适。

"精"是维持生命活动最根本的物质，是生命力的源泉。自出生以来就存在的先天之精和随着成长而产生的精结合在一起，储存在"肾"中。随着年龄的增长，参与生长和繁殖的精会逐渐变得稀缺。

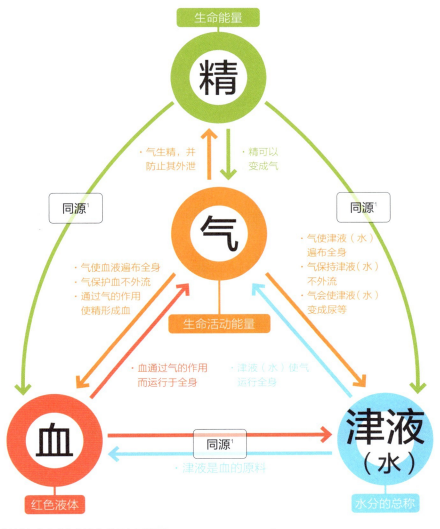

"气""血""津液（水）""精"的对应关系

[1]同源，是相互依存而产生的状态。

123

# 五脏的功能及其不适

中医用五脏六腑来代表人的内脏器官。五脏是肝、心、脾、肺、肾。六腑是胆、小肠、胃、大肠、膀胱、三焦[1]。

| | 肝脏 | 心 |
|---|---|---|
| 工作 | ● 调节全身供血量<br>● 调节全身气血<br>● 调节关节和肌肉功能<br>● 控制新陈代谢<br>● 调节精神心理活动<br>● 促进消化吸收 | ● 使血液循环于全身，并输送营养<br>● 控制精神状态 |
| 不适 | ▶ 失眠、烦躁、愤怒、抑郁、情绪不稳定、叹息<br>▶ 头痛、耳鸣<br>▶ 视物模糊、眼睛干涩、眼异物感<br>▶ 手脚麻木、肌肉无力<br>▶ 皮肤干燥、脱发、头发和指甲受损<br>▶ 恶心呕吐、喉咙不适、食欲不振、腹泻、腹痛<br>▶ 出血、月经过多 | ▶ 睡眠障碍、早醒、失眠<br>▶ 头晕、面色苍白<br>▶ 沮丧、烦躁、焦虑<br>▶ 耳鸣、腰痛、背痛<br>▶ 味觉障碍、言语障碍<br>▶ 出汗过多、腹泻、劳累、精疲力竭<br>▶ 手脚和后背发凉 |

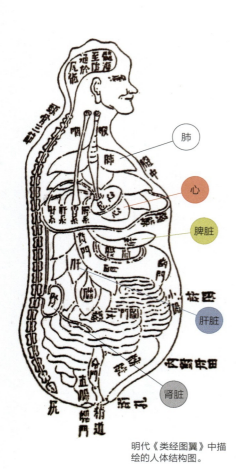

明代《类经图翼》中描绘的人体结构图。

[1] **三焦**

关于三焦，众说纷纭，但大体上是指将"水（津液）"等运往全身的路线本身，它遍布全身。

| 脾脏 | 肺 | 肾脏 |
|---|---|---|
| ● 消化吸收和输送营养<br>● 造血之源<br>● 保护血管，促进血液循环<br>● 维持内脏的位置<br>● 形成并维持肌肉 | ● 吸入新鲜空气，排出污浊之气<br>● 调节全身的气血流动<br>● 帮助水液代谢<br>● 生成血液和体液<br>● 调理肌肤<br>● 调节呼吸系统 | ● 调节全身水液代谢<br>● 帮助和调节呼吸<br>● 有助于生长发育<br>● 生殖功能<br>● 参与造血<br>● 防止外来入侵者<br>● 形成和维持骨骼<br>● 保持思考能力 |
| ▶ 食欲不振、乏力、腹泻<br>▶ 腹胀、消瘦、憔悴<br>▶ 唾液减少或过多<br>▶ 浮肿、肥胖、疲倦、倦怠感<br>▶ 气色差（脸、唇、舌、指甲）、发冷<br>▶ 出血（血尿和便血）<br>▶ 内脏下垂 | ▶ 咳嗽、哮喘、气短、呼吸困难、发声困难<br>▶ 感冒、流鼻涕<br>▶ 胸闷<br>▶ 浮肿、倦怠感<br>▶ 气道黏膜干燥、鼻干、有痰<br>▶ 出汗异常<br>▶ 抑郁感 | ▶ 浮肿、尿量增加或减少、排尿困难<br>▶ 气短、呼吸困难、哮喘<br>▶ 性功能障碍、不孕症、发育障碍<br>▶ 潮热盗汗<br>▶ 头晕、耳鸣、腰酸<br>▶ 免疫力下降<br>▶ 容易受惊、健忘、耐力下降 |

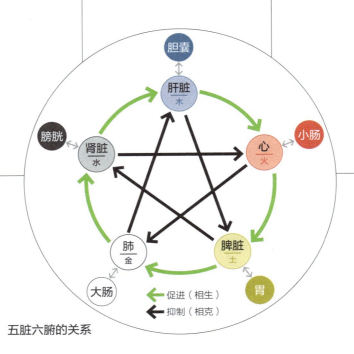

五脏六腑的关系

## 关于病因的思考

中医认为，阴阳失衡就会生病。其原因分为：①外部因素（外因）②内部因素（内因）③其他因素三种。

自然环境变化引起的因素，是从体外引起疾病的外因。有风、寒、暑、湿、燥、热（火）六种。

身体内部的情绪变化引起的病因是内因。人类的基本情绪包括喜、怒、忧、思、悲、恐、惊七种。

这七种情绪的过度变化会导致疾病。

饮食习惯紊乱，如吃得太多、喝得太多、吃得太少、偏食等饮食习惯导致营养不均衡，也会引起身体不适。

此外，过度劳累、过度娱乐、过度工作，劳心劳力消耗心神也是引起不适的原因之一。

### 六大外因

| 风（感冒） | ·一年四季都可以看到，早春尤其多<br>·头痛、鼻塞、喉咙痛、眼睛充血、浮肿、花粉症<br>·头晕目眩 |
|---|---|
| 寒（寒邪） | ·冬天多发<br>·恶寒、体寒、发冷、发热<br>·头痛、关节痛、痉挛 |
| 暑（暑邪） | ·盛夏多见<br>·高热、多汗、脸红、口渴<br>·心烦、心慌、失眠、乏力 |
| 湿（湿邪） | ·雨季和夏季容易出现<br>·食欲不振、恶心、腹胀<br>·腹泻、浮肿、身体沉重、眼眵 |
| 燥（燥邪） | ·从秋天到冬天都可以看到<br>·皮肤和头发干燥、黏膜干燥<br>·干咳、哮喘 |
| 火（火邪） | ·没有季节性，但夏天最强<br>·高热、面部潮红、喉咙痛、上火、多汗、出血（鼻出血等）、痉挛<br>·烦躁、失眠、心悸 |

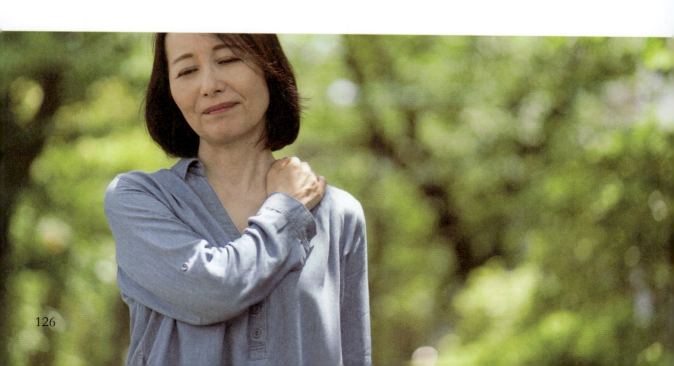

# 中成药基础知识

中成药是由天然植物和矿物质等制成的生药组合而成的。

本来，中药是中医在充分了解患者体质和病情的基础上，对"证"进行判断后开出的处方。因此，即使是同一种病，如果证不同，也会开出不同的中药方。

由多种天然药物组成的中药方，多种有效成分协同作用，但同时，这些成分也有相互抵消的情况，作用是协调的。因此，它的作用比仅由单一成分制成的化学药物慢，但不良反应相对少。可以说，中药更适合预防和治疗慢性病。

最近，市面上出售的中成药越来越多，服用起来也很方便。但是，如果在错误的判断下服用，反而会导致身体不适。"中药对身体好，又安全"的信念是危险的，不建议自行长期服用。

此外，西药、补品、保健食品等与中成药合用可能会产生交互作用，使用前请务必咨询专业人士。

## 主要的中成药及其功效

| | 主要功效 | 所包含的中药草 |
|---|---|---|
| 大建中汤 | 腹胀、腹寒 | 干姜、人参、蜀椒、胶饴 |
| 抑肝散 | 失眠、神经症、小儿疳症 | 苍术、茯苓、川芎、柴胡、甘草、钩藤、当归 |
| 六君子汤 | 胃炎、胃下垂、食欲不振、消化不良 | 苍术、人参、半夏、茯苓、红枣、陈皮、甘草、生姜 |
| 牛车肾气丸 | 排尿困难、尿频、浮肿 | 地黄、山茱萸、山药、泽泻、牡丹皮、桂皮、茯苓、附子、牛膝、车前子 |
| 半夏泻心汤 | 肠胃炎、消化不良、神经性胃炎、胃弱 | 半夏、黄芩、干姜、甘草、红枣、人参、黄连 |
| 补中益气汤 | 食欲不振、胃下垂、夏天消瘦 | 黄芪、苍术、人参、当归、柴胡、陈皮、红枣、甘草、升麻、生姜 |
| 芍药甘草汤 | 伴有肌肉痉挛的疼痛 | 甘草、芍药 |
| 麦冬汤 | 支气管炎、支气管哮喘 | 麦冬、半夏、红枣、甘草、人参、粳米 |
| 加味逍遥散 | 怕冷、更年期症状、月经不调 | 柴胡、芍药、苍术、当归、茯苓、山栀子、牡丹皮、甘草、生姜、薄荷 |
| 五苓散 | 头痛、急性肠胃炎、腹泻、宿醉 | 泽泻、苍术、猪苓、茯苓、桂皮 |
| 防风通圣散 | 高血压、肥胖、浮肿 | 黄芩、甘草、桔梗、石膏、白术、大黄、荆芥、山栀子、芍药、川芎、当归、薄荷、防风、麻黄、连翘、生姜、滑石、芒硝 |
| 葛根汤 | 感冒、肩膀僵硬、神经痛 | 桂皮、芍药、红枣、甘草、生姜、葛根、麻黄 |
| 当归芍药散 | 更年期症状、贫血、倦怠感、月经不调 | 芍药、苍术、泽泻、茯苓、川芎、当归 |
| 桂枝茯苓丸 | 月经不调、痛经、更年期症状 | 桂皮、芍药、桃仁、茯苓、牡丹皮 |
| 八味地黄丸 | 肾炎、糖尿病、前列腺增生、坐骨神经痛 | 地黄、山茱萸、山药、泽泻 |
| 小青龙汤 | 流鼻涕、鼻塞、过敏性鼻炎 | 茯苓、牡丹皮、桂皮、附子、半夏、干姜、甘草、桂皮、五味子、细辛、芍药、麻黄 |
| 半夏厚朴汤 | 焦虑、神经性胃炎、神经性食管狭窄 | 半夏、茯苓、厚朴、苏叶、生姜 |

# 茴香

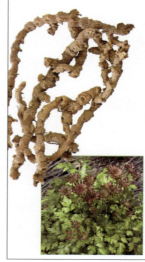

**基础植物名称**：茴香
**科名**：伞形科
**使用部位**：果实
**主要药效**：健胃、化痰、驱风、镇痛
**处方中药**：安中散、丁香柿蒂汤
**特征**
一种原产于地中海的多年生植物，被称为香草茴香。历史上最古老的农作物之一。它在印度用于咖喱菜肴，在中国用作五香粉的原料。在中医中用于健胃和止下腹痛。

# 黄连

**基础植物名称**：黄连
**科名**：毛茛科
**使用部位**：根茎
**主要药效**：健胃、抗菌、解痉、利胆
**处方中药**：温清饮、黄连汤，黄连解毒汤、三黄泻心汤
**特征**
一种常绿多年生植物，自然生长在山区森林下。因根茎横切面呈黄色，多根须相连成黄色而得名。在中医中用于调理肠胃不适、精神焦虑、脘腹胀痛、泄泻等。

# 黄芩

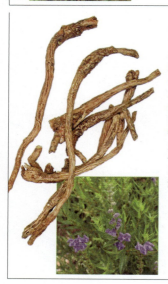

**基础植物名称**：黄芩
**科名**：唇形科
**使用部位**：根
**主要药效**：缓下、利尿、抗炎
**处方中药**：温清饮、黄芩汤、黄连解毒汤、乙字汤
**特征**
虽然它开的是紫红色的花朵，但名字来自黄色的根。在中医中用于红肿、胃部不适、腹泻、腹痛等。

# 葛根

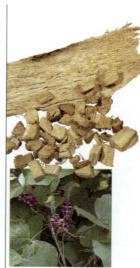

**基础植物名称**：野葛
**科名**：豆科
**使用部位**：根
**主要药效**：解痉、解热
**处方中药**：葛根汤、葛根汤加川芎辛夷、桂枝加葛根汤
**特征**
一种在东亚温带地区自然生长的攀缘多年生草本植物。从根部获得的淀粉称为葛粉，除了用作滋补品外，还是制作药片的优质添加剂。在中医中用于退热解痉等。

# 黄柏

**基础植物名称**：黄皮树、黄檗
**科名**：芸香科
**使用部位**：树皮
**主要药效**：健胃、消炎
**处方中药**：黄连解毒汤、加味解毒汤、温清饮
**特征**
这是一种落叶乔木，自古以来一直被用作健胃整肠剂，也作为黄花色这种鲜艳的黄色染料被使用。在中医中用于健胃、抗炎和止泻。

# 甘草

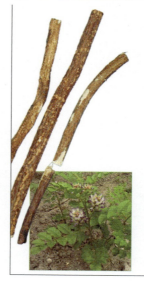

**基础植物名称**：乌拉尔甘草
**科名**：豆科
**使用部位**：根
**主要药效**：祛痰、镇咳、消炎、止痛
**处方中药**：甘草汤、大黄甘草汤、调胃承气汤、麻杏石甘汤
**特征**
一种多年生草本植物，花为淡紫色。被广泛用作甜味剂使用。在中医中用于缓解痉挛疼痛、腹痛、咽喉肿痛，以及调和诸药。它是一种非常重要的中药，超过70%的处方里都有它的存在。

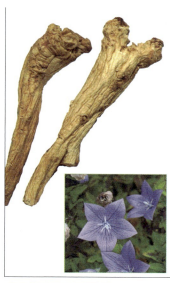

# 桔梗

基础植物名称：桔梗
科名：桔梗科
使用部位：根
主要药效：镇咳、祛痰
处方中药：桔梗汤、荆芥连翘汤、十味败毒汤
特征
在中医中用于排脓、镇咳、祛痰。

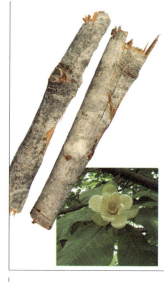

# 厚朴

基础植物名称：厚朴
科名：木兰科
使用部分：干皮、根皮
主要药效：镇痛、解痉、利尿、祛痰
处方中药：半夏厚朴汤、通导散、平胃散
特征
树高30米的落叶乔木，其大叶子被用来制作朴叶味噌、朴叶寿司等。在中医中用于收敛、利尿、祛痰。

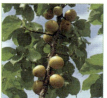

# 杏仁

基础植物名称：杏
科名：蔷薇科
使用部位：种子
主要药效：镇咳、祛痰、利尿
处方中药：润肠汤、麻杏石甘汤、桂麻各半汤
特征
它是一种原产于中国的落叶乔木，也被称为杏。从成熟果实中取出种子并干燥。好的产品有强烈的苯甲醛气味，这是压碎时的甜香气味。在中医中用于镇咳和祛痰。

# 牛膝

基础植物名称：牛膝
科名：苋科
使用部位：根
主要药效：通经、利尿、抗过敏、抗肿瘤
处方中药：疏经活血汤、牛膝散、牛车肾气丸、折冲饮
特征
它是一种多年生草本植物，自然生长在山上和路边的阳光下，横截面呈方形。果实很容易附着衣服上，被称为"刺虫"。在中医中用于通经、利尿、关节炎和腰痛。孕妇、月经过多、腹泻者不建议使用。

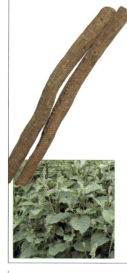

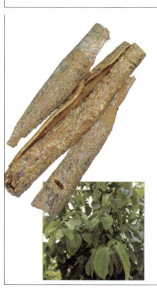

# 桂皮

基础植物名称：中国肉桂
科名：樟科
使用部位：树皮
主要药效：发汗、解热、镇痛
处方中药：苓桂术甘汤、桂枝汤、桂枝加术附汤
特征
原产于中国南部和越南的常绿乔木。树皮呈深红褐色，微辛，有甜味者为良品。在中医中用于感冒、镇痛、解痉、退热、妇科用药等。

# 五味子

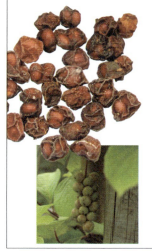

基础植物名称：五味子
科名：木兰科
使用部位：果实
主要药效：抗溃疡、镇痛、镇咳、祛痰
处方中药：小青龙汤、清肺汤、人参养荣汤、清暑益气汤
特征
是山上自然生长的落叶藤本灌木，秋季采摘成熟的红色果实晒干。被用于制作五味子茶。在中医中用于镇咳、祛痰、滋补、治疗肝损伤等。

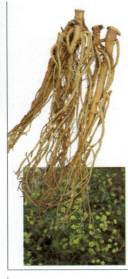

# 柴胡

**基础植物名称：** 柴胡
**科名：** 伞形科
**使用部位：** 根
**主要药效：** 消炎、解热
**处方中药：** 小柴胡汤、大柴胡汤、
加味逍遥散、柴苓汤
**特征**
它是一种多年生草本植物，夏秋两
季开黄色小花。在中医中用于慢性
肝炎、慢性肾炎、代谢紊乱等症状。

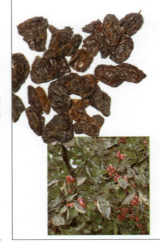

# 山茱萸

**基础植物名称：** 山茱萸
**科名：** 山茱萸科
**使用部位：** 果肉
**主要药效：** 止汗、滋补、收敛
**处方中药：** 八味地黄丸、六味
丸、牛车肾气丸
**特征**
在花园和公园中作为树木种植
的落叶小乔木。秋天将红色成
熟果实的种子去除，干燥后
使用。在中医中用于止汗和
滋补。

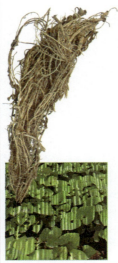

# 细辛

**基础植物名称：** 细辛
**科名：** 马兜铃科
**使用部位：** 根和根茎
**主要药效：** 镇咳、祛痰、解热、镇痛
**处方中药：** 立效散、苓甘姜味辛夏
仁汤、小青龙汤、麻黄附子细辛汤
**特征**
它是一种自然生长在山中树荫下的
多年生草本植物，靠近地面开花。
其栽培也可用于观赏。地上部分含
有可能引起肾损伤的成分。在中医
中用于退热、镇咳、增强代谢功能。

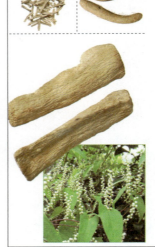

# 山药

**基础植物名称：** 薯蓣
**科名：** 薯蓣科
**使用部位：** 根茎
**主要药效：** 滋补强壮、止泻、
止渴
**处方中药：** 八味地黄丸、启脾
汤、牛车肾气丸
**特征**
一种在山上自然生长的多年生
草本植物。野生品也被称为自
然薯（天然山药）。在中医中
用于滋补、止泻、改善糖尿病
体质。

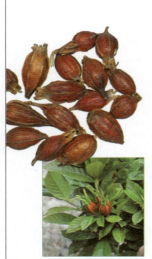

# 山栀子

**基础植物名称：** 山栀
**科名：** 茜草科
**使用部位：** 果实
**主要药效：** 利胆、镇静、消炎、
解热
**处方中药：** 清肺汤、黄连解毒
汤、防风通圣散
**特征**
常绿灌木，有长椭圆形红黄色果
实。长期以来，干果一直被用作
黄色着色剂。在中医中用于治疗
焦虑、充血和黄疸等症状。

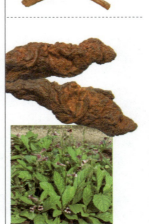

# 地黄

**基础植物名称：** 地黄
**科名：** 玄参科
**使用部位：** 根
**主要药效：** 止泻、缓下、利尿、
滋补、补血
**处方中药：** 六味地黄丸、八味
地黄丸、四物汤、炙甘草汤
**特征**
开着红紫色类似洋地黄的花
朵。药草味微甜，后微苦。在
中医中用于滋补保健药、泌尿
系统疾病药、皮肤疾病药、妇
科疾病药。

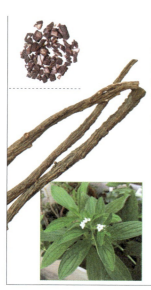

# 紫草

**基础植物名称：** 紫草
**科名：** 紫草科
**使用部位：** 根
**主要药效：** 促进伤口愈合、促进肉芽生长
**处方中药：** 紫云膏
**特征**
一种在中国东北和日本各地自然生长的紫根多年生草本植物。多用于治疗皮肤病等的外用软膏。

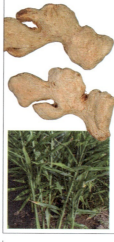

# 生姜

**基础植物名：** 姜
**科名：** 姜科
**使用部位：** 根茎
**主要药效：** 健胃、矫味、发汗
**处方中药：** 味苓汤、温经汤、越婢加术汤、黄芪建中汤
**特征**
世界各地均有栽培的多年生草本植物。广泛用于食品和药用。在日本，干燥的根茎称为生姜，煮沸或蒸干的根茎称为干姜。在中医中用于芳香健胃和调味。一般认为生姜具有更强的温补作用。

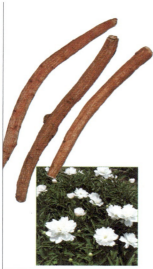

# 芍药

**基础植物名称：** 芍药
**科名：** 毛茛科
**使用部位：** 根
**主要药效：** 收敛、解痉、镇痛
**处方中药：** 加味逍遥散、芍药甘草汤、当归芍药散
**特征**
它也被称为花中大臣，是一种多年生草本植物，初夏时会在枝头开出大朵的花。在中医中不仅用于镇静、解痉和镇痛，还用于抗炎和松弛平滑肌。是妇科领域非常重要的药草。

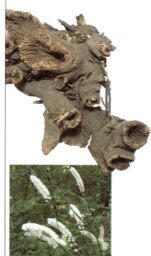

# 升麻

**基础植物名称：** 升麻
**科名：** 毛茛科
**使用部位：** 根茎
**主要药效：** 退热、消肿、发汗
**处方中药：** 乙字汤、升麻葛根汤、辛夷清肺汤、补中益气汤
**特征**
一种生长在山地和草原上，开着像试管刷一样白色花朵的多年生草本植物。在中医中用于退热、解毒，可治疗脱肛、子宫脱垂，也可用作痔疮药。

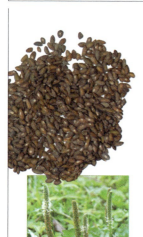

# 车前子

**基础植物名称：** 车前
**科名：** 车前草科
**使用部位：** 种子
**主要药用功效：** 祛痰、镇咳、降糖、利尿
**处方中药：** 清心莲子饮、龙胆泻肝汤、牛车肾气丸
**特征**
车前草是整个亚洲路边杂草的代表，是一种被称为车前草的药草。因其多生长于牛车、马车经过的路旁而得名。在中医中用于祛痰、镇咳、消炎、利尿等。

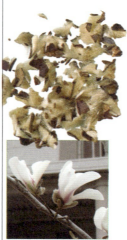

# 辛夷

**基础植物名称：** 日本辛夷、柳叶木兰
**科名：** 木兰科
**使用部位：** 花蕾
**主要药效：** 镇静、镇痛
**处方中药：** 葛根汤加川芎辛夷、辛夷清肺汤
**特征**
在中国和日本自然生长的落叶乔木。辛夷是八角木兰、木兰或玉兰木兰的花蕾。在中医中用于治疗鼻炎、积脓、头重者。

## 石膏

**基础植物名称**：矿物石膏成分，天然含水硫酸钙

**科名**：硫酸盐类

**主要药效**：止渴、解热、镇静、消炎

**处方中药**：越婢加术汤、白虎加人参汤、麻杏石甘汤、五虎汤

**特征**
有光泽的白色纤维状结晶块。在中药中只使用天然石膏（生石膏），用于止渴、退热、镇静。

## 大黄

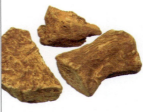

**基础植物名称**：大黄

**科名**：蓼科

**使用部位**：根茎

**主要药效**：泻下、逐痰、清热

**处方中药**：大承气汤、桂枝加芍药大黄汤、大黄甘草汤

**特征**
一种天然生长在中国西部高山上的多年生草本植物。以蔬菜闻名的香草也是大黄属的成员。在中医中，它是一种可以与很多处方配合的重要生药，用于许多方剂，故也有"将军"的别名。

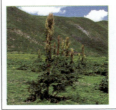

## 川芎

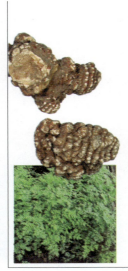

**基础植物名称**：川芎

**科名**：伞形科

**使用部位**：根茎

**主要药效**：补血、滋补、镇痛

**处方中药**：温经汤、温清饮、四物汤、女神散

**特征**
原产于中国的多年生草本植物，具有伞形科特有的香气。日本常与当归配伍使用，用于妇科用药、皮肤病用药、消炎排脓药等。

## 红枣

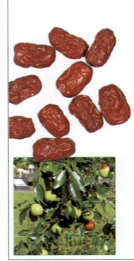

**基础植物名称**：枣

**科名**：鼠李科

**使用部位**：果实

**主要药效**：滋补、镇静、舒缓

**处方中药**：甘麦红枣汤、桂枝汤、小建中汤、补中益气汤

**特征**
可直接食用，也可作为药膳原料，加糖和蜂蜜熬制成枣茶饮用。在中医中用于滋补、安神和缓解其他药物的刺激性。

## 苍术

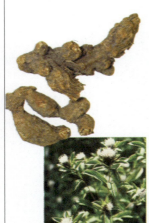

**基础植物名称**：苍术

**科名**：菊科

**使用部位**：根茎

**主要药效**：健胃、止痛、利尿

**处方中药**：二术汤、平胃散、疏经活血汤

**特征**
原产于中国，是一种类似于野葵的多年生草本植物，雌雄异株。秋天开白色的头状花。在中医中用于水肿、消化不良、关节疼痛等。

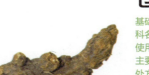

## 泽泻

**基础植物名**：泽泻

**科名**：泽泻科

**使用部位**：块茎

**主要药效**：利尿、止泻

**处方中药**：胃苓汤、茵陈五苓散、八味地黄丸、猪苓汤

**特征**
在东亚北部的稻田、沼泽地和浅河中自然生长的多年生草本植物。它有勺子状的叶子。在中医中，它不仅用于利尿止泻，还用于治疗口干、胃内停水、头晕目眩等。

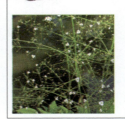

# 钩藤

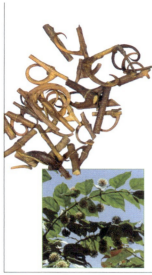

**基础植物名称：** 钩藤
**科名：** 茜草科
**使用部位：** 干燥带钩茎枝
**主要药效：** 镇静、降压
**处方中药：** 钩藤散、抑肝散、抑肝散加陈皮半夏、七物降下汤
**特征**
它是一种天然生长的攀援性木本植物，其茎上有一个钩状的钩刺。在中医中用于头痛、上火、精神兴奋等。

# 当归

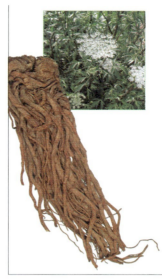

**基础植物名称：** 大和当归
**科名：** 伞形科
**使用部位：** 根
**主要药效：** 滋补、镇静、镇痛、补血
**处方中药：** 清暑益气汤、当归汤、当归芍药散、补中益气汤
**特征**
叶子有光泽，从夏天到秋天会开出像伞一样的花朵。在中医中是治疗妇科疾病的要药。

# 猪苓

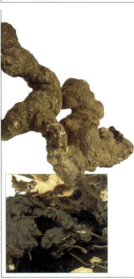

**基础植物名称：** 猪苓
**科名：** 多孔菌科
**使用部位：** 菌核
**主要药效：** 抗炎、退热、止泻、利尿、抗肿瘤
**处方中药：** 胃苓汤、茵陈五苓散、柴苓汤、猪苓汤
**特征**
一种寄生在山毛榉和卷曲栎的菌类，猪苓就是其菌核。在中医中用于治疗水肿、口干等。

# 人参

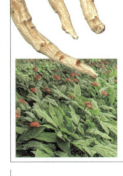

**基础植物名称：** 人参
**科名：** 五加科
**使用部位：** 根
**主要药效：** 补虚、滋养、镇静、控糖
**处方中药：** 人参汤、白虎加人参汤、人参养荣汤
**特征**
生药的人参是去除细根或经过稍微焯过水的根。在中医中用于补精、调理肠胃、镇吐等。

# 陈皮

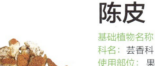

**基础植物名称：** 橘
**科名：** 芸香科
**使用部位：** 果皮
**主要药效：** 健胃、镇咳
**处方中药：** 胃苓汤、香苏散、抑肝散加陈皮半夏、六君子汤
**特征**
橘是一种可食用的水果，俗称柑橘。果皮在采集至少一年后方可使用，存放两到三年更好。在中医中用于健胃和镇咳。

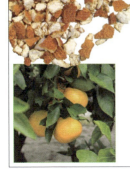

# 麦冬

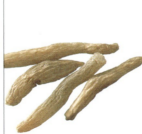

**基础植物名称：** 麦冬
**科名：** 天门冬科（原百合科）
**使用部位：** 根的膨大部分
**主要药效：** 镇咳、止泻、祛痰
**处方中药：** 竹茹温胆汤、麦冬汤
**特征**
一种类似于阔叶山麦冬的多年生草本植物。夏季挖根，将鼓起的部分作药。在中医中用于止泻、滋补、镇咳、祛痰和镇静。

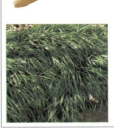

# 半夏

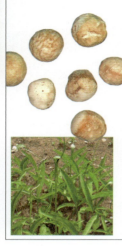

基础植物名称：半夏
科名：天南星科
使用部位：块茎
主要药效：镇静、呕吐、镇咳、祛痰
处方中药：小青龙汤、半夏厚朴汤、半夏泻心汤、六君子汤
特征
作为杂草生长在山地和田野中的多年生草本植物。由于过去老农和家庭主妇经常收集并出售这种块茎，因此它还有另一个名字"私房钱"。在中医中，除镇吐、镇咳、祛痰外，在许多方剂中还用作健胃药。

# 牡丹皮

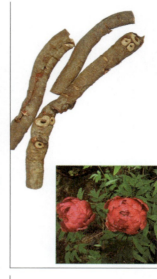

基础植物名称：牡丹
科名：毛茛科
使用部位：根皮
主要药效：活血化瘀、通经、排脓
处方中药：大黄牡丹皮汤、温经汤、加味逍遥散
特征
用于观赏和药用的牡丹被称为"百花之王"。在中医中用于妇科用药。

# 茯苓

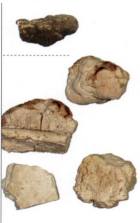

基础植物名称：茯苓
科名：多孔菌科
使用部位：菌核
主要药效：利尿、健胃、镇静
处方中药：五苓散、茯苓饮、苓姜术甘汤、六君子汤
特征
寄生在红松和黑松根部的菌核。外层类似于薯类，断面细腻洁白者为良品。在中医中用于水肿、头晕、胃内停水、镇静等。

# 牡蛎

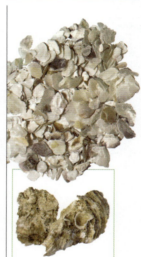

基础植物名称：长牡蛎
科名：牡蛎科
使用部位：贝壳
主要药效：镇静、收敛、抗酸
处方中药：安中散、桂枝加龙骨牡蛎汤、柴胡加龙骨牡蛎汤
特征
牡蛎是牡蛎科牡蛎双壳类动物的总称，生药为其贝壳，主要成分是碳酸钙，具有抗酸作用。在中医中用于治疗焦虑、失眠和盗汗等症状。

# 附子

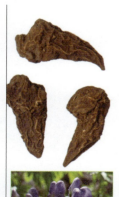

基础植物名称：乌头
科名：毛茛科
使用部位：子根
主要药效：镇痛、强心、利尿、促进代谢
处方中药：八味地黄丸、麻黄附子细辛汤、真武汤
特征
多年生草本植物，秋季开蓝紫色花朵。全草含有一种叫作乌头碱的强毒成分。由于幼叶与鹅掌草和中日老鹳草很相似，因此很容易与野菜弄混。在中医中用于镇痛、抗风湿、强心。

# 麻黄

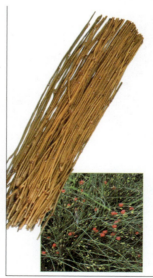

基础植物名称：麻黄
科名：麻黄科
使用部位：草质茎
主要药效：镇咳、祛痰、消炎、发汗、解热
处方中药：小青龙汤、麻黄汤、麻杏石甘汤、葛根汤
特征
在中国北方干旱地区自然生长的一种常绿小灌木。茎类似于马尾。在中医中，它是一种典型的发汗药，用于镇咳、祛痰、解热、发汗等。

第 **4** 章

脑的使用

# 大脑

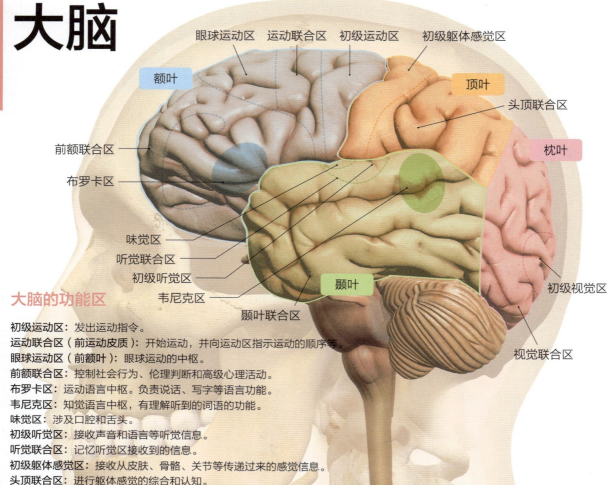

眼球运动区　运动联合区　初级运动区　初级躯体感觉区

额叶

前额联合区

布罗卡区

味觉区

听觉联合区

初级听觉区

韦尼克区

颞叶联合区

颞叶

顶叶

头顶联合区

枕叶

初级视觉区

视觉联合区

## 大脑的功能区

**初级运动区**：发出运动指令。
**运动联合区（前运动皮质）**：开始运动，并向运动区指示运动的顺序等。
**眼球运动区（前额叶）**：眼球运动的中枢。
**前额联合区**：控制社会行为、伦理判断和高级心理活动。
**布罗卡区**：运动语言中枢。负责说话、写字等语言功能。
**韦尼克区**：知觉语言中枢，有理解听到的词语的功能。
**味觉区**：涉及口腔和舌头。
**初级听觉区**：接收声音和语言等听觉信息。
**听觉联合区**：记忆听觉区接收到的信息。
**初级躯体感觉区**：接收从皮肤、骨骼、关节等传递过来的感觉信息。
**头顶联合区**：进行躯体感觉的综合和认知。
**初级视觉区**：处理视网膜在视觉上接收到的视觉信息。
**视觉联合区**：将视觉区域接收到的信息进行整合，使其意识化。
**颞叶联合区**：识别颜色和形状。
**感觉区**：接收感觉信息。
**运动区**：发出运动指令。
**联合区**：大脑皮质相互交流，工作方式复杂。

## 大脑占整个脑的80%，是人体的总司令部

**中医注解**　大脑为"奇恒之腑"。
**一般的不适和疾病**　健忘、痴呆、脑梗死、脑卒中

　　脑包括大脑、小脑、脑干，刚出生时大脑重约400克，成人大脑重1.2～1.5千克，虽然仅占体重的2%左右，却占整个脑的80%。大脑是一个中枢器官，它接收信息，做出判定，并向身体的每个器官发出指令，就像人体的控制中心一样。执行诸如语言、感觉、运动调节和记忆保持等信息处理工作。构成脑的最小单位是被称为"神经元"的神经细胞，整个脑约有2000亿个神经元，是由复杂的电通路连接起来的。连接这些神经元的是突触。接合部分有间隙，在传递信息时，会从中分泌出少量的神经递质，然后再与下一个神经元结合，以传递信息。

## 男性和女性的大脑有区别吗

　　大脑会因为性别不同而有所差异吗？以前认为连接左右脑的神经纤维束胼胝体的一部分存在差异，但近年来这种说法受到了挑战。过去，人们认为男性更擅长看地图，女性更擅长读取对方的面部表情，但现在认为这是个体差异，而不是性别差异。

## 即使神经元死亡，神经网络也会增加

成年后，大脑的神经细胞（神经元）每天会死亡10万个。但是，剩余的神经元会伸出新的突起，与其他神经连接而形成新的网络，这种情况在高龄者中更常见。即使处理速度变慢了，却拥有年轻人所没有的思考和创新能力。

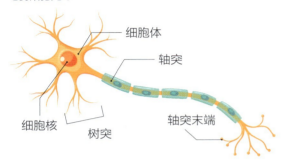

## 脑被层层保护

脑本身非常柔软，布满了重要的神经。一般来说，脑一旦受损就无法再生。因此，它被软脑膜、蛛网膜和硬脑膜三层覆盖，还被颅骨进一步保护着。脑脊液在软脑膜和蛛网膜之间流动，淋巴液在蛛网膜和硬脑膜之间流动，它们起着缓冲作用。蛛网膜下腔出血是一种在蛛网膜和软脑膜之间的蛛网膜下腔发生的出血性病症。

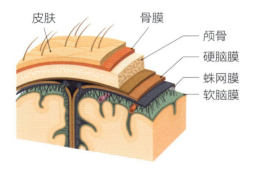

### 发呆时的脑是怎样的

发呆时脑也在积极工作。研究发现，在人洗澡、散步或躺在被窝里时，脑会对白天接收到的信息进行整理，学者们经常在床头放一个记事本或者在散步时思考，确实是有道理的。

### 头部CT检查

**用X射线检查有无脑卒中和脑肿瘤等**

使用X射线将颅骨内部以5~10毫米的间隔呈片状投射的检查，可以发现先天性的脑疾病和外伤引起的颅内出血、脑肿瘤、脑血管损伤等。血管造影检查也可以发现导致蛛网膜下腔出血的动脉瘤。

### 头部MRI/MRA检查

**MRI是脑的断层成像，MRA是脑血管的立体成像**

MRI是利用磁共振从各个方向获得大脑横截面图像的检查。MRA是一种使用磁共振检查脑血管的检查。MRI对脑梗死的诊断特别有效，可以发现CT无法观察到的微小病灶和超急性期病变。MRA除了动脉瘤外，还有助于发现血管因动脉硬化进展而变窄的区域。

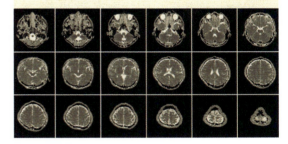

### 什么是"脑内毒品"

我们的脑中存在着能带来快乐的物质，比如多巴胺和内啡肽。因为它们的作用类似于毒品，所以也被称为"脑内毒品"。例如，当受伤的孩子被父母抚摸后，疼痛会减轻，这是因为孩子的脑内会分泌内啡肽。内啡肽的真正身份是一种神经递质，它就像是神经细胞之间交换信息时分泌的一种信息物质。在艰难的跑步过程中体会到的快感"跑步者快感"也是它的作用。顺便说一下，医用麻醉药与内啡肽具有相同的作用（见第146页）。

### 酒精与脑的关系

过量饮酒已被证明会导致慢性酒精中毒和脑萎缩。不论饮酒与否，脑都会随着年龄的增长而逐渐萎缩，但每天饮用超过2杯酒精饮料的人脑萎缩的概率更高。因此要控制饮酒量，最多每天1杯。

# 如果把大脑皮质的褶皱铺开，相当于一张报纸的大小，有利于储存更多信息

大脑表面有被称为大脑皮质和灰质[1]的部分。大脑皮质有一条大沟，以此为界分为额叶、顶叶、颞叶、枕叶四个部分，各有不同的功能。

额叶位于大脑的最前端，主要负责运动、思维判断和言语等，顶叶主要参与身体感觉和空间认知等，颞叶主要负责理解记忆、声音、文字等，枕叶主要负责理解视觉、空间等。此外，大脑皮质上布满了柔软而细小的褶皱，当这些褶皱被伸展开时，就变成了一张报纸的大小。人们相信，因为有这些褶皱的存在，使大脑拥有更多的表面积，可以存储和处理大量信息。

大脑皮质负责感觉、记忆、思考和说话等智力活动。例如，当我们聆听并做出反应时，从耳朵听到的信息首先会聚集在听觉语言中枢，它控制着对语言的理解、思考、决策，经过判断，再传送到前额叶的运动语言中枢。在这里，将会把对对方所说的话的感受和想法语言化和文章化。最后，从前额叶的运动区发出命令，让我们说话。

## 不同的记忆储存在不同的地方

大脑也是记忆的仓库。记忆分为短期记忆和长期记忆两种类型。短期记忆是暂时性的记忆，储存在海马体中。当某一事件经历过很多次或记忆过的事情的重要程度提高时，短期记忆就会转化为长期记忆。

以海马体为中心的暂时保存的记忆，可能会被送到大脑皮质的联合区，最终被长期保存。

长期记忆包括情景记忆、语义记忆、程序记忆和情绪记忆等。自己所经历过的事件的情景记忆储存在海马体中；所学的语义记忆，如数学公式和汉字等，储存在额叶、颞叶和海马体中。

骑自行车、游泳、演奏乐器等程序性记忆与小脑和大脑基底核有关，而恐惧、焦虑、喜怒哀乐等情绪的记忆则储存在杏仁核中。

### 与记忆有关的大脑部位

海马体是大脑边缘系统的一部分，是记忆中枢。它的形状像海马，能将短期记忆转移到长期记忆。

边缘系统被包裹在大脑皮质下，与感情和本能情绪有关。基底神经节位于大脑皮质的中央，称为白质。杏仁核是一种杏仁状的神经细胞，被认为是大脑边缘系统的一部分。

### 超短期记忆中的"工作记忆"是什么

当大脑在处理比短期记忆更短的临时信息时，会由大脑的前额叶皮质来负责此项工作。

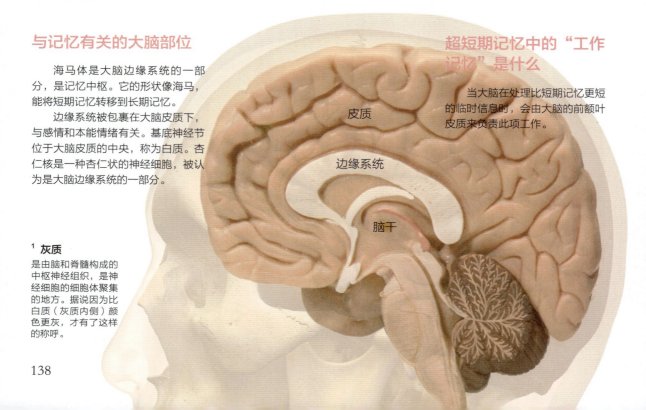

皮质

边缘系统

脑干

**1 灰质**
是由脑和脊髓构成的中枢神经组织，是神经细胞的细胞体聚集的地方。据说因为比白质（灰质内侧）颜色更灰，才有了这样的称呼。

## 脑也会疲劳

当大量使用大脑的工作持续很长时间时，体内产生的一些免疫物质会干扰大脑中神经递质的产生，使自主神经无法正常发挥作用，此时大脑就会产生"累"的感觉。

从大脑疲劳中恢复需要充足的睡眠和营养。纠正姿势和深呼吸也很有效。创造一种每天都不会引起疲劳的生活方式也很重要。

## 人的魅力取决于额头吗

有证据表明大脑皮质发育良好的动物具有更高的智力。黑猩猩等猿类也有发达的大脑皮质，但额叶的大小与人类不同。如果注意观察下黑猩猩的额头，就会发现它比人类小得多。前额叶控制着人类的情感和行为，如情绪、理性和伦理等。人类可以控制自己的情绪是因为前额叶发育良好。

## 大脑皮质有新有旧

随着人类进化而发展起来的大脑皮质被称为"新皮质"，而存在已久的被称为"旧皮质"。旧皮质虽然被新皮质包裹，但它们的工作方式不同。新皮质参与高级智力活动，旧皮质参与食欲、性欲、情绪等本能活动。

# 左右脑相互联系并发出指令

大脑以一条叫作"纵裂"的深沟为界，分为左半球和右半球两部分，通过大脑纵裂底部约2亿根神经纤维束构成的胼胝体，相互联系并发出指令。

左脑负责向身体右半部发出运动命令和感觉，并与说、听、读等语言处理及与计算、时间感和逻辑思维等有关。

右脑负责向身体左半部发出运动命令和感觉，并与创造力、直觉理解以及对空间和方向的识别有关。

通常认为，与智力和感觉有关的右脑是通过绘画和制作物品等创造性训练而发展起来的。

右脑向身体的左半部发出指令，而左脑向身体的右半部发出指令，因为连接大脑和身体各部分的神经在延髓处左右交叉延伸，这种结构被称为"交叉支配"。

主要负责说话的部分被称为语言中枢，还有被称为布罗卡区和韦尼克区的部分。

布罗卡区负责说话，韦尼克区负责听和理解语言。据说这些语言区位于左脑还是右脑与惯用手有关，当把30%～50%的右利手和左利手都包括在内时，90%以上人群的语言区位于左脑。另外，有语言区等功能的一侧被称为优势半球，没有语言区的一侧被称为劣势半球，但这并不意味着优势半球更优越。

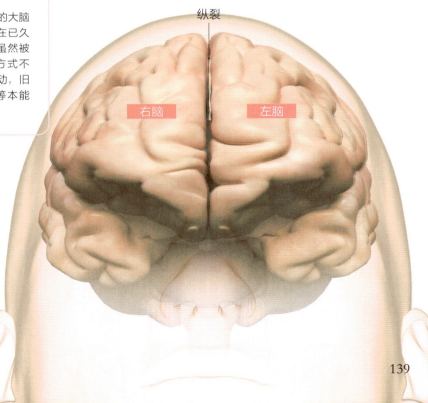

纵裂

右脑　左脑

## 头痛要注意疼痛的类型

头痛大致分为原发性头痛和继发性头痛两大类。原发性头痛包括偏头痛、紧张性头痛和丛集性头痛。偏头痛是在头部的一侧如同脉搏跳动一般的疼痛感。紧张性头痛则如同被挤压一般的疼痛。丛集性头痛是在特定时间发生的剧烈疼痛，尤其是在眼眶部位明显。病因不同，治疗方法也不同。而继发性头痛是由于某些原因而引起的头痛，且可能危及生命，蛛网膜下腔出血是继发性头痛的典型例子。如果出现剧烈头痛或说话困难等症状，请尽早就医。

## 痴呆症是由大脑神经细胞受损所引起的吗

痴呆症是由于某些原因导致脑神经细胞遭到破坏而引起的疾病。有记不住新事物、重复同样的对话、不能正确着装等多种症状，会干扰日常生活。痴呆症包括阿尔茨海默型、小体型和脑血管型。顺便说一下，健忘是大脑随着年龄的增长而发生的生理性老化。

## 阿尔茨海默病

阿尔茨海默病约占日本老年痴呆症的一半。人们认为其原因是β淀粉样蛋白和tau蛋白在大脑中积累并攻击突触，并阻碍信息传递，从而导致整个大脑萎缩。有些药物可以减缓进展，因此请尽早发现和治疗。

## 小体型痴呆症

原因是大脑的神经细胞中产生了一种叫作"levy小体"的蛋白质，这种蛋白质会损伤大脑皮质的神经细胞。在认知能力下降的同时，还会出现幻觉、抑郁症和帕金森等症状。

## 通过认知运动预防痴呆症

认知运动，旨在通过在锻炼时刺激大脑来预防痴呆症。即使患有轻度痴呆症的人也有望保持和改善其认知功能。内容是边走边做接龙和计算等，一边移动身体到出汗的程度，一边做其他的事情。重点是在检查运动和任务的内容、频率和强度的同时能够轻松地继续。

## 醒来后的甜食对大脑有益吗

大脑的大部分能量来源是葡萄糖。如果患有低血糖，大脑将无法正常工作，也将无法保持专注。如果它进一步下降，不仅会导致意识模糊，严重者还会危及生命。

早上起床后血糖低，虽然会想吃一些能够提高血糖值的甜食，但如果空腹时吃太多高GI食物，血糖会急剧上升，胰岛素会分泌过剩，导致血糖水平急剧下降。这样一来，大脑就无法正常工作了。对于早餐，不仅要吃糖类，还要均衡地吃蛋白质和膳食纤维，这对于大脑来说是一天良好的开端。

### 中医 脑与肾息息相关

脑的主要功能是控制眼睛、鼻子、耳朵、嘴巴和舌头的功能以及运动和感觉，是"奇恒之腑"之一。脑是储存髓的地方，由于髓与肾精（肾中储存的生命能量）关系密切，因此大脑也与肾密切相关。→髓（见第191页）

**推荐中药**

大柴胡汤、黄连解毒汤、真武汤/脑卒中

### 有益的食材和吃法
### 对大脑有益的食材

**鱼类中的DHA、EPA**

鱼油中富含的DHA（二十二碳六烯酸）和EPA（二十碳五烯酸）是不饱和脂肪酸，又称为$\omega$-3脂肪酸。众所周知，$\omega$-3脂肪酸除了可以预防血栓、降低甘油三酯和增加高密度脂蛋白胆固醇外，还具有激活脑细胞的作用。

**银杏叶提取物**

银杏叶提取物具有通畅血液和扩张血管的作用，有助于促进大脑血流量。在德国和法国，银杏叶提取物被作为药品使用。但是，正在服用抗凝剂的人和有出血倾向的人服用时要小心。

**纳豆**

纳豆中所含的卵磷脂具有改善血液流动的作用，而纳豆激酶具有通畅血液的作用。由于它含有胆碱，此物是乙酰胆碱（大脑中的神经递质）的材料，因此被认为对激活大脑功能有益。

**巧克力**

众所周知，巧克力原料可可中所含的可可碱可以刺激大脑皮质中的中枢神经，有增强注意力和记忆力的作用。它还含有可可黄烷醇（可可多酚），不仅可以增强血液循环，还可用于改善与生活习惯相关的疾病。

# 小脑

小脑位于大脑下方，重120～140克，约占脑总重量的10%。它虽然比大脑小，却挤满了超过1000亿的神经细胞，集中了全身一半以上的神经细胞。顺便说一下，这个数字远高于大脑皮质中的140亿的神经细胞数量。

小脑分为新小脑和古小脑。新小脑与运动神经密切相关，在这里调整从大脑接收到的运动指令，并向全身发出指令。古小脑是平衡感的中枢，用于保持姿势。如果古小脑的活动变迟缓，人就会失去平衡，很难以正确的姿势站立。小脑也参与与身体记忆有关的"程序性记忆"。

例如如何游泳和如何骑自行车等，人们通常很难忘记身体记住的东西。即使是时隔5年再骑自行车，身体也能很好地记住并正确骑行。而酒精会降低小脑的功能，这就是为什么喝醉后会变得摇摇晃晃、步履蹒跚的原因。

## 调节大脑发出的运动指令，并将指令传至全身

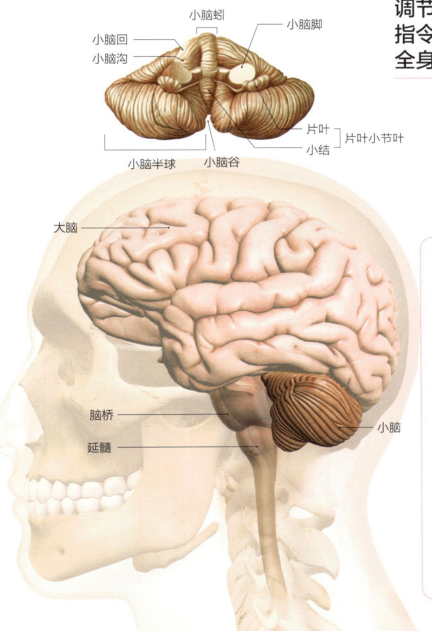

小脑蚓
小脑脚
小脑回
小脑沟
片叶
片叶小节叶
小结
小脑半球
小脑谷
大脑
脑桥
延髓
小脑

## 重复练习是在训练小脑吗

小脑起着控制各部分的运动并记忆这些经验的作用。运动练习之所以有效，是因为它被输入到了小脑。在反复的失败和成功中，成功案例的行为模式就会在小脑中积累。步行和平衡等无意识运动也是由于小脑的记忆所产生的。

## 锻炼小脑，改善头晕和走路不稳

锻炼控制平衡感的小脑功能可以改善头晕、摇晃和偏头痛等症状。通过大胆做出摇头、眼球左右移动等似乎头晕目眩的动作，刺激小脑，会增强小脑的平衡调节能力。

# 脑干

**间脑**
丘脑：传递除嗅觉以外所有感觉的神经纤维的中继点。
下丘脑：自主神经系统和内分泌系统的中枢。嗅觉在这里传递。

**中脑**
它保持身体的平衡，调整眼球的运动和瞳孔的大小。

**脑桥**
从大脑皮质到小脑的神经中继点。

**延髓**
除了有呼吸中枢和吞咽食物的运动中枢外，它还是调节血液循环、出汗和排泄等的中枢。

## 与生命活动相关的重要神经都集中在这里

**一般的不适和疾病**　植物人状态和脑死亡、帕金森病

　　脑干呈树干形状支撑大脑，重约200克，长约7.5厘米。因为集中了意识、呼吸、循环、体温调节等维持生命的所有神经，所以它是大脑中最重要的部分。

　　即使在人们睡着时，脑干也能保持心脏运动并调节体温。

　　脑干由四部分组成：间脑、中脑、脑桥和延髓。

　　间脑位于大脑深处，由丘脑和下丘脑组成。丘脑是神经纤维的中继点，传递除嗅觉以外的所有感觉。这里负责组织整理信息并将其传送到大脑。下丘脑控制自主神经系统和内分泌系统的运作，也是体温、睡眠和性功能的中枢。

　　中脑是夹在间脑和脑桥之间的一小部分，它负责保持身体平衡，调节眼球运动和瞳孔大小。脑桥夹在中脑和延髓之间，是脑干中最凸出的部分。它是大脑皮质到小脑的神经中转点，也是面部和眼睛运动的中枢。它还参与呼吸调节。

　　延髓是大脑、中脑、小脑和脊髓神经通过的地方，也是一部分神经的中继点。除了有呼吸中枢和吞咽食物的运动中枢外，它还是调节血液循环、出汗和排泄的中枢。

## 延髓的功能

　　延髓是打喷嚏、咳嗽、呕吐、咀嚼、吞咽、发音、唾液、眼泪、汗液产生的中枢，也是呼吸、血液循环、心率调节和自主神经的中枢。这是可以称之为生命线的部位，延髓一旦受损，就会出现身体瘫痪和呼吸衰竭，难以维持生命。

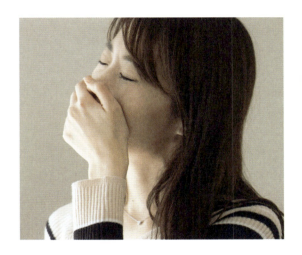

### 下丘脑控制"生物钟"

　　下丘脑具有"生物钟中枢"功能，可以调节睡眠和清醒的节奏。

　　当您感觉到清晨的阳光时，这款时钟就会调整24小时的周期以减少误差。如果早上起不来，很有可能是这个调节功能运转不良。下丘脑还有调节体温的作用，正是由于下丘脑的作用，早上体温略低，下午升高。

### 脑干是爬行动物的大脑

　　脑干占据了鱼类、两栖动物和爬行动物脑的大部分。在鸟类和哺乳动物中，小脑和大脑变得更大，而在灵长类动物中，新皮质也变大了，还产生了联合区。

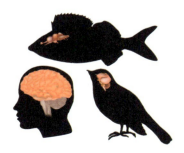

### 什么是帕金森病

　　据说是制造神经和神经递质多巴胺的黑质（包含在中脑中）退化或消失，但真正原因尚未明确。其主要症状是四肢颤抖和僵硬，这会损害运动功能。好发年龄为50～70岁，年龄越大发病率越高。

### 植物人状态和脑死亡有什么区别

　　植物人状态是大脑的部分或全部功能丧失和无意识的状态，但脑干和小脑的功能经常保留，可以自主呼吸，在极少数情况下可能会恢复。脑死亡包括大脑、小脑和脑干全部衰竭时的全脑死亡，以及脑干失去功能时的脑干死亡。在脑干死亡的情况下，大脑的功能没有丧失，但最终大脑也会失去功能，导致全脑死亡。之所以在脑死亡判断中用光照射眼睛，检查瞳孔是否缩小，是因为脑干有反射中枢，这是为了确认脑干是否还在发挥作用。

**有益的食材和吃法**
### 增加多巴胺和血清素的大豆和乳制品

　　多巴胺由酪氨酸和苯丙氨酸合成，因此均衡摄取以下富含它们的食物就可以了。
推荐食物：
杏仁、牛油果、香蕉、牛肉、鸡肉、巧克力、咖啡、鸡蛋、绿茶、酸奶、奶酪、大豆、鹰嘴豆等。
　　血清素由色氨酸合成，所以多吃以下色氨酸含量高的食物是很好的。
推荐食物：
大豆、奶酪、牛奶、酸奶、谷物、芝麻、花生、鸡蛋、黄油。

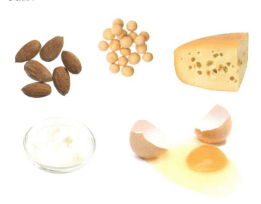

# 神经系统

脊髓是连接大脑的神经纤维的集合，在连接大脑与身体的运动神经和感觉神经方面发挥作用。身体之所以总能对外界的情况做出反应并采取适当的行动，就是因为外界的信息通过脊髓传递到大脑，大脑将在此组装好的指令再一次通过脊髓传递到四肢等地。

在需要避免危险的情况下，例如触摸到过热的东西时，脊髓会在联系大脑之前就发出让肌肉收缩的命令。脊髓有时会代替大脑发挥中枢的作用。因此，如果脊髓在交通事故或外伤中受伤，感觉和运动功能都会受到损害。此外，如果来自大脑的命令无法从受伤部位传递到下方的神经，轻则引起麻痹，严重时可能无法行走。神经是连接身体各部分的网络，遍布全身。神经包括在整个神经系统中起中枢作用的中枢神经和以中枢神经为中心分布于全身各处的周围神经。特别是中枢神经，是非常重要的，受到颅骨、脊柱等强壮骨骼的保护。周围神经是直接从大脑发出的左右12对脑神经和从脊髓分出来的31对脊神经的总称。

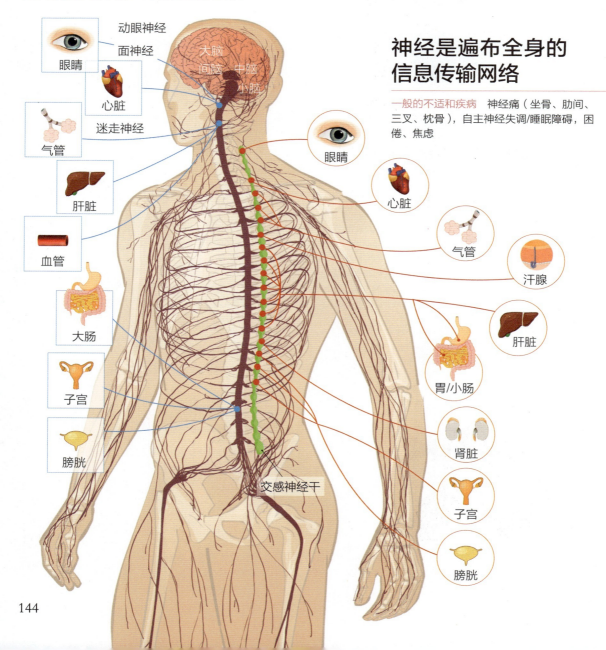

## 神经是遍布全身的信息传输网络

一般的不适和疾病　神经痛（坐骨、肋间、三叉、枕骨），自主神经失调/睡眠障碍，困倦、焦虑

动眼神经
面神经
眼睛
心脏
迷走神经
气管
肝脏
血管
大肠
子宫
膀胱

大脑
间脑　中脑
小脑

交感神经干

眼睛
心脏
气管
汗腺
肝脏
胃/小肠
肾脏
子宫
膀胱

脑神经是直接来自大脑的末梢神经，主要负责头部和面部的活动。

此外，脑神经中的感觉神经包括将嗅觉传达给大脑的嗅神经、将视觉传达给大脑的视神经、将听觉和平衡感传达给大脑的听神经和将舌头的味觉和知觉传达给大脑的舌咽神经等。

吃到美味的食物时，我们会感觉好吃或辣或冷，也是通过感觉神经传递到大脑的。脊神经一方面负责将指令从大脑传递到身体的各个部位，另一方面也负责将信息从身体的各个部位传递到大脑。

# 什么是脊神经

从脊髓延伸到身体左右两侧的周围神经，包括颈神经8对、胸神经12对、腰神经5对、骶神经5对、尾神经1对，一共31对。全身皮肤和肌肉的信息通过脊髓传递到大脑，大脑的指令通过脊髓传递到各个部位。换句话说，脊髓是连接大脑和全身的神经连接通道。

## 12对脑神经

1 传递嗅觉信息的**嗅神经**

2 传递视觉信息的**视神经**

3 控制眼球运动的**动眼神经**

4 控制眼球向下移动的**滑车神经**

5 控制面部感觉和下颌功能的**三叉神经**

6 控制眼球向外运动的**外展神经**

7 控制面部肌肉和味觉的**面神经**

8 控制听力和平衡感的**听神经**

9 控制咽部运动和味觉的**舌咽神经**

10 控制咽部和内脏器官运动的**迷走神经**

11 控制颈部和肩部运动的**副神经**

12 控制舌头运动的**舌下神经**

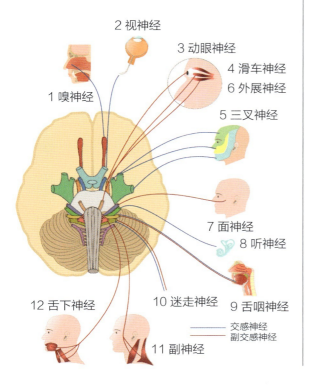

2 视神经
3 动眼神经
4 滑车神经
6 外展神经
1 嗅神经
5 三叉神经
7 面神经
8 听神经
12 舌下神经
10 迷走神经
9 舌咽神经
11 副神经

—— 交感神经
—— 副交感神经

## 神经痛是一种什么样的疾病

神经痛是指感觉神经因某种原因受到刺激，出现阵发性、反复发作的疼痛、麻木等症状。尖锐的针刺痛会不定期地反复发生，但通常不会持续很长时间。神经痛持续时间越长，就越难以摆脱，因为疼痛的记忆会烙印在大脑中。目前有作用于疼痛中枢的消炎镇痛药，能迅速减轻疼痛，所以如果不适，请不要忍耐，尽早就医。

## 气象病

近年来备受关注的气象病，是指在低气压通过时会引起头痛、神经痛和抑郁等。内耳敏感、内耳血流不畅的人更容易出现这种情况。这是因为大气压力的变化被过度传递给了自主神经，导致其紊乱。这种疼痛也被称为"天气痛"。

## 中医 对神经系统有益的中药

桂枝加苓术附汤/着凉引起的神经痛和麻木

舒筋活血汤/血流不畅引起的神经痛和麻木

葛根汤、葛根加术附汤、五苓散/三叉神经痛

当归汤、柴陷汤/肋间神经痛

当归四逆加吴茱萸生姜汤/受凉引起的头痛、腹痛、腰痛

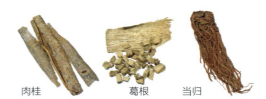

肉桂　　　　　葛根　　　　　当归

## 当自主神经失去平衡时，就会引起身心不适

周围神经分为躯体神经和自主神经。躯体神经控制皮肤的感知和骨骼肌等感觉。比如可以感受到接触皮肤的是什么东西，或者可以进行触摸和扔球等运动都是由于躯体神经的作用。这是因为躯体神经与运动神经有着密切的关系。

自主神经是控制内脏活动、新陈代谢、体温等功能的神经，与意志无关，支持生命活动。自主神经有两种类型：交感神经，白天活跃时占优势；副交感神经，晚上放松或睡觉时占优势。

这两种神经的作用改变了身心状况。如果交感神经占主导地位，身体和精神就会因为血压和心率的增加而变得兴奋。如果副交感神经占优势，血压就会下降，心率也会减慢。

如果其中之一过于占优势，交感神经和副交感神经之间的平衡就会被破坏，从而引起生理和心理上的问题。例如，可能会感到过度焦虑、胃酸分泌过多、反复腹泻和便秘。压力、工作问题、生活不规律是其主要原因。

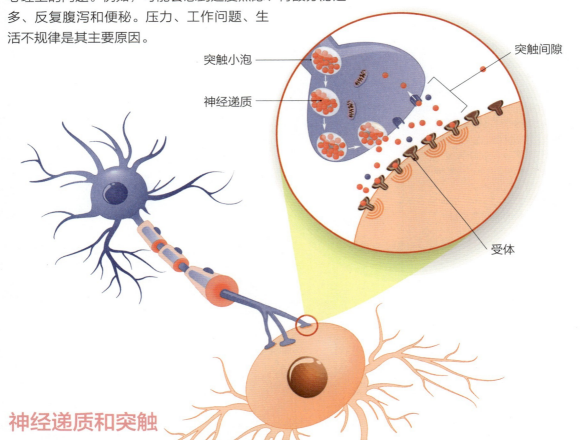

突触小泡

神经递质

突触间隙

受体

## 神经递质和突触

神经递质是大脑中的神经细胞产生的化学物质，据说有一百多种。它被认为是一种信息物质，在向突触发送信息时充当桥梁，突触是神经的关节。储存在突触小泡中的递质在电信号到达时分泌，在离子的帮助下，它们被传递到细胞中的受体。发射器和接收器就像钥匙和钥匙孔。化学物质转化为电信号，传递信息。

有两种类型的神经递质："兴奋"和"抑制"。具有兴奋和抑制相反特性的神经递质的平衡使大脑保持健康。

众所周知的神经递质有乙酰胆碱、多巴胺、去甲肾上腺素、谷氨酸、γ-氨基丁酸（GABA）、甘氨酸、血清素、组胺、β-内啡肽和催产素。

## 拥有良好的运动神经意味着什么

运动神经从大脑向四肢等传递指令，其末端与肌肉相连。来自大脑的神经信号使肌肉运动。良好的运动神经意味着神经信号在大脑中得到很好的控制并及时传递到肌肉。如果想让身体随心所欲的活动，就需要不断重复练习，形成很多脑神经回路。这样运动神经的功能就会得到改善。

## 来自左脑的运动指令被传送到身体的右侧

运动神经是控制骨骼肌运动的周围神经，身体的运动中枢位于左右大脑皮质。从那里到脊髓的路径称为锥体束，它在延髓下方交叉。因此，来自左脑的运动指令被传递到脊髓的右侧，来自右脑的指令被传递到左侧。

### 大脑中的激素能调节身心

一定量的神经递质流入大脑，神经递质与每个受体结合以控制情绪。去甲肾上腺素、多巴胺等是在压力下分泌的兴奋性情绪激素，与交感神经有关。乙酰胆碱和血清素是放松时分泌的激素，与副交感神经有关。

### 脊髓反射

当触摸热的物体时，可能会不经意地把手缩回来。正常情况下，发热的感觉是从脊髓通过丘脑传递到大脑皮质，但在紧急情况下，脊髓会直接传递指令到运动神经，引起反射性缩手。除了这些屈曲反射，用锤子击打髌腱时的牵张反射也是脊柱反射的一个例子。

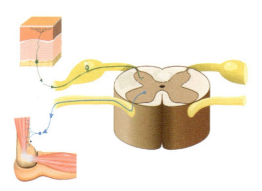

 **抑肝散**

抑肝散原本用于治疗小儿疳积、哭闹，现在也用于治疗神经亢奋、易兴奋、烦躁难眠等神经问题。
此外，近年来它经常用于阿尔茨海默病的早期治疗。

**推荐中药**
抑肝散、抑肝散加陈皮半夏/紧张、失眠
抑肝散加龙骨牡蛎汤/焦虑症
加味逍遥散/自主神经失调、更年期障碍
半夏厚朴汤/咽喉异常症
酸枣仁汤/失眠

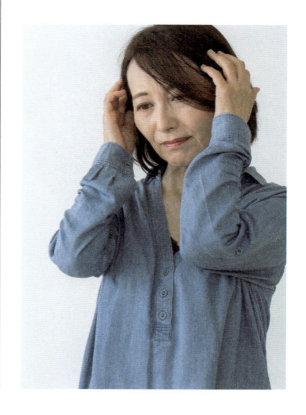

### 什么是自主神经失调

自主神经失调是交感神经与副交感神经的平衡变差所引起的各种症状的总称。病因和症状各不相同，症状可能消失、出现或同时出现多种症状。治疗方法因症状而异，但主要是改善生活方式和药物治疗。

# 抑郁

## 血清素是改善抑郁症的关键

大脑失去活力，对一切失去动力的状态，例如对自己喜欢的东西不感兴趣，思维不畅，疲倦而无法入睡，或没有胃口，称为"抑郁"。如果这种情况持续很长时间，就会被诊断为"抑郁症"或"抑郁状态"，需要治疗。这种症状即使只存在很短的时间，也可能无法舒适地生活。因此应该考虑采取一些措施。

抑郁症的原因和症状的表现百人百样，但众所周知，抑郁症患者的大脑中缺乏神经递质血清素。血清素也被称为"幸福激素"，是一种与情绪控制和睡眠密切相关的物质。血清素通常是通过有规律的生活来分泌的，例如沐浴朝阳、定时吃有营养的饮食、适度运动。当情绪低落时，日常节奏往往会受到干扰，例如无法睡好或没有胃口。但是，如果能养成这些好习惯，症状就一定会得到缓解。

### 沐浴阳光

阳光会刺激血清素的分泌。尤其是晨光可以重置体内生物钟，提高夜间睡眠质量，对改善抑郁症很有效。养成早上起床时拉开窗帘的习惯，如果可能的话，出去走5～30分钟。即使阴天或下雨，室外也比开着灯的房间里亮得多。

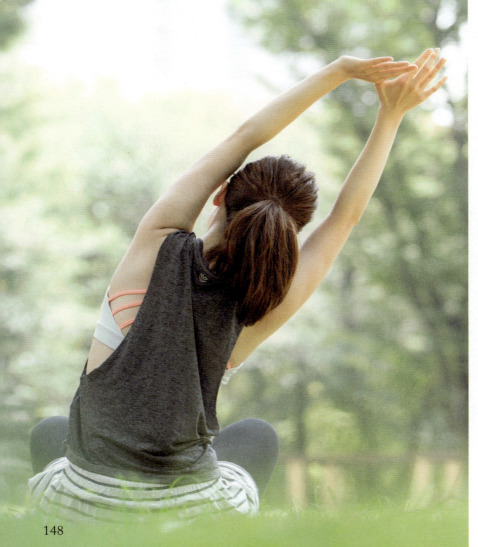

### 有节奏地运动

步行、细嚼慢咽和有规律的运动，已被证明可以激活血清素。因此应将细嚼慢咽、步行、慢跑和腹式呼吸纳入我们的日常生活。专注于锻炼，而不是一边做某事一边锻炼。

### 正确吃三餐

色氨酸是血清素的来源，人体无法合成，必须从饮食中摄取。准备膳食、咀嚼等运动本身也会刺激血清素的活性。另外，定时进餐，形成生物钟，也有安定心神的效果。

# 改善抑郁的食谱

为了改善抑郁，需要从饮食中获取良好的营养。尤其要注意充足摄入与大脑活化和脑内物质合成有关的营养素。

## 富含色氨酸的食物

色氨酸是血清素的材料，在肉类、鱼类和鸡蛋等蛋白质来源的食材中含量丰富。如果经常吃便利店或快餐店的食物的话，一方面，糖和脂肪摄入会过剩，另一方面，也容易缺乏蛋白质，所以要注意。

※肉、鱼、蛋、香蕉、纳豆、味噌等

## 青鱼

据说竹荚鱼、鲭鱼、沙丁鱼和秋刀鱼等青鱼中所含的DHA可以改善大脑功能。水煮的罐头可以省去做饭的麻烦，同时也可以得到所需的营养。

※竹荚鱼、鲭鱼、沙丁鱼、秋刀鱼等

## 富含铁的食物

抑郁症患者有可能长期缺铁。菠菜、芥菜等蔬菜中也含有铁，但肉类和鱼类中所含的血红素铁更容易被人体利用。食用瘦肉、鱼和动物肝脏是非常不错的选择。

※瘦肉、动物肝脏、鲣鱼、金枪鱼等

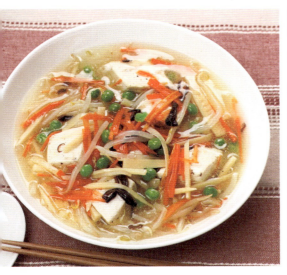

**旗鱼是一种富含色氨酸且易于烹饪的鱼**

### 中式旗鱼豆芽菜

| 营养数值为一人份 | |
| --- | --- |
| 能量 | 210千卡 |
| 糖 | 6.4克 |
| 含盐量 | 1.0克 |

**材料（4人份）**

旗鱼…4片
干木耳…2朵
豆芽…1袋
胡萝卜…1/2个
竹笋（水煮）…1/2个
青豆…4小勺
清酒…1大勺
盐和胡椒粉…各适量
鸡汤…3杯
酱油…1大勺
淀粉…1大勺

**制作方法**

1 将一片旗鱼切成四块，加入清酒、盐和胡椒粉。
2 豆芽洗净，胡萝卜和竹笋切成丝。将青豆在沸水中焯一下。木耳泡发并切成小块。
3 将豆芽、胡萝卜丝、竹笋丝、木耳放入平底锅，将旗鱼块平铺开，倒入鸡汤。用中火煮沸后转小火，盖盖焖10分钟。
4 先将旗鱼块取出，放入碗中。
5 将青豆加入仅含蔬菜的汤中，并用酱油调味。
6 将淀粉用双倍量的水调成微稠汁，和5一起浇在4上面。

**鲣鱼中富含人体容易缺乏的铁质**

### 鲣鱼汁

| | |
| --- | --- |
| 能量 | 94千卡 |
| 糖 | 5.9克 |
| 含盐量 | 1.1克 |

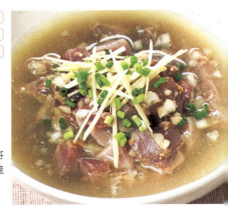

**材料（2人份）**

鲣鱼（生鱼片）…半条
洋葱…1/2个
姜末…1小勺
香葱…1/2束
味噌…2小勺
生姜…1块
海带…1块（10厘米见方）
酱油…少许

**制作方法**

1 鲣鱼切碎，洋葱切成末，将味噌和生姜混合。
2 将3杯水（分量外）和海带放入平底锅中加热，在沸腾前将海带取出，制作海带高汤。
3 生姜切小块，香葱切成葱花。
4 将约1大勺的1放入碗中，倒入2，然后用筷子将食材搅松，用酱油调味，可根据个人口味放上腌萝卜。

**富含色氨酸的鱼很容易
就能获取**

| 能量 | **66千卡** |
|---|---|
| 糖 | **2.9克** |
| 含盐量 | **0.4克** |

## 腌鲱鱼

### 材料（2人份）

去掉头尾的鲱鱼（鱼干）…2个
A 苹果醋…1/2杯
　洋葱碎…1/4个
　莳萝…适量
　盐和胡椒粉…各少许

### 制作方法

将A放入锅中搅拌，加入鲱鱼并
在冰箱中保存2～3天。

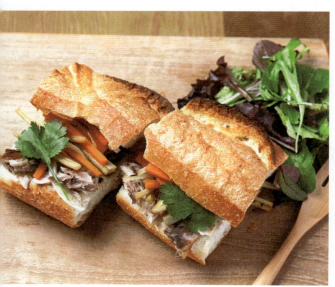

**用富含DHA和EPA的鲭鱼做
三明治，可改善大脑功能**

| 能量 | **532千卡** |
|---|---|
| 糖 | **48.1克** |
| 含盐量 | **2.9克** |

## 鲭鱼三明治

### 材料（2人份）

盐鲭鱼…半条
胡萝卜…10克
牛蒡…10克
洋葱…50克
法式面包…20厘米
香油…1/2大勺
A 醋…2大勺
　酱油…1小勺
　白糖…2小勺
香菜…适量

### 制作方法

1 将鲭鱼切成3等份，烤至金黄。
2 胡萝卜和牛蒡切成长条，将牛蒡
　用水浸泡，除去涩味后沥干水
　分。将洋葱切成薄片。
3 平底锅中倒油烧热，炒胡萝卜
　和牛蒡，加入A快速搅拌，关
　火，加入洋葱静置一会儿。
4 将1、3夹入法式长棍面包中，
　并放入香菜。

**使用富含色氨酸的牛奶**

| 能量 | **324千卡** |
|---|---|
| 糖 | **7.5克** |
| 含盐量 | **1.8克** |

## 奶油鲭鱼西蓝花

### 材料（2人份）

西蓝花…1/3个
盐鲭鱼…半条
洋葱…1/4个
色拉油、黄油…各适量
孜然…2小勺
面粉…1.5大勺
牛奶…1.5杯
固体高汤…1/2个
盐和胡椒粉…各少许

### 制作方法

1 将西蓝花分成小束，加适量盐（分量外）在
　沸水中煮沸。将鲭鱼切片，洋葱切片。
2 在煎锅中加热色拉油，将鲭鱼的两面煎好，
　取出。
3 在同一个煎锅中加热黄油，放入孜然和洋
　葱。洋葱变软后，撒上面粉，用小火炒，加
　入牛奶和固体高汤，边煮边搅拌。
4 加入2和西蓝花，煮沸并用盐和胡椒粉调味。

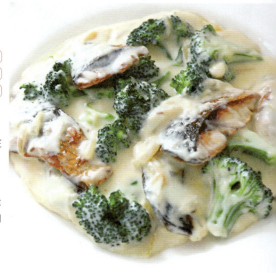

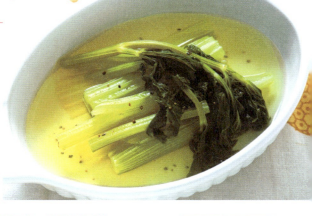

**芹菜的香味具有镇静的效果**

## 轻煮芹菜

| 能量 | 10千卡 |
|---|---|
| 糖 | 1.5克 |
| 含盐量 | 1.1克 |

**材料（2人份）**

芹菜…1束
水…1.5杯
固体高汤…1个
盐和黑胡椒碎…各少许

**制作方法**

1 芹菜去筋，切长段。
2 将芹菜段放入锅中，加水和固体高汤开火煮。开后盖盖，用小火煮20～30分钟。最后用盐和黑胡椒碎调味。

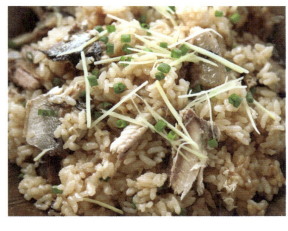

**只要和鱼一起煮就可以，非常简单**

## 秋刀鱼炊饭

| 能量 | 360千卡 |
|---|---|
| 糖 | 53.7克 |
| 含盐量 | 2.1克 |

**材料（4人份）**

秋刀鱼…1条
大米…200毫升
A 酱油/清酒…各2大勺
　 醋…1大勺
　 盐…1/2小勺
香葱…4根
生姜…1块

**制作方法**

1 将洗好的大米和A放入电饭煲中，根据刻度加入适量的水。将切掉尾巴的秋刀鱼放上，普通模式烹煮。
2 煮熟后，留下鱼肉，除去骨头。
3 将秋刀鱼放回锅里。把香葱和生姜切成丝，各取一半放入锅中，搅拌均匀。将鱼盛入碗中，撒上剩余的香葱丝和姜丝。

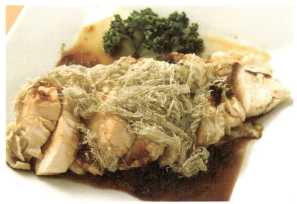

**只须将酱汁和海带加在煮熟的鸡肉上即可，很简单**

## 山药海带丝炖鸡肉

| 能量 | 254千卡 |
|---|---|
| 糖 | 3.3克 |
| 含盐量 | 0.3克 |

**材料（2人份）**

鸡胸肉…1块
海带丝…适量
A 酱油…1大勺
　 味醂…一小勺
　 干松鱼片…少量
　 蛋黄…1个
　 白糖…1小勺

**制作方法**

1 把鸡胸肉放到水中煮，水要刚好没过鸡胸肉。将A调好。
2 将煮好的鸡胸肉切片。盛入碗中，浇上A，撒上海带丝。

**富含优质脂肪的牛油果有助于改善抑郁**

## 半熟鸡蛋牛油果沙拉

| 能量 | 260千卡 |
|---|---|
| 糖 | 4.8克 |
| 含盐量 | 0.5克 |

**材料（2人份）**

鸡蛋…1个
牛油果…1个
柠檬…1/2个
洋葱…1/2个
A 白芝麻…1大勺
　 蛋黄酱…1大勺
　 牛奶…1/2大勺
　 盐、黑胡椒碎…各少许
　 香菜…少许

**制作方法**

1 将鸡蛋用水煮8分钟，制成半熟鸡蛋。将洋葱切成末。
2 将牛油果去皮和核，切小块，挤上柠檬汁。
3 混合A，加入2和沥干水的洋葱，快速搅拌均匀。
4 把3放在盘子里，放入对半切的鸡蛋，撒上切碎的香菜、盐和黑胡椒碎。

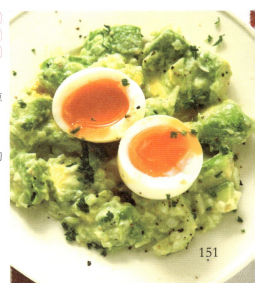

# 睡眠

## 睡眠可以保养身心

据说人的一生有1/3的时间是在睡眠中度过的，那我们为什么要睡觉呢？事实上，睡眠的必要性尚未完全弄清楚。然而，睡眠是本能行为之一，人们通过睡眠进行记忆的整理和巩固，对大脑的高阶信息进行处理，调节体温，组织情绪，以及调节免疫系统。换句话说，睡眠是对精神和身体的一种保养。

睡眠不足、熬夜等会导致保养不充分，无法从疲劳中恢复，注意力不集中，就会出现失误和记忆力减退。诸多实验表明，睡得越少，人的判断能力就越低下，犯的错误就会越多。此外，熬夜后大脑的认知能力与醉酒的程度一样低。因此，如果通宵之后就直接工作、学习，由于记忆没有进行整理和巩固，效率会非常低。熬夜会打乱第二天的睡眠节奏，就有可能导致睡眠负债。特别是长年轮班工作的人，患乳腺癌或前列腺癌的风险很高。如果不睡觉，人会变成什么样呢？结论是，总有一天会死去。1964年，一名美国高中生挑战他一直不睡能够坚持多少天。记录是11天。据报道，第二天眼睛已经无法很好聚焦，第七天眼睛不再转动，第十天，记忆力和语言能力失常。好在挑战者没有留下后遗症，但也有因为长时间没睡而导致脑损伤的情况。

## "早鸟族"和"夜猫子"是由基因决定的

适当的睡眠时间是多少？因年龄和人而异，但一般6～8小时为宜。由于每个人的生活节奏和工作条件不同，有些人认为"必须睡10小时以上"，也有些人认为，"睡不到6小时就够了"。以白天不会困，晚上可以自然入睡，能够正常睡眠的时间为基准就可以。

除了睡眠时间以外，还有擅长早起的"早鸟族"和擅长晚睡的"夜猫子"。在大脑的下丘脑（参见第143页）中，有一个大约以24小时为一个周期的生物钟。控制这个生物钟的基因数量决定了它是"早鸟族"还是"夜猫子"，但生物钟是通过每天早上曝露在阳光下来调整的。沐浴在阳光下，能让人清醒，此时血清素会被分泌到大脑中。

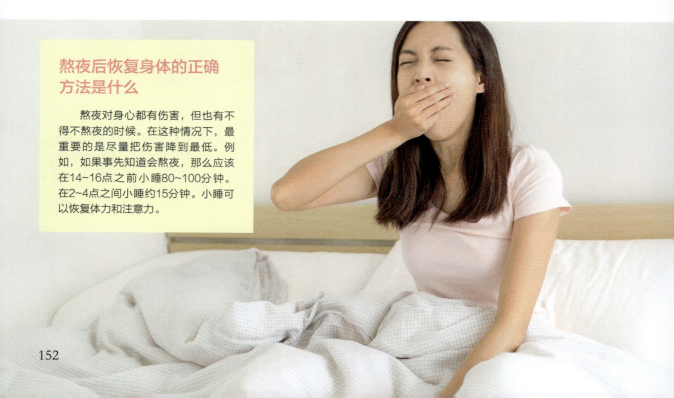

### 熬夜后恢复身体的正确方法是什么

熬夜对身心都有伤害，但也有不得不熬夜的时候。在这种情况下，最重要的是尽量把伤害降到最低。例如，如果事先知道会熬夜，那么应该在14~16点之前小睡80~100分钟。在2~4点之间小睡约15分钟。小睡可以恢复体力和注意力。

血清素是能激活大脑的关键物质，可以让人精神稳定、头脑灵活，被称为"幸福激素"。

褪黑素是由血清素合成的，它能调节人体内的睡眠环境。

由于基因决定了您是"早鸟族"还是"夜猫子"，但如果晚上睡不着白天补觉，生物钟的睡眠觉醒节奏在很多情况下会被打乱，所以还是在阳光的沐浴下生活，调整作息节奏吧！

## 了解睡眠周期会让您睡个好觉

睡眠分为两种类型：快速眼动睡眠和非快速眼动睡眠。快速眼动睡眠是睡眠时眼球也在转动，身体在休息但大脑是清醒的。交感神经和副交感神经都在工作时我们会做梦。非快速眼动睡眠是眼球不动，大脑和身体都在休息，副交感神经占主导地位，呼吸变慢变深，脉搏减慢的状态。另外，在非快速眼动睡眠时期，有巩固程序性记忆（见第138页）的功能。

非快速眼动睡眠在入睡后立即出现，这是所有睡眠中最深的睡眠。大约90分钟后，将进入快速眼动睡眠状态。一组非快速眼动睡眠和快速眼动睡眠称为一个睡眠周期。一个睡眠周期因年龄和个体差异而异，但大约需要90分钟，重复4～6次。

随着早晨的临近，非快速睡眠的睡眠深度变浅。最深的非快速眼动睡眠，大约在入睡后3小时，对于大脑和身体的良好休息尤为重要。以前都说睡眠的黄金时间是22:00～2:00，现在认为入睡后的前3小时才是黄金时间。所以，即使晚睡，如果能保持深度的非快速眼动睡眠状态，也能神清气爽地醒来。而且，在这种深度的非快速眼动睡眠中，会消除不愉快的记忆。

### 睡眠阶段与记忆的关系

人们认为，在睡眠前半段的深度非快速眼动睡眠期间，信息从海马体传递到大脑皮质，保留了记忆，并在海马体中创造了空间。也有人认为，在深度非快速眼动睡眠期间记忆被选择和擦除，而在快速眼动睡眠期间记忆是固定的。

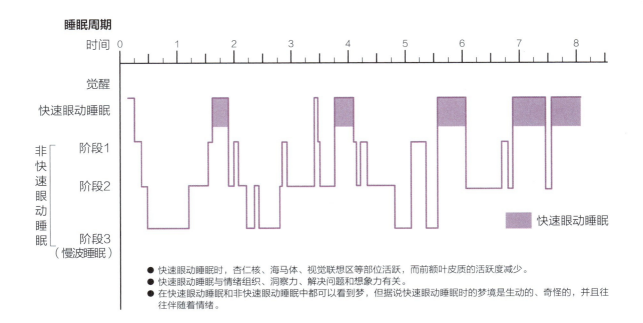

**睡眠周期**

● 快速眼动睡眠时，杏仁核、海马体、视觉联想区等部位活跃，而前额叶皮质的活跃度减少。
● 快速眼动睡眠与情绪组织、洞察力、解决问题和想象力有关。
● 在快速眼动睡眠和非快速眼动睡眠中都可以看到梦，但据说快速眼动睡眠时的梦境是生动的、奇怪的，并且往往伴随着情绪。

## 睡眠不足是能够意识到的，而睡眠负债无法意识到或感受到

"睡眠负债"是指每天轻微的睡眠不足逐渐累积，就变成像债务一样，在不知不觉中造成身心伤害的状态。但是，如果一个每天需要8小时睡眠的人由于某种原因只能睡6小时，那么缺少这2小时的睡眠不是睡眠负债，只是睡眠不足。像这种情况，我们就可以意识到暂时的睡眠不足，从而采取"我累了，今晚早点睡觉吧"等措施。然而，如果这种睡眠不足长期持续下去，就会变成睡眠债务了。

与睡眠不足不同，这种睡眠负债通常是无症状的。

因此，在我们不知情的情况下，对身体和大脑的不利影响很有可能正在增加。

据说大脑的前额叶皮质特别容易受到影响。

前额叶皮质除了负责认知和思考之外，还对人类的情绪控制和决策等起着重要作用。睡眠不足会导致注意力变得分散，错误增加。还可能出现情绪控制困难、愤怒等症状，患糖尿病、高血压、心脏病和脑部疾病、癌症和痴呆症的风险也会增加，并削弱免疫力，使机体更容易感染病毒和细菌。

随着睡眠负债的增加，在不知不觉中瞬间入睡的风险也会增加。例如，驾驶汽车时的微睡眠会导致严重的事故。

可见获得优质睡眠对于避免陷入睡眠负债非常重要。

## 男性和女性在工作黄金时期的睡眠不足

毋庸置疑，优质睡眠对身心健康至关重要，但由于生活方式的改变，许多人正在遭受睡眠不足和睡眠负债的困扰。

根据日本厚生劳动省《国民健康与营养调查》（2018年），每天睡眠时间在6小时以上7小时以下的人最多，男性为34.5%，女性为34.7%。不到6小时的比例，男性为36.1%，女性为39.6%。按性别和年龄组别来看，男性的30～50岁，女性的40～60岁占比超过了四成。

可见，很多人在壮年时期就饱受睡眠不足的困扰，通勤时间过长、工作时间过长是其主要原因。

根据OECD（经济合作与发展组织，性别数据门户网站2018）统计，日本人平均每天的睡眠时间为7小时22分钟（442分钟），是全球33个国家中最低的。

顺便说一下，中国（542分钟）、美国（528分钟）、法国（513分钟）、英国（508分钟）等都超过了500分钟。

很多人认为应该用补觉来偿还睡眠负债，但假期的补觉并不能消除睡眠负债。这是因为睡眠过晚会导致起床延迟，生物钟混乱，以致当天晚上难以入睡，或者入睡时间延迟。这样的话，第二天起床就会变得非常痛苦，无法轻松起床，从而陷入恶性循环。

### 午睡的好时光和坏时光

很多人为了弥补睡眠不足，会在去上班或上学的车里睡着。早上上班或上学打瞌睡可能有助于解决前一天睡眠不足的问题。中午小睡20分钟左右是可以的。人体的体温全天都在波动，体温高的时候就活跃起来，低的时候就睡着了。19点左右据说是体温最高的时段。此时小睡会干扰晚上的睡眠，因此要注意。

## 为了偿还睡眠负债，应该多睡30分钟

不幸的是，多年来积累的睡眠负债无法在短时间内偿还，但如果现状继续下去，情况会变得更糟。首先，在目前的睡眠时间基础上再增加30分钟，最好是1小时，持续一周。如果可能，建议每天午睡15~20分钟。但是，如果睡20分钟以上，就会影响晚上的睡眠，所以要适度小睡。

此外，如果通过记录"睡眠日记"来把握和可视化自己的睡眠，就会更容易思考疾病的原因以及如何处理它。①上床时间②入睡时间③觉醒时间④起床时间（下床时间）等⑤睡得好吗⑥疲倦感消除了吗⑦夜间上厕所了吗⑧白天是否困倦等，试着每天写下您发现的事情，大约持续2周。

如果尝试了这些事情，感觉早上起床比以前清爽了，感觉不那么累了，工作或家务也不犯错误等，您的睡眠负债就会慢慢改善。

充足的睡眠对于保持良好的身心健康很重要，但如果过分关注时间，睡眠质量则可能会恶化。

例如，每天睡8小时的人有时可能只睡6小时。尽管如此，良好的睡眠习惯仍将有助于清醒地醒来。

另外，如果睡不着，不要强迫自己入睡，而是起床，到一个能够放松的房间。但是要避免强光，注意不要看智能手机和电视。

如果以一种"总会睡着的"轻松心态面对，自然就会睡着了。

## 在温水浴中使副交感神经占主导地位，进入睡眠模式

要自然入睡，您的日常习惯、如何度过睡前时间以及您的卧室环境都很重要。获得良好睡眠的重要因素之一是"体温"。

体温全天波动。它有两种类型：深层体温，指的是身体内部的温度；皮肤温度，指的是身体表面的温度。

深层体温比皮肤温度高3~5℃，深层体温低的时候会让人昏昏欲睡。醒来后，深层体温逐渐升高，中午有一个小高峰，之后继续升高，19点左右达到顶峰，然后下降。然而，压力和不规律的生活会扰乱这种节奏。有必要提高皮肤温度以降低深层体温，洗澡是一种简单的方法。建议在38~40℃的温水中浸泡20分钟左右，放松身心，让副交感神经发挥主导作用。在热水浴中，交感神经占主导地位，人会变得清醒。而且，至少在睡觉前2小时完成洗澡。另外，如果单纯淋浴，皮肤温度不会升高，因此不推荐。

### 睡前不要喝含酒精和咖啡因的饮料

很多人都认为睡前喝酒能让人睡个好觉。然而，睡前喝酒不利于一夜好眠。当酒精被分解时，会产生一种叫作乙醛的物质（见第52页），使交感神经占主导地位，从而抑制睡眠，会使睡眠变轻。酒精还有使肌肉松弛的作用，喉咙肌肉松弛，气道变窄，会引起打鼾。所以晚上应避免饮用含有咖啡因的饮料，如咖啡和茶。含有咖啡因的饮料在饮用后20~30分钟有效，此后这种唤醒效果会持续5~7小时。为了睡个好觉，应该避免在睡前喝酒或在晚上喝含咖啡因的饮料。如果要喝，最好是在14点之前。

### 晚饭早点吃完吧

神经递质血清素的缺乏会对睡眠产生不利影响。因此，为了避免平日血清素不足的状态，一定要吃能有效增加血清素的食物，（见第143页）。另外，不要在饱腹状态下睡觉。吃饱了，身体就会分泌瘦素，让胃肠道开始消化。这样一来，身体和大脑都得不到休息，睡眠会变得更轻。所以，晚餐应在睡前3小时完成。

## 睡前1小时关闭智能手机和电脑

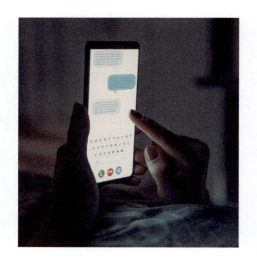

此外，据说睡前1小时的生活方式也会影响能否入眠。特别要注意的是智能手机和电脑发出的蓝光（参见第167页）。当受到蓝光照射时，大脑会误认为"早上已经到了"，促进深度睡眠的睡眠激素褪黑素的分泌受到抑制，导致难以入睡。

此外，智能手机等电子产品上的大量信息使交感神经占主导地位，唤醒大脑，让人无法入睡。理想情况下，应该在睡前1小时关闭数字设备，如果可能的话，不要将手机带入卧室，或将其设置为"睡眠模式"。理想情况下，应在睡前1小时关闭电视。

## 卧室的亮度和室温也是保证睡眠质量的重要因素

夜间，进入眼睛的强光会扰乱生物钟并干扰睡眠。尤其是蓝白光，与早晨的太阳波长相同，所以不适合在晚上使用。家居照明，尤其是卧室和客厅，宜选用暖色系，搭配间接照明，这样不会抑制褪黑素的分泌。另外，亮度也很重要。不容易抑制褪黑素分泌的发光强度为100～300勒克斯，但卧室最好为100勒克斯以下。试着检查下卧室或客厅的灯光颜色和亮度。睡觉的时候尽量把灯关掉，但是如果在漆黑环境下感到不安，建议使用地灯，能模糊地看到人影的程度就可以了。

不仅是灯光，卧室的温度也需要注意。尤其是在夏天，很多人可能不愿意在睡觉时让空调一会儿打开一会儿关闭。即使设置了自动关闭时间，关闭后也会因为房间太热而醒来。不要直接对着空调吹，打开空调盖着被子睡是比较好的。夏天卧室温度为24～26℃、冬天为16～18℃是最好的。全年湿度应保持在50%～60%。冬天容易干燥，可以使用加湿器或挂湿毛巾睡觉。

## 音乐和香气也能让人放松

我想每个人睡觉时都有一两次入睡困难的经历。造成这种情况的原因之一是交感神经占主导地位，身体没有处于睡眠的放松模式。

据说在这种情况下音乐是有效的。当然，除非大脑放松，否则没有意义。这是因为脑电波与睡眠密切相关。白天，脑电波在活跃时以 β 波为主，在放松时以 α 波为主。进入睡眠时，α 波减弱，δ 波成为主流。如果睡眠进一步加深，δ 波就会变得明显。在睡前1～2小时养成听音乐放松大脑的习惯是个不错的选择。虽然听着音乐入睡是可以的，但要注意控制音量。

除了音乐，香味也是帮助入睡的物品之一。气味通过嗅觉直接到达大脑，有促眠作用。建议使用具有放松和舒缓作用的薰衣草和罗马洋甘菊等精油，以获得良好的睡眠。柑橘精油，如柚子和橙子类精油也值得推荐。

## 查看床上用品，例如睡衣和枕头

很多人都喜欢穿着居家服装睡觉，比如夏天穿T恤和短裤，冬天穿运动衫和运动裤。但是如果在房间穿着室内活动的服装直接睡觉，就会让人感觉是白天活动的延伸，很难进入睡眠模式。并且由于其吸湿性和保温性低，可能让人无法睡好觉。另外，如果把换睡衣变成一种"睡眠开始仪式"，就可以轻松切换到睡眠模式。那么，什么样的睡衣好呢？穿起来要舒服不紧身，吸湿性、透气性、保暖性都很好，推荐棉、丝等材质的睡衣。床上用品对于睡个好觉也很重要。床上用品是每天都在使用的东西，并且要持续很长一段时间，所以尽量选择功能性好的。但是，这取决于人的体格、体质、睡眠方向和习惯等，因此在购买时尽可能在店内试用。尽量选择一款当仰卧时可以让脊椎保持自然的S形曲线，当侧身睡觉时，可以使脊椎伸直的床垫，并且可以适度分散身体压力，能够支撑全身的。

如果太软，身体的重量会使臀部下沉，对下背部造成压力；如果太硬，则会对下背部和肩部造成压力。另外，和睡衣一样，选择吸湿性、透气性和保温性好的。被子的基本要求是不会让被体温加热的空气散发出去，但在夏天需要适度散热，所以无论季节如何，兼具吸湿性和保暖性的羽绒被是最好的。

枕头的高度和硬度因人而异，但一般来说，5～10厘米的高度是最舒服的。这取决于躺下和侧身等睡眠姿势，也取决于床垫的硬度。在购买之前，请先试一下再买。

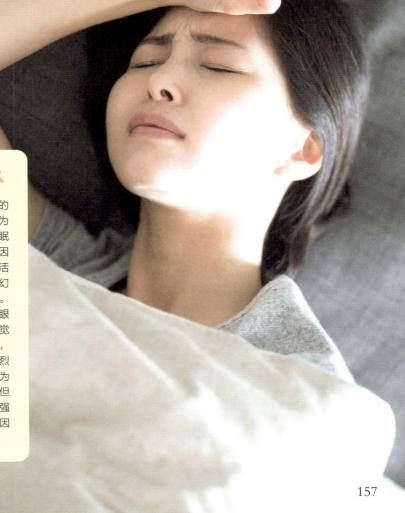

### "鬼压床"的真面目是什么

睡眠时突然陷入身体无法动弹的情况是"鬼压床"。鬼压床是一种称为睡眠麻痹的现象，发生在快速眼动睡眠期间。鬼压床导致身体不能活动的原因是脊髓中的神经受到抑制，肌肉无法活动。另外，在被鬼压床时经常会出现幻觉，但它们都是大脑产生的图像（梦）。然而，鬼压床时的意识比正常的快速眼动睡眠时更清晰，因此往往是一种不觉得是在做梦的生动体验，少则几秒钟，多则2～3分钟，通常会自然消除。强烈的压力、不规律的生活、时差等被认为是主要原因。基本上不会频繁发生，但如果频繁发生，很有可能是白天引起强烈嗜睡的发作性睡病这一睡眠障碍，因此需要及时就诊。

# 体寒症

## 身体不适，也有可能是体寒的原因

如果出现"明明不感觉冷但是四肢冰凉""钻进被窝里仍然四肢冰冷到睡不着""穿着厚衣服依然身体冰凉"等症状，那么就是体寒症了。

体寒症的原因包括血液循环不良、自主神经系统紊乱、肌肉量不足和内分泌失调。女性的肌肉量比男性少，更容易出现体寒症。但是，男性也并不是不会患体寒症。出人意料的是，有很多"隐性怕冷"的男人，四肢暖和，但是腹部却冰凉。

中医认为，体寒症是一种需要治疗的疾病。"寒"被称为是万病之因，水肿、肩膀酸痛僵硬、头痛、便秘、头发稀疏和皮肤问题背后都隐藏着寒邪的身影。尤其是现代生活方式，充斥着缺乏运动、饮食不规律、营养不良、吹空调过度等原因，导致体寒症的人越来越多。如果已经感觉到症状当然不用说了，即使是没有自我意识到的情况下，也应该采取一种积极的生活方式来温暖身体。

## 温暖身体的生活习惯

慢性体寒症是一种与生活方式有关的疾病。请回顾您的日常习惯并积极进行保暖。

### 悠闲地泡澡

与其简单地淋浴，不如悠闲地在浴缸里泡澡。如果泡澡超过15分钟，建议选择不会对身体造成负担的半身浴。

### 衣服不要太紧

紧身衣服会使血液循环不畅导致体寒。尤其是当挤压腹股沟周围的区域时，下半身就容易变冷，所以最好穿宽松的内衣和下装。

### 出行可以选择步行或骑自行车

加强下肢肌肉的锻炼可以促进血液循环，帮助温暖身体。只是在家或单位附近活动，最好选择可以锻炼腿部和下背部肌肉的方法，例如步行或骑自行车。平时多爬楼梯而不是使用电梯等习惯，也有助于改善体寒。

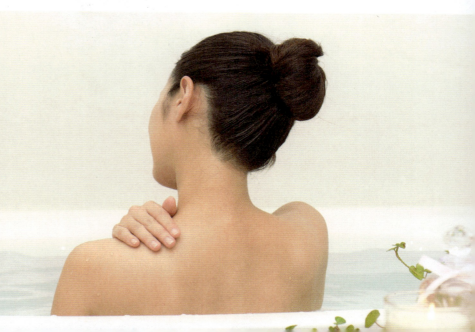

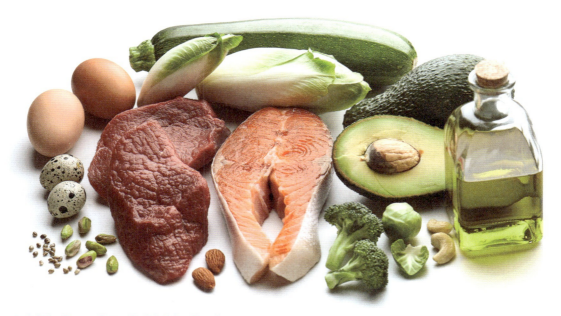

# 通过饮食习惯改善体寒症

改善饮食习惯具有改善体质、从内部温暖身体的作用。同时要尽量避免生冷食物，并在食物的保质期内食用。

## 摄取足够的蛋白质

蛋白质是合成肌肉的原料，是要积极摄取的营养素之一。它在肉类和鱼类等动物性食物中含量丰富，但考虑到能量和其他微量营养素的平衡，建议与豆制品等植物蛋白一起摄入。

## 维生素改善血液循环

维生素E有助改善血液循环。鳗鱼、杏仁和牛油果中富含维生素E。维生素E与蛋白质和脂肪一起服用时，可被人体有效吸收。也可以与蔬果一起摄入，因为它与维生素C一起服用时具有协同作用。

### 补铁

贫血被认为是导致血液循环不良的一大原因。铁是红细胞的原料之一，摄入足够的铁，对改善血液循环不良很有效。因此建议均衡摄取动物肉中的血红素铁，以及蔬果中的非血红素铁。

### 吃一些辣味食物

据说肉桂、胡椒粉、姜、大葱、萝卜等辛辣成分具有活血暖身的功效。即使少量食用也是有效的，所以可作为调味品使用。

## 改善体寒症的推荐食材

· 牛瘦肉 　· 白萝卜
· 大蒜 　　· 葡萄
· 羊肉 　　· 大豆
· 生姜 　　· 柚子
· 紫苏 　　· 胡萝卜
· 牛油果 　· 香葱
· 芹菜
· 羊栖

芋头富含促进能量代谢的
B族维生素

## 水煮虾炖芋头

营养数值为一人份

| 能量 | 170千卡 |
|---|---|
| 糖 | 18.2克 |
| 含盐量 | 1.4克 |

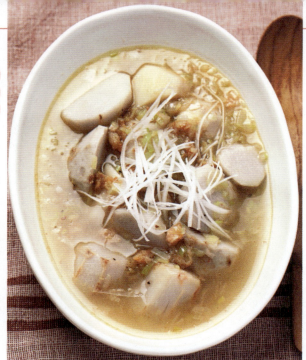

### 材料（2人份）

芋头…6个（中等大小）
大葱…1/2根
A 蒜末…1小勺
　香油…1大勺
B 粗切虾米…2大勺
　姜末…1大勺
　大葱末…1/2份
C 水…1杯
　鸡汤素…2小勺
　绍兴酒（或清酒）
　…3大勺
盐和胡椒粉…各少许

### 制作方法

1 芋头去皮，切成大块。大葱切成细丝。
2 将A放入平底锅中加热。待香味出来后加入B翻炒，再加入芋头炒至与油充分混合。加入C，煮沸后将火调小，盖盖，用小火炖至芋头变软。
3 将盐和胡椒粉加入2中以调整口味。盛入碗中，放上葱丝。

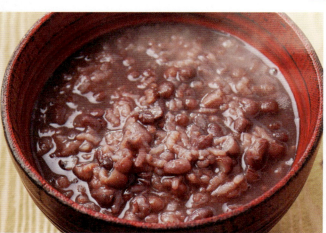

非常适合在寒冷的日子里
吃的零食

| 能量 | 88千卡 |
|---|---|
| 糖 | 14.9克 |
| 含盐量 | 1.5克 |

## 姜小豆粥

### 材料（2人份）

红豆（干）…25克
大米…25克
水…2.5杯
盐…1/2小勺
生姜…适量

### 制作方法

1 红豆洗净，和适量水一起放入锅中，烧开后关火，盖盖静置1小时左右。
2 大米洗好后沥干水分，加入1，开火，加盐，搅拌均匀，注意不要粘锅，盖盖，小火炖1小时左右。
3 将2放入碗中，加入磨碎的生姜。

含有大量暖身食材的
药膳汤

| 能量 | 373千卡 |
|---|---|
| 糖 | 14.6克 |
| 含盐量 | 3.2克 |

## 鸡姜参鸡汤

### 材料
（容易制作的量）

带骨鸡腿肉…1个
糯米…1/6杯
大葱…1/2根
姜末…1大勺
大蒜…1/2瓣
枸杞和松子
　…各1/2大勺
红枣…2枚
水…3又1/2杯
盐…1小勺

### 制作方法

1 糯米淘洗干净，用水浸泡1小时左右。大葱斜切成薄片。
2 将所有材料放入平底锅中加热，煮沸后转小火炖1小时左右。
3 取出鸡腿肉，去掉骨头把肉弄散后放回锅中，根据个人口味撒上盐和胡椒粉（分量外）。

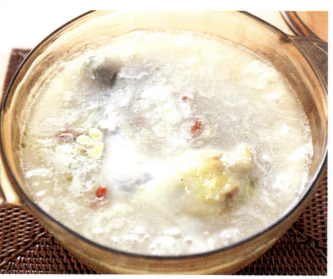

大葱非常适合寒冷
季节食用

## 烤大葱

| 能量 | 110千卡 |
| --- | --- |
| 糖 | 6.6克 |
| 含盐量 | 0.3克 |

### 材料

大葱…2根
芝士…30克
大蒜…1瓣
橄榄油…适量
盐…少许

### 制作方法

1 将大蒜切成薄片，将大葱切段。
2 在平底锅中加热橄榄油，炒大蒜。香味出来后加入大葱使其变成褐色，并用盐调味。
3 将2放入烤盘，铺上芝士，放入烤箱烤至金黄。

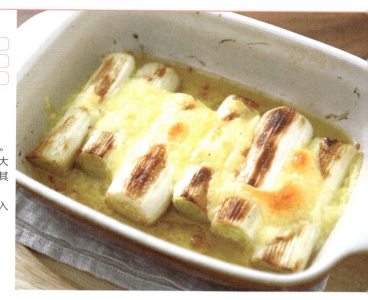

洋葱能改善血液循环，让身体变暖

## 洋葱碎炸猪排

| 能量 | 358千卡 |
| --- | --- |
| 糖 | 11.7克 |
| 含盐量 | 3.0克 |

### 材料（1人份）

猪里脊肉（炸猪排用）…1片
色拉油…适量
A 洋葱碎…1个量
　酱油…2大勺
　醋…1大勺

白糖…1大勺
芥末粒…1大勺
西蓝花（分成小朵）…3～4朵
香菜…少许

### 制作方法

1 将猪肉去筋切开，放入配好的A中浸泡20～30分钟。
2 在煎锅中加热色拉油，然后用中火煎1。当两面都煎上色时，加入汤汁，用小火煎透盛入盘中。
3 将香菜切碎撒在盘子上，将水煮后的西蓝花放上一起食用。

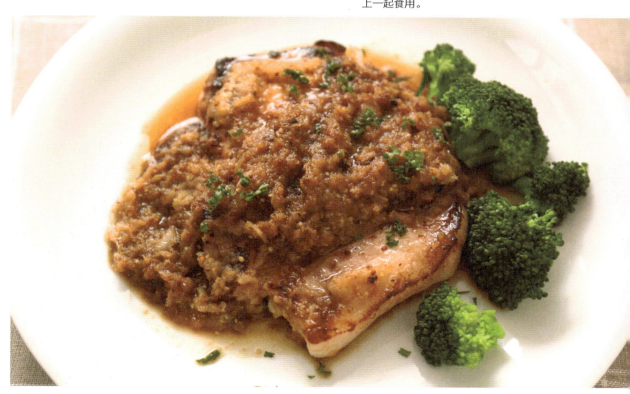

161

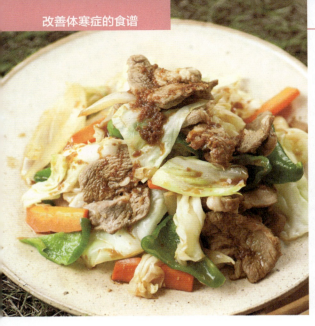

羊肉含有丰富的铁和B族维生素，有助于改善血液循环

| 能量 | 435千卡 |
|---|---|
| 糖 | 5.0克 |
| 含盐量 | 1.1克 |

# 成吉思汗烧羊肉

### 食材（2～3人份）

羊肉片…300～400克
圆白菜…50克
胡萝卜…1/3个
青尖椒…2个
A 酱油…1大勺
　清酒…3大勺
　白糖…1小勺
　蒜泥…适量
　姜末…适量
　橄榄油…少许

### 制作方法

1 将圆白菜切小片，胡萝卜切条，将青尖椒切成4等份。
2 将羊肉浸泡在混合好的A中约30分钟。
3 在煎锅中加热橄榄油，然后翻炒1和2。

---

富含铁的牛肉搭配韩式辣椒酱，暖身效果好

| 能量 | 218千卡 |
|---|---|
| 糖 | 10.8克 |
| 含盐量 | 1.7克 |

# 牛肉和茼蒿沙拉

### 材料（4人份）

牛肉…180克
茼蒿…1小捆
红辣椒…1/2个
牛蒡…15厘米

A 韩式辣酱和醋…3大勺
　香油…1.5小勺
香油…适量

### 制作方法

1 红辣椒切成细丝。将牛蒡剁成粗肉条，洗净后沥干水分。将茼蒿切段。
2 在平底锅中加热香油，翻炒牛肉，肉开始变色后，依次加入牛蒡和红辣椒，炒至全部熟透。
3 将茼蒿铺在碗上，放入2，均匀淋上调好的A。

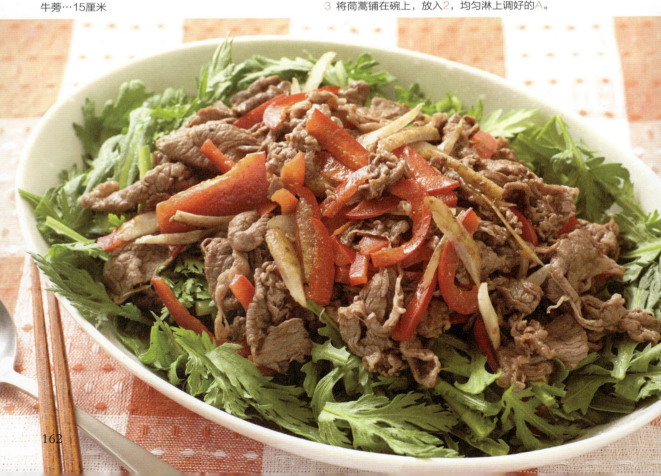

鲣鱼富含铁，有助于改善血液循环

# 大蒜黄油烤鲣鱼

| 能量 | 192千卡 |
|---|---|
| 糖 | 1.3克 |
| 含盐量 | 1.8克 |

## 材料（2人份）

鲣鱼（无皮）…半条　　黄油…1大勺
盐和胡椒粉…各少许　　色拉油…适量
大蒜…1/2瓣　　　　　柠檬和香菜…各适量
酱油…1大勺

## 制作方法

1 将鲣鱼切成块，在两面撒上盐和胡椒粉。将大蒜切成薄片。
2 平底锅加热，放入黄油和色拉油，加入大蒜和鲣鱼，将鲣鱼两面快速煎熟，加入酱油，煎出香味。
3 盛入盘中，搭配柠檬和香菜食用。

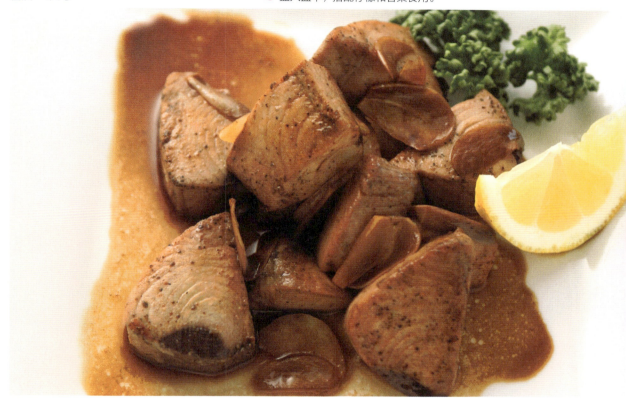

添加足量的大葱和姜，温暖身体

# 大葱炖青花鱼

| 能量 | 237千卡 |
|---|---|
| 糖 | 24.3克 |
| 含盐量 | 1.6克 |

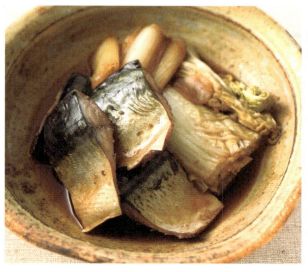

## 材料（2人份）

青花鱼（鱼片）
　…2小片
大葱…1根
大白菜…2片
生姜…1块
香油…1/2大勺
A 酱油…2大勺
　味醂…2大勺
　白糖…1.5大勺

## 制作方法

1 将青花鱼切块。将大葱斜切段，把大白菜帮和叶子分开切段。将生姜切成薄片。
2 平底锅中放入香油加热，将大白菜帮和大葱轻炒。加入A煮沸后，加入青花鱼、大白菜叶和生姜，用中高火炖约10分钟。

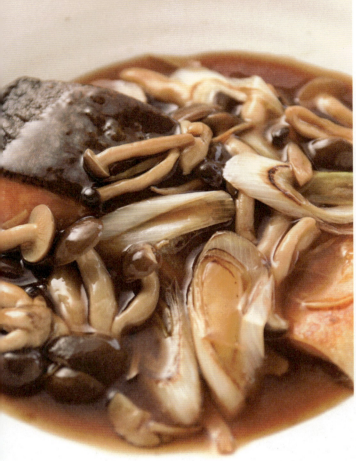

鲑鱼促进血液循环，
可以温暖身体

| 能量 | 253千卡 |
|---|---|
| 糖 | 10.8克 |
| 含盐量 | 2.5克 |

## 鲑鱼口蘑浇汁

### 材料（2人份）

鲑鱼片…2片
盐…1/4小勺
面粉…1/2大勺
口蘑…1株
大葱…1/2根
生姜…1/2块

A 酱油、醋、清酒…各2大勺
　白糖…1大勺
　日式高汤（颗粒）…1/2小勺
　淀粉…2小勺
　水…3/4杯
　色拉油…1大勺

### 制作方法

1 在鲑鱼片上撒盐，腌制10分钟左右，擦干水，撒上面粉。口蘑撕小朵，大葱斜切成薄片，生姜切丝。
2 在煎锅中倒入1/2大勺的色拉油，中火煎鲑鱼1～2分钟，上色后翻面，盖上盖子用小火煎1～2分钟，然后从煎锅中取出。
3 将煎锅清洗干净，将剩余的色拉油加热，加入蔬菜，轻轻翻炒。加入混合好的A拌匀，浓稠后关火，盖在2上。

含有大量温暖身体的香料

| 能量 | 222千卡 |
|---|---|
| 糖 | 10.3克 |
| 含盐量 | 2.3克 |

## 香辣虾仁

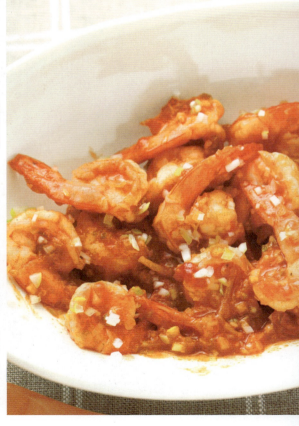

### 材料（2人份）

虾（带壳）…15只
A 清酒和淀粉…各1/2小勺
大葱…10厘米
生姜…2块
大蒜…1瓣
豆瓣酱…少许
B 清酒…2大勺
　鸡汤素…1小勺
　番茄酱…2大勺
　酱油、白糖…各1小勺
　水…2大勺
　盐…少许
香油…1大勺
淀粉…少许
色拉油…适量

### 制作方法

1 将虾去壳去虾线，在背上划一小口，用混合好的A拌匀，虾壳保留备用。
2 将大葱和大蒜切末，生姜切丝。
3 在平底锅中加热香油，放入葱、生姜和大蒜，用小火翻炒，留下少量葱备用。加入豆瓣酱炒出香味后，加入B和虾壳，稍炒片刻取出虾壳。
4 另起平底锅，倒入色拉油加热，放入1中的虾翻炒，上色后加入3中的虾翻炒，用水溶化淀粉勾芡。把剩下的葱切碎，撒在上面。

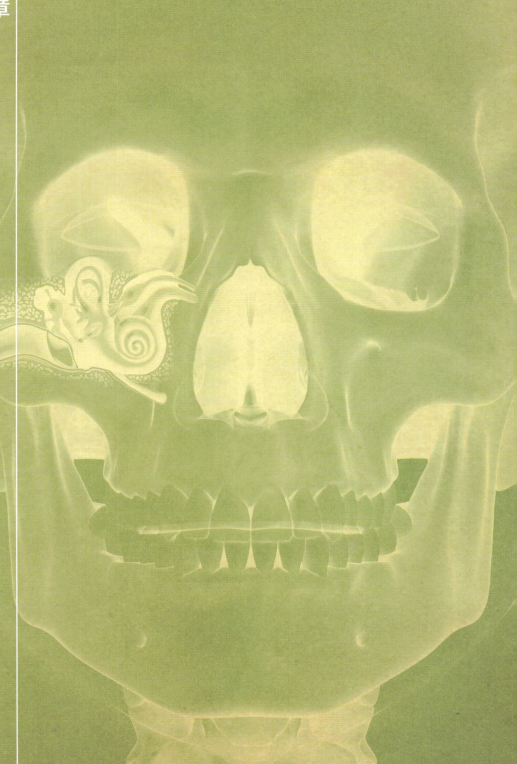

第 5 章

# 用五官感受

# 视觉

视觉、听觉、味觉、嗅觉和触觉统称为五感，感知五感等外界刺激的器官就被称为感觉器官。我们从这些感觉器官接收各种信息，然后由大脑进行处理。根据处理后的内容，执行循环系统和内分泌系统等内部活动以及运动系统的动作。

眼睛感知光线，并将物体的形状、颜色和距离等信息传递给大脑。眼睛的结构类似于照相机的结构。进入的光最先通过角膜，角膜既是透镜又是滤光器。同样起到透镜作用的还有晶状体，它收集光线并将其投射到"胶片"视网膜上。之后视神经将投射在视网膜上的信息传送到大脑。然后，调焦的睫状体[1]可以调整镜片厚度，配合自动对焦功能进行对焦。角膜后部的虹膜起到光圈的作用并调节光量。被虹膜包围的中央部分称为瞳孔，在明亮的地方会变小，在暗处则会变大。

当我们看东西时，物体反射的光通过角膜和晶状体发生折射。角膜和晶状体是凸透镜，通过折射，聚焦在视网膜上。

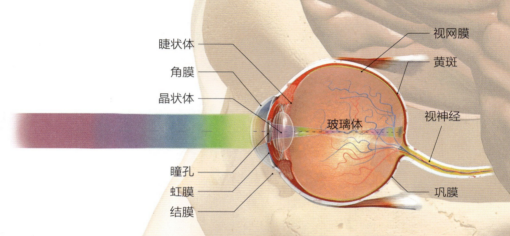

睫状体　角膜　晶状体　瞳孔　虹膜　结膜　玻璃体　视网膜　黄斑　视神经　巩膜

## 接收光信息并将其传送到大脑的眼睛，是一台超性能照相机

中医注解　目与肝有关。此外，目与五脏六腑有着内在的联系。
一般的不适和疾病　眼睛疲劳、视力减退、结膜炎、白内障、青光眼

## 通过红、绿、蓝三色组合来判断颜色

我们之所以能看见颜色，主要是由于锥体细胞的功能。红视锥体、绿视锥体、蓝视锥体三种类型分别与光的三原色相对应。这些锥体细胞感受到的各种信号的强度都在大脑中进行处理，并通过感知来确定它是什么颜色。

例如，人眼没有对应于黄光的锥体细胞。但是香蕉之所以能被识别为黄色，是因为看到黄色的光时，红色和绿色的锥体细胞会接收到信号，大脑就会确定光是黄色的。不仅是黄色，其他颜色也是如此。

换句话说，人类主要通过红色、绿色和蓝色的组合来观察颜色。

## 角膜也需要营养

角膜是外界与眼球交界处的一层透明薄膜，厚度约为0.5毫米。没有血管。因为它直接与外界空气接触，很容易干燥，需要滋润和滋养，但因为没有血管，所以无法做到。角膜吸收由睫状体形成的称为"房水"的液体。房水在滋养的同时，还能排出废物。

**[1] 睫状体**
调节晶状体厚度（屈光力）的肌肉。它通过一根细纤维与晶状体相连，细纤维拉动晶状体的拉力可以通过睫状体肌肉的运动来得知。另外，它还产生滋养晶状体和角膜的房水。

## 近视、远视和散光的区别

近视是因为焦点落在视网膜前面，所以远处的东西看起来很模糊，人们认为近视的主要原因是一直在看离得很近的物体，晶状体和角膜的屈光力变强所致。

远视是焦点落在视网膜后面的一种状态，人们通常误以为远视眼就是可以看清远处的物体。但实际上，远视无论是看远处的物体，还是看近处的物体都是比较困难的。需要经常调节焦距。远视的原因被认为是晶状体和角膜的屈光力较弱造成的。

散光是由于角膜和晶状体变形，导致进入眼睛的光线在视网膜上失焦，视物出现双重影像的一种情况。

## 焦点调节机制

眺望远方时，睫状肌松弛，对晶状体的拉力增大，使晶状体变薄，聚焦。

近距离观察时，睫状肌变得紧张，对晶状体的拉力减弱，导致晶状体变厚和聚焦。

如果长时间看电脑或智能手机等近物时，睫状肌会一直保持紧张状态，导致肌肉疲劳。

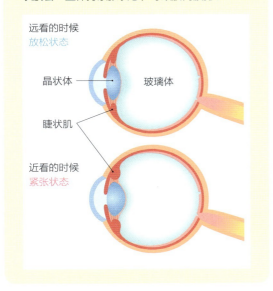

## 视锥细胞和视杆细胞

都是感光细胞。视锥细胞在明亮的地方变得活跃。它分为三种，分别可以感受到红、绿、蓝三种光。视杆细胞在黑暗的地方变得更加活跃，虽然无法识别颜色，但即使是最轻微的光也能感知。

## 眼睛的颜色和色素有什么关系

虹膜中含有黑色素，如果色素多，则呈褐色，少则呈蓝色。黑色素有阻隔紫外线的作用，黑色素偏低的白种人眼睛也会受到紫外线的影响。太阳镜是保护眼睛不可缺少的物品，尤其是白种人。

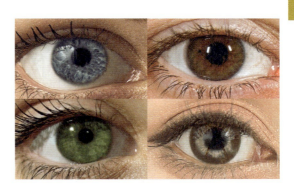

## 您有惯用眼吗

就像有一只惯用手一样，也会有一只惯用眼。当看东西时，我们会不自觉地用好使的眼睛看。测试惯用眼的方法很简单。首先，用手做一个OK手势（环形）。用双眼注视环的另一侧远处可以看到的物体。轮流闭上一只眼。能够看得到方才目标物体的眼睛就是惯用眼。

## 狗和猫的世界是黑白的

哺乳动物中，据说只有人类和猴子才能看到多彩世界。狗和猫几乎没有能分辨颜色的视锥细胞。因此，很难识别颜色。取而代之的是，它们有许多可以区分亮度的视杆细胞，因此即使在黑暗中也能看得到物体。

## 蓝光

在人眼可以看到的光（可见光）中，波长最短的是蓝光。有专家认为，蓝光最接近紫外线，能量强，对人体有伤害。使用LED的智能手机和电脑的显示屏也会发出蓝光。

据说长期曝露在蓝光下会导致眼睛疲劳，并可能导致黄斑病变。此外，也会导致皮肤粗糙、睡眠不佳、生活节奏紊乱等。关于其影响，还在进一步研究中。

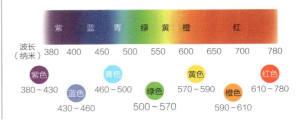

# 眼泪可以保护眼睛免受细菌侵害，并支持角膜正常工作

眼泪是在泪腺中由血液形成的。虽然看起来像水一样，却有"油层"和"泪液层"两层结构，在眼睛表面薄薄均匀地展开，起到保护眼睛的作用。

外侧的油层由眼睑边缘的睑板腺[1]分泌，有防止眼泪蒸发的作用。泪液层是眼泪的主要成分，由上眼睑背面的泪腺分泌。泪液层中含有黏蛋白成分，可以保持泪液稳定，防止细菌侵入。

眨眼起到输送眼泪的作用，眨眼时，眼泪就会从泪腺通过排出管流至眼睛表面。然后，它从泪点（眼泪的排出口）排到鼻腔。所以哭的时候会流鼻涕，就是因为眼睛和鼻腔是相通的。另外，眼泪不是只在哭的时候才会分泌，平时也会分泌，其量为每天20滴眼药水左右。

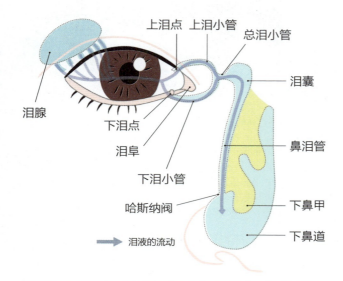

上泪点　上泪小管　总泪小管

泪腺

泪囊

下泪点

泪阜

鼻泪管

下泪小管

哈斯纳阀

下鼻甲

→ 泪液的流动

下鼻道

## 白内障和青光眼

晶状体在眼睛中充当相机镜头的作用。它通常是透明的，但如果得了白内障，它会变得混浊且难以看清物体。白内障是衰老现象之一，人类在八十多岁时几乎100%患有白内障。它也可以作为特应性皮炎和糖尿病的并发症。其治疗方法已经完善，可以通过手术用人工晶状体代替混浊的晶状体。

晶状体和角膜之间的空间里充满了一种叫作"房水"的液体。房水不断循环以清洗虹膜和角膜后部，并保持眼压恒定。当房水因循环不良而变得过多时，会导致眼压升高并压迫视神经，使视野变窄并产生看不见的区域。这种疾病就是青光眼。如果不及时治疗，失明的风险很高，但可以通过在早期发现后使用眼药水和降低眼压的药物，或通过激光在虹膜上打孔的治疗来阻止病情进展。也有眼压不高时发生的青光眼，其病因尚未明确。

## 干眼症

干眼症通常被认为是由于缺乏眼泪而导致眼睛表面暂时干燥的一种情况，但最近它被认为是一种眼泪和覆盖眼睛黏膜的疾病。

我们通常每天眨眼1万～2万次，每次眼泪都会清洗和滋润眼睛表面。但是，盯着电脑屏幕可能会减少眨眼和流泪，或者隐形眼镜或空调的风也可能会导致覆盖眼睛表面的黏膜出现异常，结果，眼睛表面变得凹凸不平。这样一来，看东西就会变得困难，与眼睑的摩擦增加，使眼球滚动变难，并损伤角膜，引起疼痛，这就是干眼症。

除了有作用于眼泪的眼药水外，还有作用于眼睛黏膜的眼药水，持续滴眼是治疗的基础。

## 滴眼液中含有的防腐剂

为了防止细菌在滴眼液容器中繁殖，许多滴眼液中都含有一种叫作苯扎氯铵的防腐剂，在角膜健康的情况下是没问题的，但如果老年人或干眼症患者使用，可能会损伤角膜。一些滴眼液防腐剂的浓度较低，但因为它们的有效期很短，使用时要小心，不含防腐剂的一次性眼药水也有售卖。

## 哭一哭就痛快了，为什么呢

当我们看催泪的电视剧而泪流满面时，因情感而流泪有缓解压力的效果。

当我们因情感波动而哭泣时，大脑的额叶会变得非常活跃，这使得带来放松的副交感神经占据主导地位。换句话说，紧张的大脑会被重置。此外，由于情绪流下的眼泪中含有大量的应激物质，所以眼泪有将应激物质排出体外的功能。

[1] **睑板腺**
它位于眼睑边缘，分泌油脂。眨眼时，这种油脂会扩散到眼泪的表面，并防止泪液蒸发。上下眼睑各有30个左右。

## 中医 目与肝相关

目为五官之一（面部五官）。在中医里，它与肝相关，是反映出肝功能强弱的地方。视力受肝血滋养，肝气畅通才可以发挥其功能。肝血不足会引起干眼、眼疲劳等，肝气过旺会引起充血、炎症。泪被称为"肝之液"，是肝血随着肝气的功能而变化的产物，当肝功能不佳时，就会出现分泌量减少，眼眵过多等症状。

**推荐中药**
杞菊地黄丸/眼花
洗肝明目汤/结膜炎
明眼一方/角结膜炎

## 药草 推荐药草
蓝莓、木槿花、锦葵/眼睛疲劳
小米草/眼痛、眼疲劳、眼痒
金盏花/改善视力、保护视网膜细胞、预防老年黄斑变性

### 缓解眼睛疲劳的药草面膜

将纱布浸入冷却的德国洋甘菊或玫瑰花草茶中，轻轻拧干后敷眼，然后在眼睛上停留片刻。用舒缓的药草让眼睛休息。

### 有益的食材和吃法
### 花青素有助于缓解眼疲劳

花青素是一种红色至紫色的色素成分，内含一种具有高度抗氧化作用的多酚，有助于保持眼睛健康。蓝莓、黑莓、桑葚和黑豆中都富含这种物质。

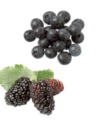

### 叶黄素辅治视力不佳

维生素A具有抗氧化特性，可维持皮肤和黏膜的健康，也有助于保护眼睛的黏膜。叶黄素是类胡萝卜素的一种，具有提高视力、预防老年黄斑变性等功效，市面上也有很多营养补充剂。胡萝卜、西蓝兰、油菜、鳗鱼和肝脏中含有丰富的类胡萝卜素和维生素A，黄色玉米和药草金盏花中含有丰富的叶黄素。

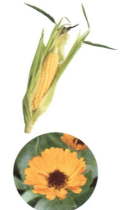

金盏花

## 视力检查
### 检查近视和散光

通过查看不同大小的指标，来确认可以看到多大的一项基本测试。可以检查近视和散光等屈光调整是否有异常。如果肉眼的视力在1.0以下，就要怀疑是近视或散光。角膜、视网膜、神经等出现异常时，视力也可能出现异常，因此，不仅需要进行视力检查，还需要进行其他检查。

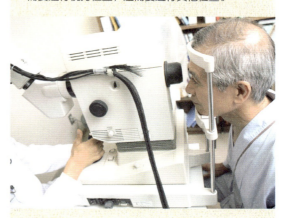

## 眼压检查
### 测量眼球压力

将空气吹到眼球上，并根据其凹陷程度测定眼球压力的检查。如果太高，则怀疑青光眼，如果太低，则怀疑有视网膜脱离等疾病。

| 要注意 | 标准值 | 要注意 |
| --- | --- | --- |
| 小于7 | 7~21 | 22以上 |

（单位：毫米汞柱）

## 视野检查
### 检查视野的宽度

使用特殊仪器检查视野在垂直和水平方向的宽度是否有任何异常的检查。如果发现任何异常，就要怀疑青光眼，并应及时咨询眼科医师。此外，白内障和垂体瘤等疾病也会导致视野变窄。如果怀疑是脑部疾病，则应进行头部MRI扫描以了解更多原因。

## 眼底检查
### 检查视网膜、视神经、血管等的异常情况

眼底是瞳孔进入的光线照射到眼球深处的部分。检查视网膜、视神经乳头、血管等是否有异常，就是眼底检查。除了青光眼、视网膜脱离、眼底出血外，高血压、糖尿病、动脉硬化等生活习惯病也会引起异常。

# 听觉

耳朵有两大功能，一是听声音，二是平衡身体。耳朵分为三部分：外耳、中耳和内耳。

外耳由耳郭和外耳道组成，外耳道是一条延伸到鼓膜的管道，与中耳的交界是鼓膜。中耳位于鼓膜深处，包含传递鼓膜振动的三块听小骨。另外，还有一根细长的咽鼓管将耳朵连接到咽喉，但它通常在吞咽或打哈欠时打开，平时是关闭的。内耳分为耳蜗、前庭和半规管。耳蜗字面上是一个蜗牛状的螺旋管道，可以感知声音，前庭和半规管是平衡身体的平衡器官。

声音的振动被耳郭收集，通过外耳道，鼓膜随着声音的音量和音高而发生振动，然后传递到听小骨。听小骨的振动传递到内耳的耳蜗，在那里进行辨别。

耳蜗中充满了淋巴液，这些淋巴液是从毛细血管中渗出的液体。其内部，有称为毛细胞的感觉细胞。毛细胞与特定的音高相对应，越往深处感知的声音越低。也就是说，从听小骨传递来的振动传递到淋巴液，淋巴液传来的振动被毛细胞感知，并通过听神经将声音传到大脑。

顺便说一下，耳朵之所以长在左右两侧，是为了通过到达每只耳朵的极小时间差，来辨别声音的方向。

外耳　　中耳　内耳

耳郭

听小骨　半规管　听神经

前庭
耳蜗

咽鼓管

耳钹

外耳道　鼓膜

锤骨　砧骨　镫骨

## 听小骨的作用

听小骨是人体骨骼中最小的，由三块骨头组成：锤骨、砧骨和镫骨。锤骨从鼓膜接收振动，并将振动传递到砧骨，再从砧骨传递到镫骨，然后通过内耳和中耳之间的交通通路传递到耳蜗。

**1　球形囊和卵形囊**
球形囊是感知水平方向运动的感觉器官。卵形囊是感知垂直方向运动的感觉器官。

## 半规管使身体保持平衡

耳朵除了收集和聆听声音外，还有保持身体平衡感的作用。负责这一功能的是位于耳蜗旁边的半规管和前庭器官。半规管分为外侧半规管、前半规管和后半规管。外侧半规管感知的是左右水平旋转，前、后半规管感知的是上下垂直旋转的速度。

由于半规管内充满淋巴液，当头部转动时，淋巴液会随着头部的移动而流动，感觉细胞捕捉到这种流动，并根据头部运动的方向感知速度，从而保持平衡。

## 感受声音，辨别声音，保持身体平衡

中医注解　耳与肾相关。是各种经脉汇聚的地方。苓桂术甘汤
一般的不适和疾病　耳鸣、晕车、外耳炎、中耳炎、耳聋、头晕

前庭位于半规管的底部，有被称为"球形囊"和"卵形囊"[1]的两个容器，其内充满了由碳酸钙形成的小石头（耳石）。移动头部时，耳石就会随着移动并产生位置变化感。感觉细胞能捕捉到这种变化，并识别身体的倾斜和动作，以保持平衡。

# 声音到底是什么

声音是空气的振动。当物体移动时，空气会振动并形成声音。振动通过各种各样的方式到达耳朵里。人类能感受到的声音振动频率在20～23赫兹。此外，声音的高低由振动的频率决定，强度由波幅的大小决定。

## 什么是头晕

头晕是自己与外界的位置关系失去稳定性，它是由平衡感和传达平衡感的听觉神经病变引起的。其中最具代表性的是"良性阵发性头晕（BPPV）"，这是一种在长时间保持相同姿势后改变头部位置时发生的短期头晕。可能伴有恶心，常见于中老年女性。由于耳石进入半规管，在医师的指导下，通过缓慢移动头部可以将耳石排出来，起到治疗作用。但是，要准确把握耳石的位置并不容易，通常需要配合口服药物。

## 耳垢为什么会堆积

耳垢的真正身份是皮肤的碎屑。外耳道有皮脂腺和耳垢腺，它们分泌黏液，吸附灰尘和污垢，防止异物进入。这些黏液和碎屑干燥后凝固的物质就是耳垢。耳垢还可以保持耳朵内部湿润并保护内膜免受损坏，还具有预防感染的作用。耳垢大致可分为干型和黏型两种，这种差异取决于耳垢腺分泌量和耳垢腺数量的多少。由于耳朵有自洁作用，基本上不需要清洁。如果过度清洁可能会导致各种问题，例如损伤外耳道。

## 听力检查

### 目的是发现听力衰退

将测试设备放在耳朵上并检查听到的声音的响度是否存在问题，主要是为了检测难以察觉的听力损失。如果听力测试值在30分贝以下是正常的，如果在40分贝以上则怀疑是听力衰退。

| 正常 | 轻度听力衰退 | 听力衰退 |
| --- | --- | --- |
| 30以下 | 35 | 40以上 |

（单位：分贝）

## 耳闷痛是什么原因

坐飞机或摩天大楼的电梯时，耳朵可能会有闷痛的感觉，也可能会暂时听不到任何声音。这是由于耳朵内外的气压差造成的。气压随着高度的升高而降低，从外部推动鼓膜的空气力量减弱，从内部被强力推回，暂时无法很好地振动。

## 中医 耳与肾相关

耳为五官之一（面部五官）。在中医里，它与肾相关，可以反映肾脏的功能变化。听力与肾精（肾内储存的生命能量）和肾气密切相关，肾精充盈时听力正常，肾精不足时，就会出现听力减退、耳鸣等症状。

**推荐中药**
苓桂术甘汤/头晕目眩
七物降下汤/耳鸣
葛根汤/中耳炎
五苓散、半夏白术天麻汤、
真武汤/头晕

茯苓

肉桂　　甘草

**有益的食材和吃法**
## 听觉与饮食方法

听觉会以声音的形式传达饮食行为。比如："咔嚓咔嚓""吱啦吱啦""咕嘟咕嘟"，伴随着这样的声音，就会觉得好吃。

随着年龄的增长，高音或者很小的声音会变得听不清楚，声音大时会觉得很吵。吃饭时，尽量关掉电视，让自己专注于吃饭时的声音上，以此激起食欲。

# 味觉

当我们吃东西时，就会感觉到味道，这就是味觉。据说有五种基本味道：酸味、苦味、甜味、鲜味和咸味，味觉就是由这些基本味道组合而产生的。

味觉是通过舌头和软腭[1]上的花蕾状器官味蕾来感知的。大部分味蕾都存在于舌头表面突起的乳头上，整个舌头上约有8000个乳头。溶解在唾液或水中的食物分子进入味蕾中的味道受体——味觉细胞中，通过味觉神经，将信息传送给大脑。顺便说一下，构成味蕾的味觉细胞寿命很短，大约10天就会更新为新的细胞。

每个味觉细胞只能感知五种基本味道中的一种，但味蕾聚集了20~30个味觉细胞，所以能够感觉到所有的味道。

此外，由于味觉对外界刺激很敏感，受视觉、嗅觉、口感和温度等因素的影响很大。可以通过视觉看到食物的形色，再通过气味来勾起食欲并分泌唾液。这就是为什么在黑暗中吃东西或感冒鼻塞时不容易品尝出味道的原因。同样，缺乏满足感也是出于同样的原因。

味觉也会随着身体状况的变化而变化，因此味觉的变化也可能是肾脏或肝脏等疾病的信号。

## 舌头接收到的是五种味道，味蕾是感知味道的传感器

**中医注解**　舌与心相关。五味是酸、苦、甘、辛、咸。舌诊在中医中很重要。唇与脾相关。
**一般不适和疾病**　舌炎、味觉障碍

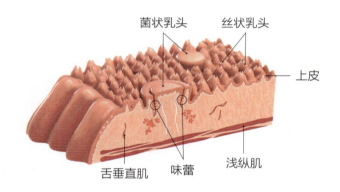

菌状乳头　丝状乳头
上皮
舌垂直肌　味蕾　浅纵肌

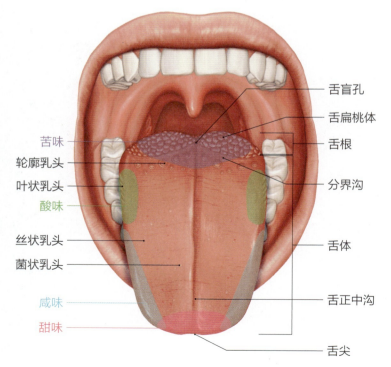

苦味
轮廓乳头
叶状乳头
酸味
丝状乳头
菌状乳头
咸味
甜味

舌盲孔
舌扁桃体
舌根
分界沟
舌体
舌正中沟
舌尖

## 舌头的构造

舌头上的乳头有四种类型：丝状乳头、菌状乳头、叶状乳头和轮廓乳头。丝状乳头是一种具有细长角化尖端的乳头，呈白色的突起。它使舌头变得很粗糙，更容易摄取食物。另外它可以使舌头的感觉变得敏锐。菌状乳头广泛分布在舌尖，感知甜味，在舌缘感知咸味。叶状乳头位于舌侧，感觉酸味，轮廓乳头在舌的最深处，感觉苦味。

[1] **软腭**
上牙的内侧称为腭，前部为骨较硬，故称之为硬腭，后部无骨而软，故称之为软腭。

## 舌在吞咽食物方面也起着重要作用

舌头的功能不仅限于作为味觉器官，舌头还可以将食物很好地送入食管（吞咽），它还能通过混合食物和唾液来帮助消化。如果舌头功能不正常，就不能很好地吃东西。此外，舌头还参与发声。因为声带发出的空气振动会在口腔中产生共鸣。如果舌头不能很好地活动，就不能顺利地表达。

另外，还可以通过舌头来判断健康状况。理想的舌头是淡粉色的，带有一点白色苔藓；如果不是，则可能是某种疾病的信号。刷牙后，请时不时地对着镜子检查一下自己的舌头。

人体精密检查的用途和数值

### 味觉检查

**检查味觉功能**

将浸有味觉的滤纸放在舌头上，检查味觉功能是否正常。生活习惯病、癌症、神经障碍、药害等都有可能会引起味觉障碍，但如果是没有查出病因的味觉异常，缺锌的可能性很大。

### 什么是味觉障碍

如果您说"无论吃什么都没有味道"或者"我被告知我做的食物味道太浓了"，那可能是味觉障碍在不知情的情况下发展了。原因可能是吸烟太多，或只吃味道重的食物，但最常见的原因是缺锌。味觉细胞由于新陈代谢活跃，10天左右就会更新一次，这时候就需要锌。因此，当身体缺锌时，味觉细胞会首先受到影响。

### 味觉会随着温度和味道的强弱而变化吗

如果同时吃热食或冷食，味蕾可能会变得麻木，无法感觉出味道。甜味、酸味和苦味的感受器在与体温相近的温度下最为敏感，而咸味感受器则对低温有反应。喝了凉的味噌汤时，味蕾会反应灵敏，会感觉咸。另外，味道也有对比效果。比如，在西瓜上撒盐，会觉得更甜，但这是因为咸味反而会让人觉得更甜。

**有益的食材和吃法**
### 味觉和吃法

味觉细胞的数量会随着年龄增长而减少，感觉味道会变得越发困难，就会喜欢重口味。其结果是过量摄入糖和盐助长高血糖和高血压。可以使用新鲜的食材和香料来避免此事。

**富含锌的食材**：牡蛎、凤尾鱼、沙丁鱼干、鳗鱼、肉类、海苔、裙带菜、萝卜干、毛豆

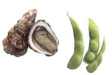

### 中医 舌与心相关

舌为五官之一（面部五官）。在中医里，它与心有关，可以反映心脏功能的强弱。除了味觉，还有咀嚼、吞咽、发音等功能。由于从舌的状态可以得知气血的状态，因此中医常通过舌诊来判断疾病的症状。健康的舌头呈淡粉色，舌苔微白，如果心的功能发生了改变，舌头的颜色、舌苔、舌形都会出现变化。有时还会出现味觉和语言异常等症状。中医讲"舌为心之苗"，舌面上有与脏腑相关联的位置。

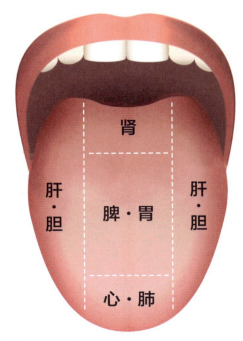

舌面的脏腑分部

# 嗅觉

鼻是吸入空气的呼吸器官，也是感受气味的嗅觉器官。人的鼻子可以分辨出1万种气味。此外，正是因为鼻子，才能使我们的声音悦耳动听。

鼻由外鼻、内部的鼻腔和鼻旁窦组成，通常我们所说的鼻子就是外鼻。

鼻腔被中央称为鼻中隔的壁分为左右两部分，上、中、下三个鼻甲。此外，壁之间的空气通道从上到下依次称为上鼻道、中鼻道和下鼻道。

鼻腔覆盖着一层黏膜，上面密布着带有纤毛的血管，它对吸入的空气进行加热和加湿，吸附和去除灰尘和微生物等，并将清洁的空气输送到肺。

鼻旁窦是鼻腔周围的空腔，由脸颊后面的上颌窦，眼睛之间的筛窦，额头后面的额窦，鼻子后面的蝶窦四个部分组成。这些鼻窦通过细孔与鼻腔相近，在用鼻呼吸时进行空气的交换。和鼻腔一样，它还覆盖有带有纤毛的黏膜，可以清除灰尘和微生物。

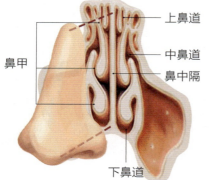

上鼻道
中鼻道
鼻甲
鼻中隔
下鼻道

## 吸入空气并辨别气味的感觉器官

中医注解　鼻与肺相关。
一般的不适和疾病　鼻炎、花粉症、鼻窦炎、鼻塞、鼻出血、嗅觉障碍

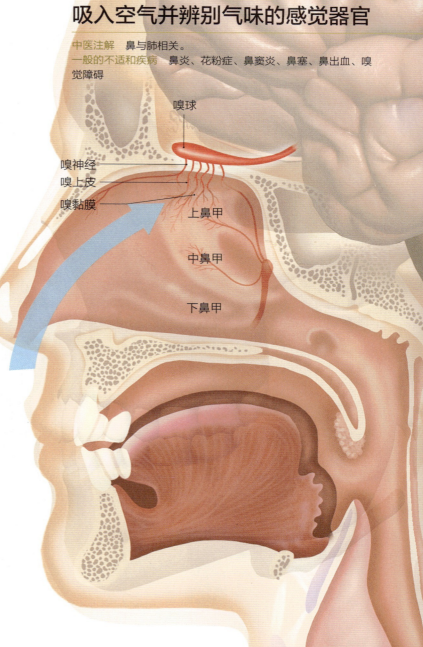

嗅球
嗅神经
嗅上皮
嗅黏膜
上鼻甲
中鼻甲
下鼻甲

## 为什么会鼻出血

在距离鼻孔2~3厘米的地方，有一个被称为"基塞尔巴赫神经丛"的部位。由于这里血管密集，即使是日常生活中可能发生的刺激，如撞鼻子或挖鼻孔等，也会损伤黏膜，导致基塞尔巴赫神经丛破裂流血，这就是鼻出血。

## 什么是嗅觉障碍

这是一种由于嗅觉路径出现了某种障碍，导致无法感受到气味的疾病。如果不知道气味，同时就不能了解味道，所以会形成嗅觉和味觉两种障碍。鼻窦炎和过敏性鼻炎是其主要原因，但也可能是由于老化的原因。

# 通过感知七种原始气味来判断香臭

感知气味的是鼻腔上部的嗅觉器官，那里有很多嗅觉细胞。它们能感知空气中混合的气味分子，并将刺激转化为电信号，通过嗅觉神经将刺激传递到大脑皮质。

就像味觉有五种基本味道一样，嗅觉细胞也能感觉到七种原始气味：樟脑、麝香、花香、薄荷、乙醚、刺鼻气味和腐臭气味。大脑根据其组合和比例来判断气味。此外，身体会根据大脑的命令来避免有害气味，但嗅觉神经非常脆弱，容易疲劳。

因此，假如在发生煤气泄漏的情况下，虽然最初会感觉到气味，但嗅觉神经会逐渐变得迟钝而感觉不到气味，因此就会发生煤气中毒。如果鼻子堵塞，就会在不知不觉中通过嘴呼吸。这样一来，气流发生变化，嗅觉细胞就无法检测到气味，从而难以感知到它。此外，嗅觉还与味觉有关。

味觉和嗅觉的感觉信息在大脑中合二为一，被认为是味道。我们可以在没有气味的情况下感受到咸、苦、甜和酸，但要尝到味道，就必须同时通过味觉和嗅觉来识别。

虽然存在个体差异，但普遍认为嗅觉从45岁开始下降。如果失去了嗅觉，就会分辨不出味道，食欲也会下降。

 ## 鼻与肺相关

鼻子是五官之一（面部五官）。在中医里，它也被称为"气的门户"或"呼吸的门户"，可以反映肺功能的强弱，因为它与肺有关。鼻子是呼吸之气进出的通道，通过喉咙直接与肺相连。因此，鼻的通路、嗅觉、发声等，都是肺气的宣发作用。当从外面通过鼻子或喉咙进来的坏东西（伤害）侵入肺时，肺气不能发散，就会导致鼻塞、打喷嚏、喉咙不适、声音嘶哑等。

**推荐中药**
小青龙汤/花粉症
荆芥连翘汤/慢性鼻炎
葛根汤加川芎辛夷/鼻塞、慢性鼻炎、鼻窦炎
四逆散/鼻炎
辛夷清肺汤/鼻塞、慢性鼻窦炎
三黄泻心汤/鼻出血

 **推荐药草**
薄荷/鼻塞

## 气味检查

### 检查嗅觉功能是否正常

按从淡到浓的顺序闻五种气味，并记录气味浓度和种类的基本检查。也有静脉嗅觉测试，注射阿利他命注射液，然后记录大蒜气味开始和消失的时间的静脉性嗅觉检查。

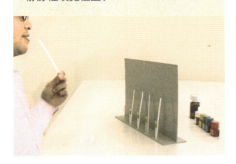

## 鼻塞会发生吗

鼻塞是鼻腔内空气流通不畅造成的，可能的原因有流鼻涕、鼻黏膜肿胀、息肉等。鼻塞会影响日常生活，例如注意力不集中，因此早期改善很重要。

**有益的食材和吃法**
## 气味和吃法

随着年龄的增长，嗅觉会变得迟钝，并可能导致食欲不振。用温热料理、有香味的料理和柑橘类成分来刺激食欲是个好主意。

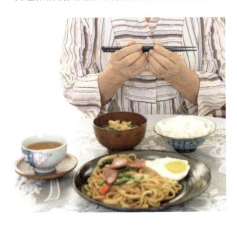

175

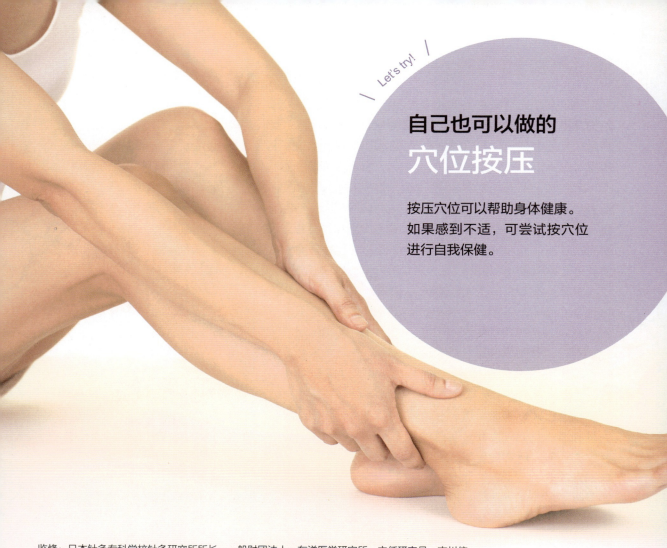

# 自己也可以做的
## 穴位按压

按压穴位可以帮助身体健康。
如果感到不适，可尝试按穴位
进行自我保健。

监修：日本针灸专科学校针灸研究所所长、一般财团法人　东洋医学研究所　主任研究员　吉川信

## 穴位按压治疗未病

在中医中，有一个生命能量的概念叫作"气"，这条气的路径被称为"经络"。在这条经络上，调整气血运行的是"经穴"，也就是我们常说的穴位。穴位反映的是气血流动的状态，如果身体某个部位出现不适，相关穴位也会出现反应。

用手指按压时缺乏弹性、僵硬和疼痛等症状就是这样。可以这么说，穴位是"SOS"传感器，可以提醒自己无意识的疲劳和不适。通过刺激穴位，可以促进气血运行，改善不适，增强免疫力。还可以通过按压穴位来调节身心平衡，从而改善体质。也就是说，穴位是内脏疾患的反应点，同时也是治疗点。针灸和穴位按压就是利用了这些特征的疗法。

## 按压或抚摸感觉舒适的地方

按压穴位的魅力在于，任何时间、任何人都可以随时轻松地按压穴位。不要因为没病或"没时间去医院"而放任不适，找个空闲时间按一下穴位吧！不需要任何特殊的工具或高难度的技术，所以让我们从自己的身体开始，用手来感受自己的身体的状态吧！

## 如何找穴位

穴位的位置因人而异。以180页介绍的穴位位置为标准，在其周边寻找，有轻微肿块和凹陷的地方就是穴位。当按压时，会感到"虽然痛但是很舒服"。

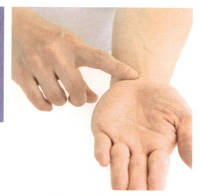

**一边按一边寻找**

用指尖垂直按压皮肤，寻找"疼痛""感觉舒服"或"症状有所改善"的地方。

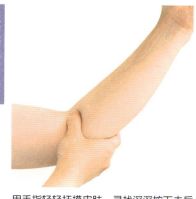

**通过摩擦搜索**

用手指轻轻抚摸皮肤，寻找深深按下去后会有不易察觉的"肿块"或"凹陷"的地方。

## 穴位刺激法

穴位刺激的基础是用手指按压，也可以根据部位的不同做揉或搓的动作。在放松的状态下，身体处于温热时效果会更好。

注意：血压极高的人，穴位周围有炎症的人，或者有骨折或扭伤的人，请不要这样做，因为它可能会使症状恶化。尤其孕妇需要注意外界的刺激，更应谨慎。

### 按压

按压穴位的基本方法是，呼气时使用拇指或中指（或食指）的指腹推动穴位，一边吐气一边按压，一边吸气一边松开。如果用力过猛或推得太痛都会适得其反。"虽然痛但是很舒服"的程度是刚刚好的。用手指保持穴位的位置，呼气时垂直于身体施加压力。

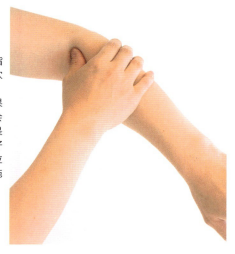

### 摩擦

用手掌或整个手指摩擦穴位和穴位周围区域。其有促进血液循环的作用，建议刺激面部和手臂的穴位。

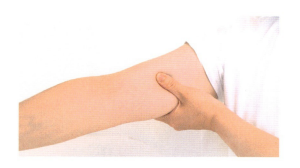

### 揉

用指腹或整个手掌来揉。如果使用拇指或中指时，可将手指放在穴位上，同时用手指用力做圆周运动。

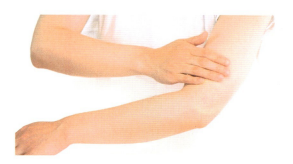

## 使用身边的物品进行穴位刺激

对穴位的刺激，还有一种使用"热"的方法，通过温热来刺激穴位，推荐的方法是艾灸。结合热刺激，艾叶的营养成分可以渗透身体。

施灸时，用笔等标记穴位位置，放置点燃的灸物。市售产品的底座有贴纸，因此即使稍微活动也不会掉落，很方便。它可以以温和、温暖、舒适的热量刺激穴位。还具有促进血液循环和放松身心的作用。

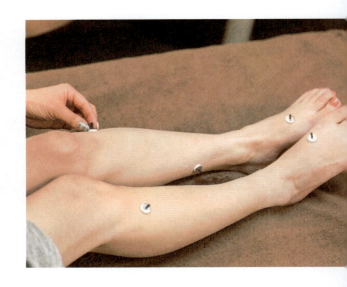

## 刺激穴位的各种商品

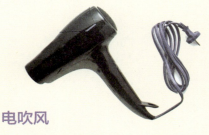

### 电吹风

用吹风机中的热空气吹穴位。皮肤干燥的人不要直接使用。此外，请勿集中在脸部或受伤的部位吹。

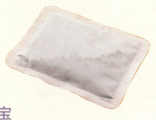

### 暖宝宝

建议与指压穴位一起使用，以缓解腰部、颈部和腹部的疼痛。小心低温烫伤。

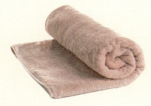

### 蒸毛巾（热毛巾）

拧干一条浸过水的毛巾，然后在微波炉中加热30~60秒。也可以用在吹风机、艾灸、暖宝宝等无法使用的面部等位置。它会逐渐冷却，无须担心低温烫伤。

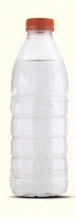

### 温暖的塑料瓶

使用一只手可以握住的500毫升饮料瓶装热水。将其放在皮肤上慢慢使其加温。因为它可以施加适度的压力，比较推荐。

# 问答

**Q** 按压穴位的最佳时间是什么时候?

**A** 基本上什么时候都可以,但不要在饭前饭后,或者酒前饭后做。建议在身体暖和的时候(例如洗澡后)手部穴位的按压比较简单方便。可以在休息或电车上短暂间歇时按压它们。

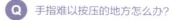
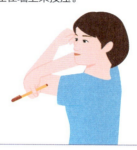

**Q** 手指难以按压的地方怎么办?

**A** 可以使用棉签或笔帽按压穴位,而无须使用手指。需要避免尖锐物体。可能很难对肩膀和上臂垂直施加压力,在这种情况下,最好使用网球将其压在墙上来按压。

**Q** 用力按压疼痛部位效果会增加吗?

**A** 膝盖、腰部或其他关节严重疼痛时,请避免直接按压患处。把脖子和肩膀按到疼痛的程度反而会适得其反。在进行自我保健时,重要的是要以感觉舒服的力度进行推拿。血液流动可能会因寒冷而变差,更容易感到疼痛,因此最好用温热刺激(见第178页)慢慢加温也不错。

**Q** 有没有办法提高效果?

**A** 在放松的状态下进行效果会更好。做之前放松身体,深呼吸。按压穴位之后,喝点白开水,有助于及时排出废物。

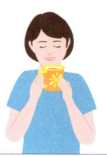

## 关于手指宽度标准

中医认为,自己手指的粗细是与身体相适应的尺度。
记住这个指宽的基准,就能成为寻找穴位的向导。

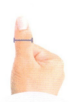

**1根手指(1寸)**
拇指第一关节的宽度

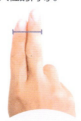

**2根手指(1.5寸)**
食指、中指并排的宽度。
食指第一关节的连线

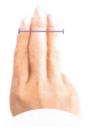

**3根手指(2寸)**
食指、中指、无名指
并排的宽度。
食指第一关节的连线

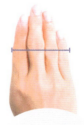

**4根手指(3寸)**
食指、中指、无名指和小
指并排的宽度。食指第二
个关节正下方的一条线

# 头面部穴位

## 承灵
颞下颌关节紊乱、面部疼痛、头痛

头部，当前发际上4寸，头正中线旁开2.25寸

## 百会
头痛、头晕、上火、慢性疼痛、焦虑、紧张、鼻塞、失眠、脱肛等内脏下垂

将左右耳朵向前折，双耳尖端连线的中点

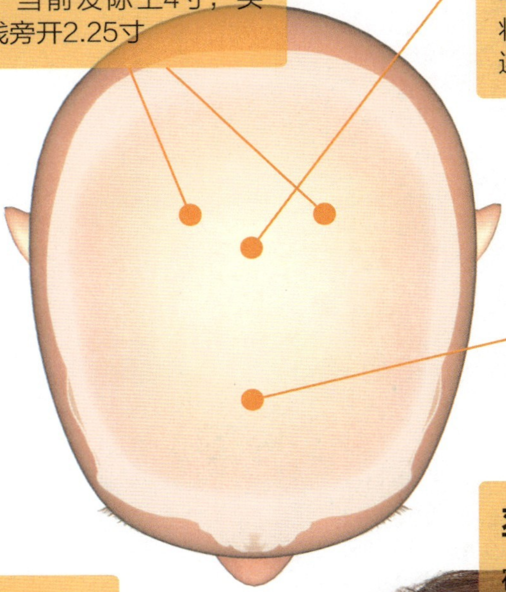

## 上星
鼻塞、鼻出血、头痛、头晕

将手掌侧手腕上的横纹中央放在鼻尖，中指前端刚好能触碰到的位置

## 率谷
宿醉、恶心、颈背痛、头痛、牙痛、食欲不振、胃痛、腹部发冷、头晕、咳痰

将左右耳朵向前折，耳尖端上两指高的位置

## 攒竹
眼部症状、头痛、鼻塞、焦虑、紧张、压力

眉毛内侧的凹陷部位

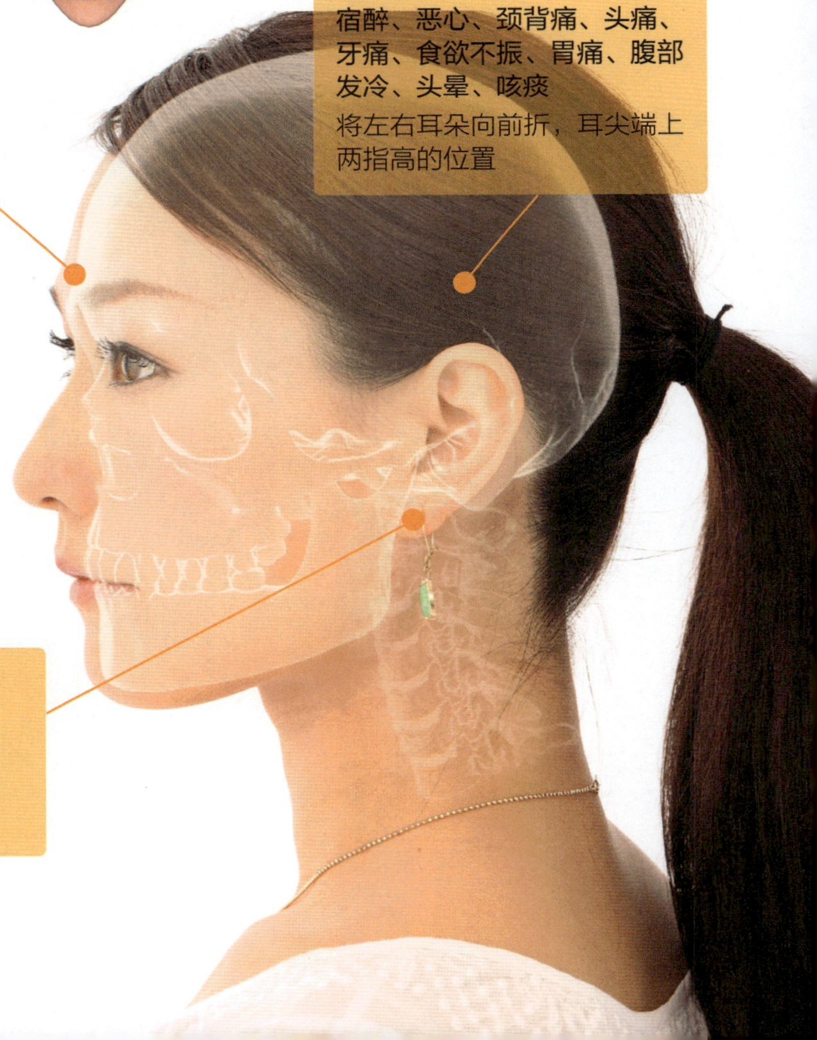

## 眼点
肩颈僵硬，手冰凉

耳垂中央

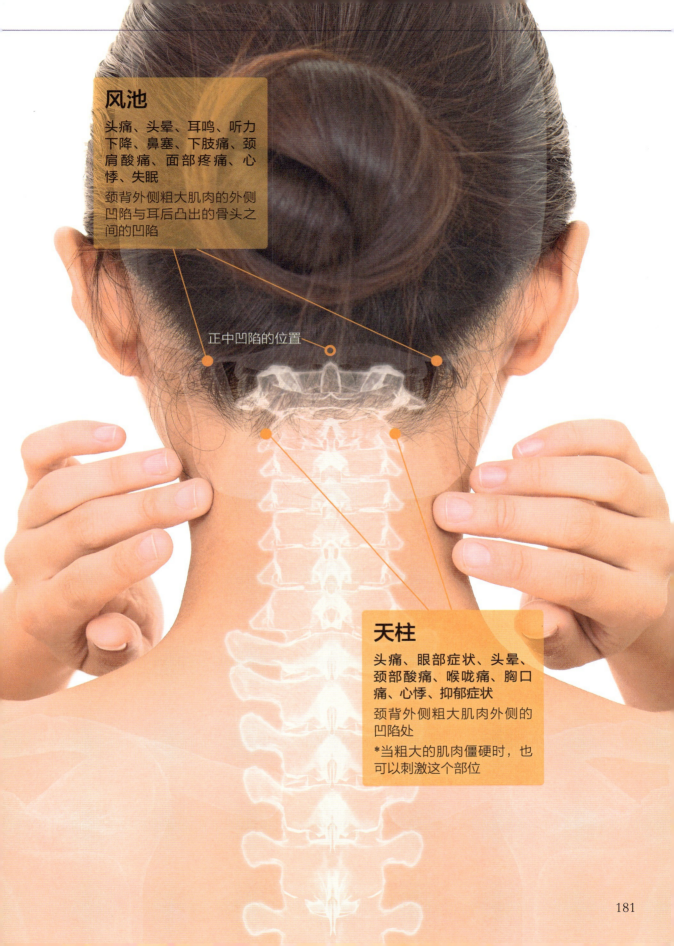

**风池**

头痛、头晕、耳鸣、听力下降、鼻塞、下肢痛、颈肩酸痛、面部疼痛、心悸、失眠

颈背外侧粗大肌肉的外侧凹陷与耳后凸出的骨头之间的凹陷

正中凹陷的位置

**天柱**

头痛、眼部症状、头晕、颈部酸痛、喉咙痛、胸口痛、心悸、抑郁症状

颈背外侧粗大肌肉外侧的凹陷处

*当粗大的肌肉僵硬时，也可以刺激这个部位

# 手臂/手部穴位

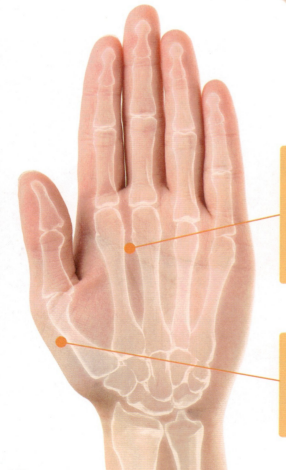

### 内关
恶心、打嗝、心悸、胸痛、胸闷、便秘

从手掌侧手腕中央横纹到肘侧3指处，两筋之间

### 尺泽
咳嗽、呼吸困难、喉咙痛、胸闷、儿童痉挛、腰扭伤、尿少、恶心

在弯曲肘部弯曲时产生的内侧横纹上，在肘部中央肌腱的大拇指一侧

肌腱

### 劳宫
咳嗽、手凉、胃堵、胸痛胸闷、心律不齐、口腔溃疡、儿童夜啼

握拳时食指和中指接触到手掌的地方

### 鱼际
咳嗽引起的漏尿、心悸、潮热、声哑、喉咙痛、打嗝、头痛、晕车

手掌侧大拇指隆起外侧骨内侧中心

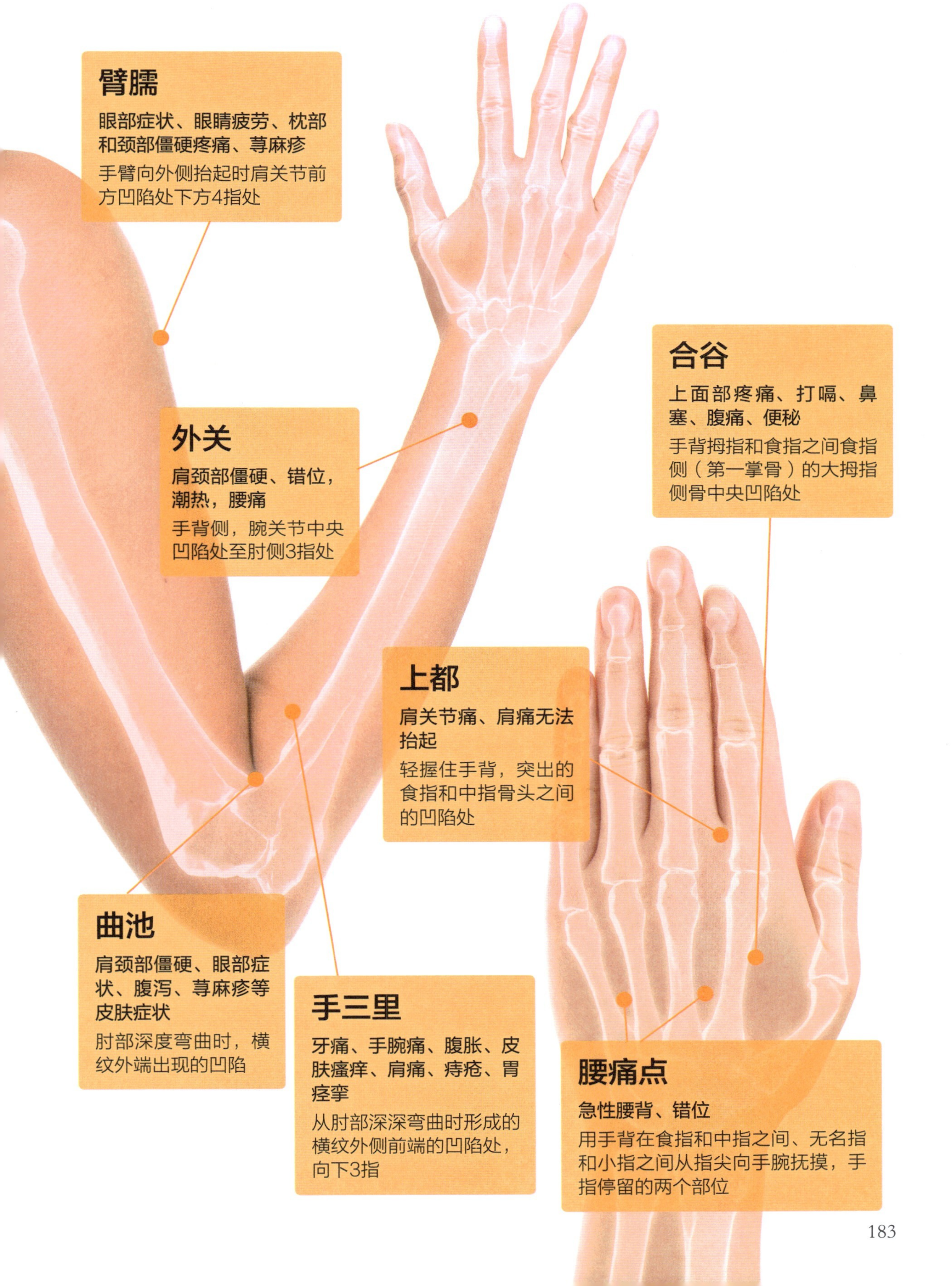

## 臂臑

眼部症状、眼睛疲劳、枕部和颈部僵硬疼痛、荨麻疹

手臂向外侧抬起时肩关节前方凹陷处下方4指处

## 外关

肩颈部僵硬、错位，潮热，腰痛

手背侧，腕关节中央凹陷处至肘侧3指处

## 合谷

上面部疼痛、打嗝、鼻塞、腹痛、便秘

手背拇指和食指之间食指侧（第一掌骨）的大拇指侧骨中央凹陷处

## 上都

肩关节痛、肩痛无法抬起

轻握住手背，突出的食指和中指骨头之间的凹陷处

## 曲池

肩颈部僵硬、眼部症状、腹泻、荨麻疹等皮肤症状

肘部深度弯曲时，横纹外端出现的凹陷

## 手三里

牙痛、手腕痛、腹胀、皮肤瘙痒、肩痛、痔疮、胃痉挛

从肘部深深弯曲时形成的横纹外侧前端的凹陷处，向下3指

## 腰痛点

急性腰背、错位

用手背在食指和中指之间、无名指和小指之间从指尖向手腕抚摸，手指停留的两个部位

# 腿部穴位

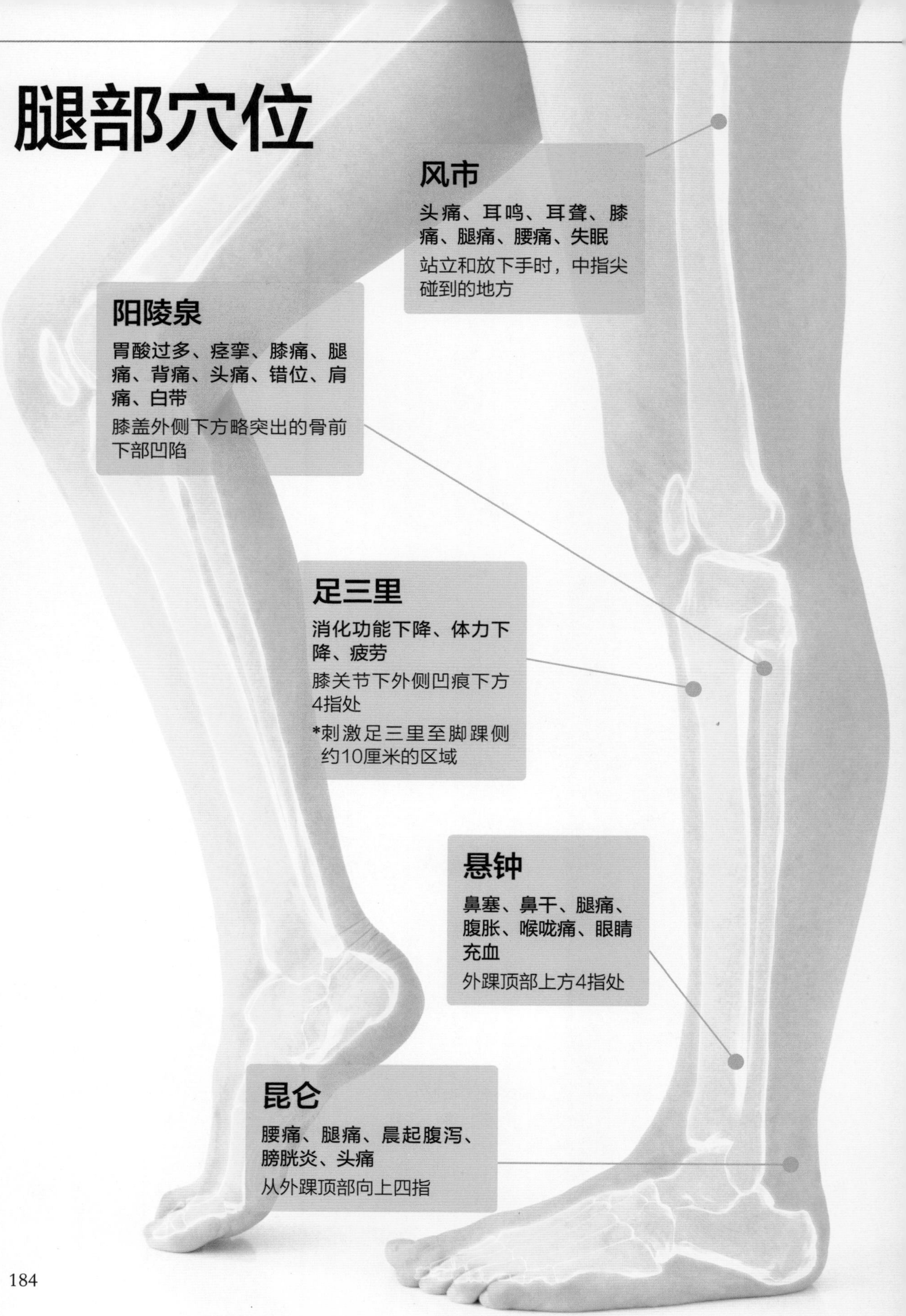

## 风市
头痛、耳鸣、耳聋、膝痛、腿痛、腰痛、失眠

站立和放下手时，中指尖碰到的地方

## 阳陵泉
胃酸过多、痉挛、膝痛、腿痛、背痛、头痛、错位、肩痛、白带

膝盖外侧下方略突出的骨前下部凹陷

## 足三里
消化功能下降、体力下降、疲劳

膝关节下外侧凹痕下方4指处

*刺激足三里至脚踝侧约10厘米的区域

## 悬钟
鼻塞、鼻干、腿痛、腹胀、喉咙痛、眼睛充血

外踝顶部上方4指处

## 昆仑
腰痛、腿痛、晨起腹泻、膀胱炎、头痛

从外踝顶部向上四指

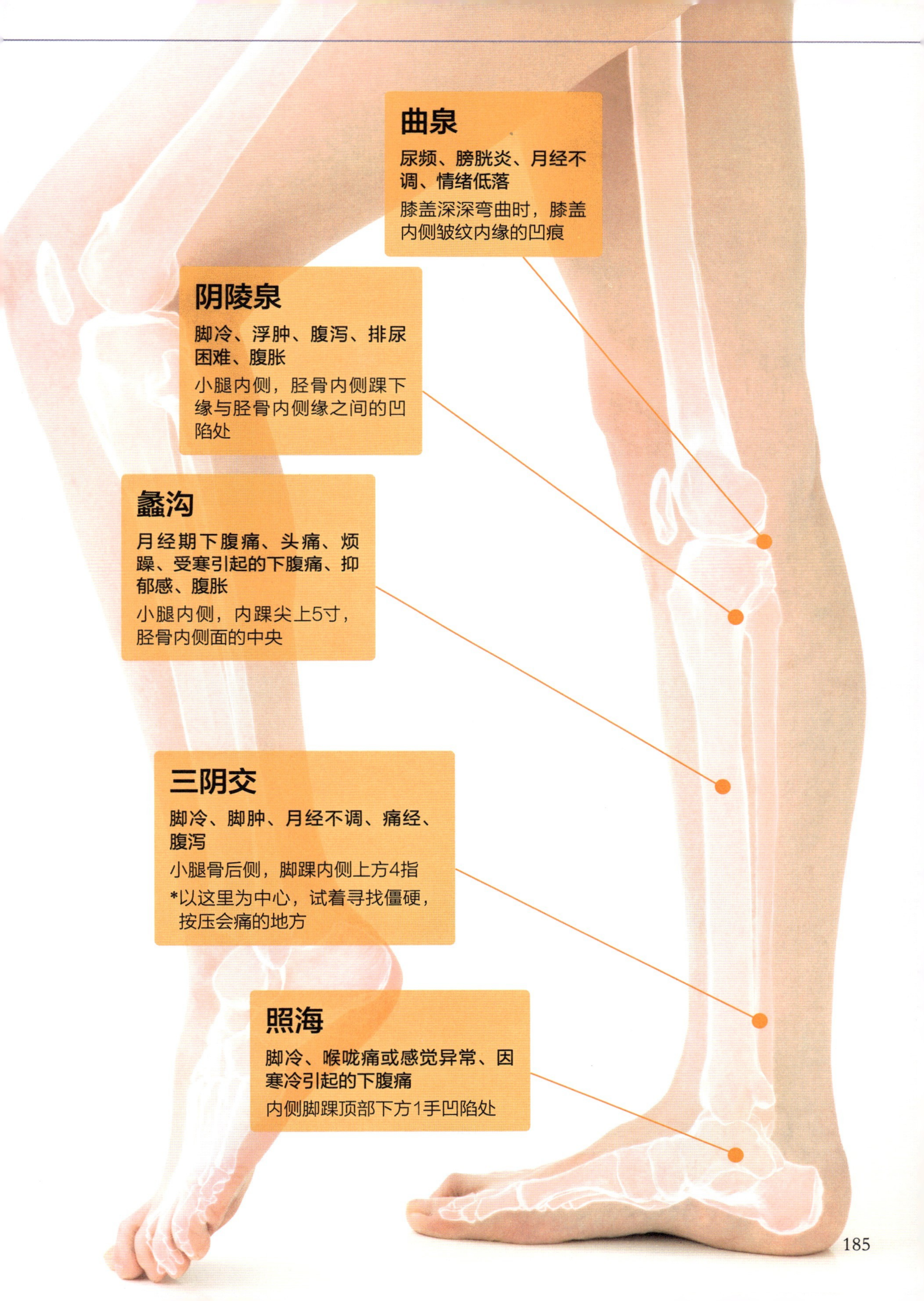

## 曲泉

尿频、膀胱炎、月经不调、情绪低落

膝盖深深弯曲时，膝盖内侧皱纹内缘的凹痕

## 阴陵泉

脚冷、浮肿、腹泻、排尿困难、腹胀

小腿内侧，胫骨内侧踝下缘与胫骨内侧缘之间的凹陷处

## 蠡沟

月经期下腹痛、头痛、烦躁、受寒引起的下腹痛、抑郁感、腹胀

小腿内侧，内踝尖上5寸，胫骨内侧面的中央

## 三阴交

脚冷、脚肿、月经不调、痛经、腹泻

小腿骨后侧，脚踝内侧上方4指

*以这里为中心，试着寻找僵硬，按压会痛的地方

## 照海

脚冷、喉咙痛或感觉异常、因寒冷引起的下腹痛

内侧脚踝顶部下方1手凹陷处

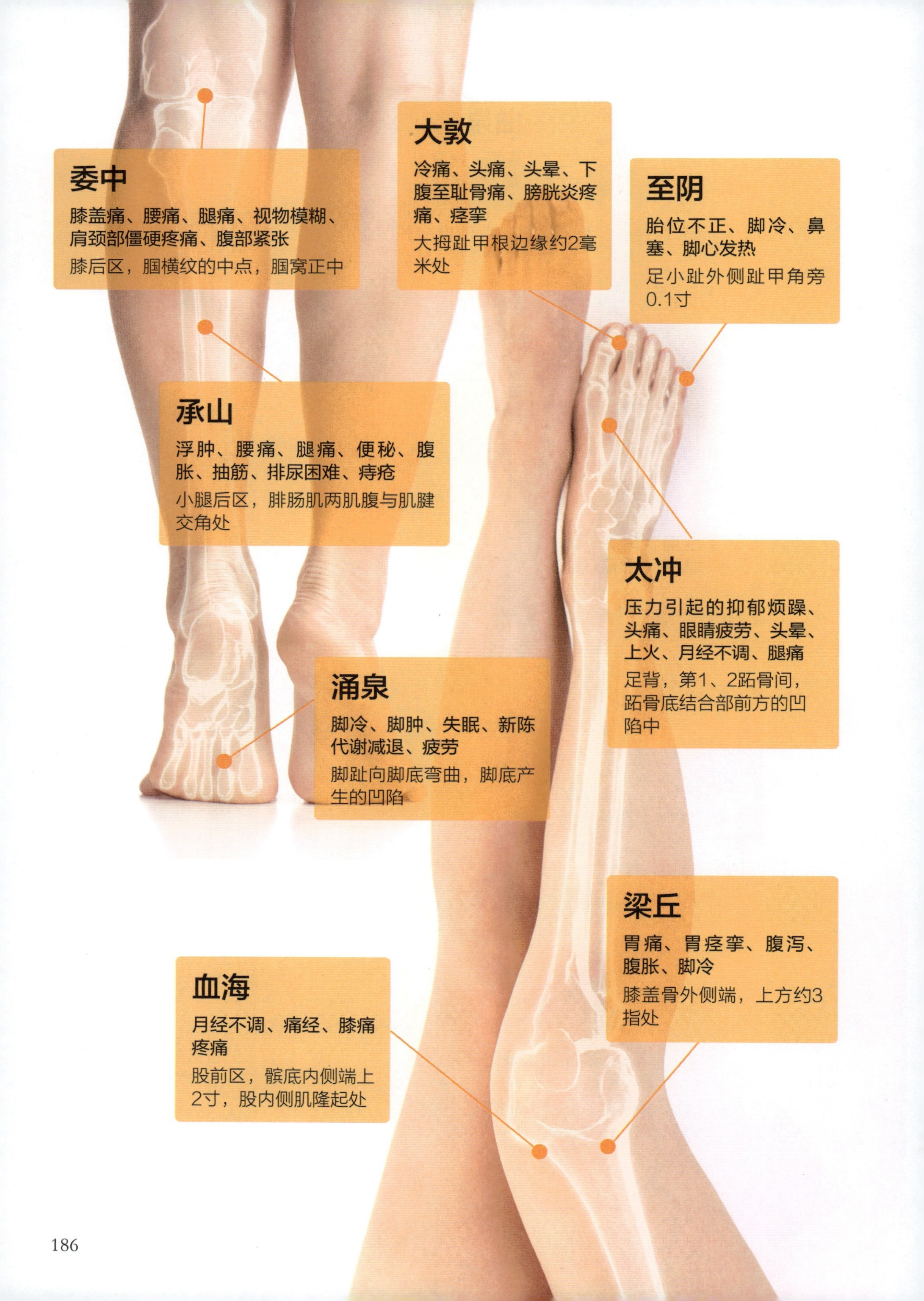

## 委中

膝盖痛、腰痛、腿痛、视物模糊、肩颈部僵硬疼痛、腹部紧张

膝后区，腘横纹的中点，腘窝正中

## 大敦

冷痛、头痛、头晕、下腹至耻骨痛、膀胱炎疼痛、痉挛

大拇趾甲根边缘约2毫米处

## 至阴

胎位不正、脚冷、鼻塞、脚心发热

足小趾外侧趾甲角旁0.1寸

## 承山

浮肿、腰痛、腿痛、便秘、腹胀、抽筋、排尿困难、痔疮

小腿后区，腓肠肌两肌腹与肌腱交角处

## 太冲

压力引起的抑郁烦躁、头痛、眼睛疲劳、头晕、上火、月经不调、腿痛

足背，第1、2跖骨间，跖骨底结合部前方的凹陷中

## 涌泉

脚冷、脚肿、失眠、新陈代谢减退、疲劳

脚趾向脚底弯曲，脚底产生的凹陷

## 梁丘

胃痛、胃痉挛、腹泻、腹胀、脚冷

膝盖骨外侧端，上方约3指处

## 血海

月经不调、痛经、膝痛疼痛

股前区，髌底内侧端上2寸，股内侧肌隆起处

第6章

支撑身体

# 骨骼

骨骼占体重的15%～18%，成人有206块骨。分为颅骨、脊柱、胸骨、上肢骨、下肢骨、骨盆等，头部、面部、胸部和背部有80块骨，左右手臂和腿部有126块骨。每个部位由多块骨骼组成并支撑身体。

骨骼以骨胶原纤维这一蛋白质为基础黏附钙和其他物质而成，是骨骼强健的基础。硬度自不必说，为了应对肌肉收缩和外界冲击，骨还具有弹性和柔韧性。

骨和骨之间通过关节连接。两块或多块骨连接在一起的部位就是关节。关节包括肩关节、肘关节、膝关节、股关节等，有可以活动的可动关节，也有几乎不能活动的关节，如颅骨关节。能够移动的叫作可动性结合，不能移动的叫作不动性结合。

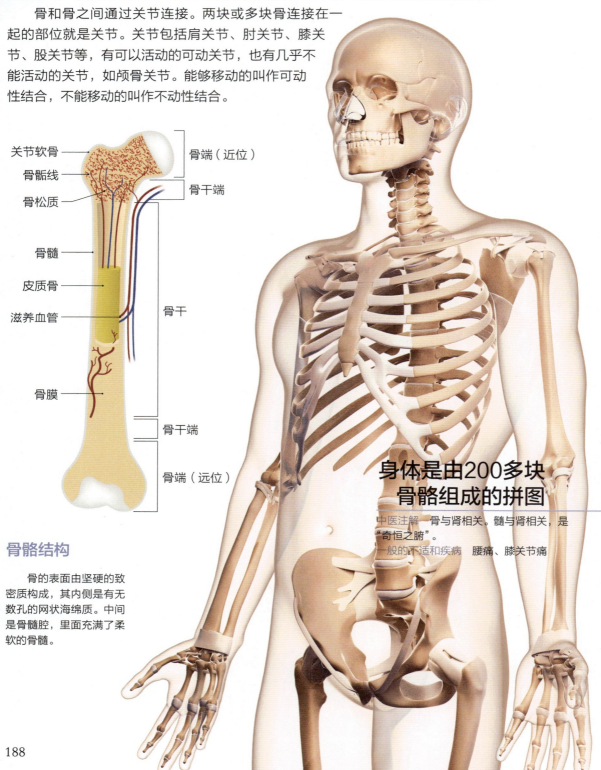

关节软骨
骨骺线
骨松质

骨端（近位）
骨干端

骨髓
皮质骨
滋养血管

骨干

骨膜

骨干端

骨端（远位）

身体是由200多块骨骼组成的拼图

中医注解　骨与肾相关。髓与肾相关，是"奇恒之腑"。
一般的不适和疾病　腰痛、膝关节痛

## 骨骼结构

骨的表面由坚硬的致密质构成，其内侧是有无数孔的网状海绵质。中间是骨髓腔，里面充满了柔软的骨髓。

## 软骨的结构

软骨是骨骼之间接缝处的组织。在脊柱中，软骨夹在骨与骨之间，软骨的柔性除了可以释放施加在脊柱上的强大力量外，在一定程度上还增加了脊柱骨活动的可能性。椎骨之间的软骨是纤维状的，比较特别，称为椎间盘。

## 膝关节结构

膝关节是人体最大、最负重的关节。它由三块骨组成：股骨（大腿骨）、胫骨（小腿骨）和髌骨（膝盖骨）。然后，股四头肌（大腿肌肉）的肌腱聚集在一起，并固定在髌骨和胫骨上。股骨在胫骨上前后滚动，可以实现膝盖的弯曲和伸直。此外，关节内部还有一个叫作半月板的软骨垫，具有缓冲冲击的作用。

股四头肌
股骨
髌股面
关节软骨
髌骨
肌腱
半月板
韧带
股胫面
胫骨

### 软骨素和葡聚糖对关节有益吗

软骨主要是以蛋白质之一的骨胶原为主要原料，由聚合骨胶原的透明质酸和保持水分的软骨素等构成。透明质酸和软骨素是以葡萄糖为原料的糖链，在体内合成。

葡聚糖和软骨素作为药物和保健食品销售，目的是希望能维持或恢复关节健康，但它们的作用仍存在争议，并没有明确结论。

在日本，葡聚糖是治疗关节疼痛的药物，软骨素是保健品，而不是药物。关于这两种效果的研究结果都缺乏一贯性。

软骨细胞从滑液中获取所需的营养，这是在关节活动时就会完成的。膝盖在站立时受压，软骨中的水被挤出来。坐下时，滑液会被吸进软骨中。此时，液体中的营养物质和氧气一起被软骨吸收。走路时也会发生同样的事情，所以为了强健软骨，在力所能及的范围内活动是最适宜的。

### 什么是变形性膝关节炎

它是一种膝关节软骨逐渐磨损，出现退行性改变的疾病，开始走路或站立时会引起疼痛。症状包括膝盖肿胀、无法伸直和积液等。主要原因是关节软骨老化和体重增加。可以通过训练膝关节周围的肌肉和股四头肌来抑制其发展。

### 什么是类风湿性关节炎

类风湿性关节炎是一种导致手指和脚关节肿胀和疼痛的疾病，是由免疫紊乱引起的。它是由人体免疫系统引起的自身免疫性疾病之一，它以异物攻击软骨和骨骼等构成关节的组织而引起发病。可能是感染细菌、压力、过度劳累等原因，但发病机制尚不清楚。症状有关节肿胀和疼痛、晨僵等。随着关节炎症的发展，滑液变得过多，关节容易被破坏和变形。多见于女性，发病高峰在30~50岁。病情可以通过验血、验尿、X射线、CT等影像学检查来判断。早期发现治疗效果会很好，很多患者可以达到缓解。

**人体精密检查的用途和数值**

### 骨量检查

#### 检查骨的强度

通过照射X射线来检查骨密度，可用于诊断骨质疏松症、类风湿性关节炎和激素分泌异常等。骨密度低会增加骨折的风险以及坐骨神经痛和椎管狭窄的风险。尤其是女性更年期后更容易因为激素水平的变化而使骨密度降低。

| 正常 | 骨量减少 | 骨质疏松 |
|---|---|---|
| 80%以上 | 70%~80% | 小于70% |

（判断是基于年轻人YAM的平均值。年轻人的骨密度为100%作为参考）

# 支撑身体，保护内脏，制造血液

骨骼有四个主要作用。一是支撑和维持身体。尤其脊柱，是保持姿势的重要骨骼。小骨头垂直连接，形成柔和的曲线，以保持平衡和支撑身体。因为骨骼以外的身体组织都很柔软，没有骨骼就不能保持姿势。

二是保护脏器。颅骨保护大脑，胸廓保护心脏和肺，骨盆保护膀胱和子宫。

三是制造血液成分。骨头的中央充满了红色果冻状的骨髓[1]，它是血液的来源。骨骼中心的组织也可以增加骨骼的强度，减轻骨骼的重量。

四是调节钙的恒定。钙参与细胞分裂、神经传导、肌肉收缩等生理活动，对维持生命至关重要。因此，血液中的钙浓度需要保持恒定。不足时从骨中溶解出来，剩余则储存入骨中。

# 日复一日，破坏旧骨，生长新骨

随着身体的成长，骨骼也在发育。骨代谢涉及制造骨骼的成骨细胞和破坏骨骼的破骨细胞。破骨细胞分解并吸收旧骨，成骨细胞制造骨胶原，使钙粘附在骨上，形成骨骼。

骨的代谢要破骨细胞破坏旧骨，但当骨胶原被氧化和糖化时，就无法完成，而且氧化、糖化后的骨胶原残留会使骨骼变脆。为了溶解老化的胶原蛋白，需要补充新的胶原蛋白，但胶原蛋白很难从食物中吸收，只能在体内合成。体内制造骨胶原需要维生素C，因此食用富含维生素C的蔬果可以保持骨骼健康。

骨骼具有在受力方向变强的特性，运动是强健骨骼的基础。将运动融入到日常生活是一个好主意，例如每天坚持散步、尽量爬楼梯等。钙的摄入对强健骨骼也很重要，但单独服用钙，吸收率并不好，需要补充维生素D以促进钙吸收。维生素D可通过紫外线照射产生，所以一定要适当地进行日光浴。

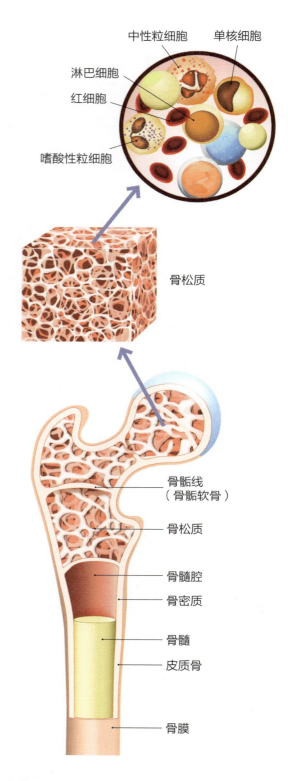

中性粒细胞　单核细胞
淋巴细胞
红细胞
嗜酸性粒细胞

骨松质

骨骺线
（骨骺软骨）

骨松质

骨髓腔
骨密质

骨髓
皮质骨

骨膜

**1　骨髓**
它是制造白细胞、红细胞和血小板的造血器官，存在于骨骼中。造血干细胞可以长成所有血细胞，也可以自我复制，血细胞就是在那里制造的。

## 钙的工作原理

骨骼不仅支撑身体，还负责造血和储存钙质。从生物以细胞单体在海洋中生存的时代开始，细胞内的信息传递就需要钙。从生物进化的历史来看，骨骼一开始就是钙的储藏库，这也从侧面说明了其重要程度。肌肉伸缩时会从血液中吸收钙，心脏的跳动也与钙有关。无论是活动肌肉时的神经信息传达，还是凝固血液，没有钙就都无法实现。人体内99%的钙储存在骨骼中，1%存在于血液、肌肉和神经中。每升血液需要100毫克的钙，当不够时，骨骼就会自行分解细胞并释放钙。如果这种情况持续下去，就会患骨质疏松症。

## 什么导致腰痛

腰痛不是疾病，而是症状。原因多种多样，不仅是腰部本身出现问题，还包括压力、生活方式和内脏疾病等，尤其是出现身体不动也痛，半夜痛时，更严重的还有癌症等可能性。如果有这些症状，请尽早去医院。此外，肌肉、骨骼、关节、神经等互相缠绕也会导致腰痛。如果是肌肉等原因引起的，在合理范围内慢慢活动，会改善血液循环并加速愈合。我们经常听到的椎间盘突出症，是由于脊柱椎骨之间的椎间盘的一部分凸出并压迫脊神经时而引起的疼痛。主要原因是长时间保持不良姿势。

## 注意直颈

肩部以上的颈椎，通常呈柔和的曲线。头部的重量为4~5千克，为了支撑它，需要有弯曲的结构。然而，当看智能手机或电脑时，姿势就会变得前倾，脖子向斜前方伸直。如果斜着支撑头部，那么脖子上的重量将是正常的2倍。结果，颈部、肩部和肩胛骨的肌肉变得高度紧张，导致肩膀和颈部酸痛。此外，常伴有反腰（腰椎过度弯曲，腹部凸出）和卷肩（双肩向前向外耸肩）等，引起腰痛、呼吸浅，全身不适和倦怠感的情况也不少。

## 什么是椎管狭窄

构成脊柱的每块骨头都是由椎体和椎弓这两部分组成的，它们之间有一个U形的孔。由33块椎骨纵向连接而成的U形孔呈管状，大脑发出的神经束通过其中。这个管称为椎管。当椎间盘因老化而失去弹性时，该区域的韧带会变厚以进行加固，椎骨也会变形，从而导致椎管受到挤压。此外，如果椎骨移位，椎管也会部分移位，导致椎管变细。这样一来，通过的神经束就会受到压迫。在最常见的腰椎管狭窄症中，通往腿部的神经受到压迫，导致腿部疼痛。疼痛的部位取决于被压迫的神经。有一种症状是如果持续走路，就会因麻痹而不能继续走，坐下休息一会之后会缓解。这就是"间歇性跛行"，是椎管狭窄的一大特征。

 骨、髓与肾相关

在中医里，骨和髓都是"奇恒之腑"之一。骨是指骨骼，有支撑身体，保护五脏六腑的作用。髓是由肾精（肾脏中储存的生命能量）形成，并储存在骨中。髓具有滋补骨、形成血的作用。髓与脑相连，作为脑髓储存起来以滋养脑。所以有"脑为髓之海"的说法。由于骨和髓都与肾息息相关，所以肾精不足就容易造成骨折和骨质疏松。

### 推荐中药

八味地黄丸/腰痛、坐骨神经痛
当归四逆加吴茱萸生姜汤/腰痛
舒经活血汤/腰痛、肌肉痛
牛车肾气丸/腰痛、麻木
葛根汤/肩膀僵硬（上半身的神经痛）
薏苡仁汤/肌肉疼痛、关节疼痛
芍药甘草汤/肌肉痉挛（腿抽筋）

 **推荐药草**
荨麻/预防骨质疏松症
杉菜/强化骨骼生长和结缔组织

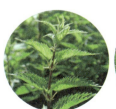

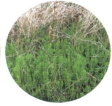

荨麻　　　　　　　杉菜

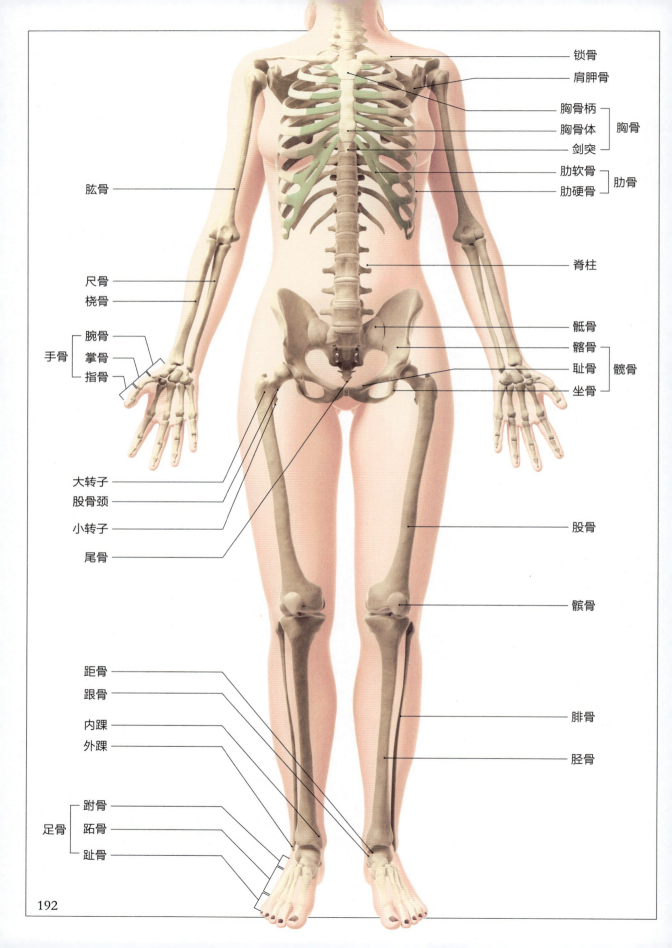

锁骨
肩胛骨
胸骨柄
胸骨体 } 胸骨
剑突
肋软骨 } 肋骨
肋硬骨
肱骨
脊柱
尺骨
桡骨
骶骨
髂骨
手骨 { 腕骨
掌骨
指骨
耻骨 } 髋骨
坐骨
大转子
股骨颈
小转子
尾骨
股骨
髌骨
距骨
跟骨
内踝
外踝
腓骨
胫骨
足骨 { 跗骨
跖骨
趾骨

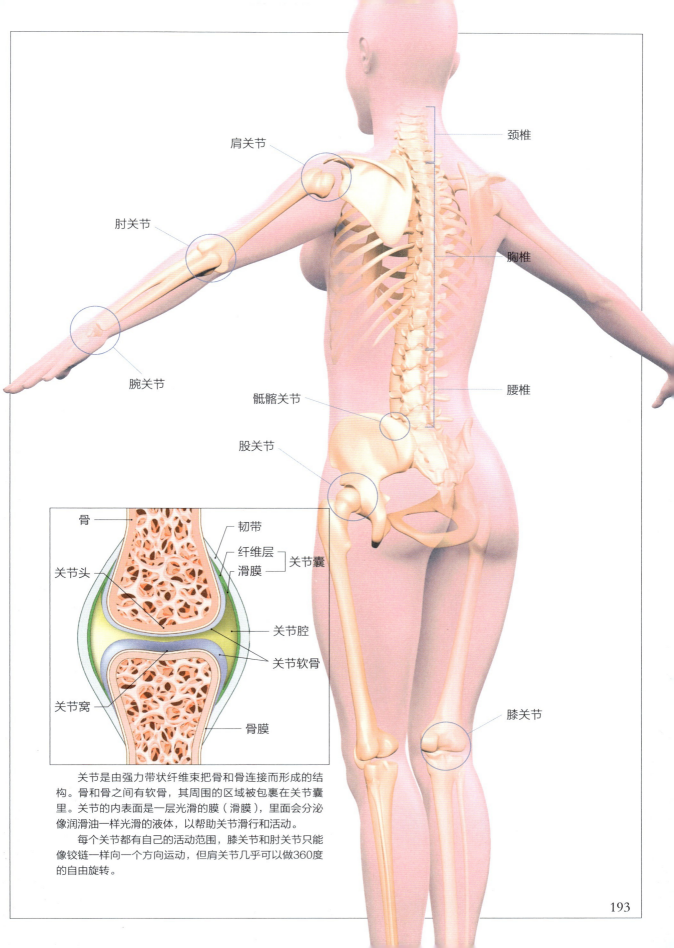

肩关节

肘关节

腕关节

颈椎

胸椎

腰椎

骶髂关节

股关节

膝关节

骨

韧带

纤维层

滑膜

关节囊

关节头

关节腔

关节软骨

关节窝

骨膜

　　关节是由强力带状纤维束把骨和骨连接而形成的结构。骨和骨之间有软骨，其周围的区域被包裹在关节囊里。关节的内表面是一层光滑的膜（滑膜），里面会分泌像润滑油一样光滑的液体，以帮助关节滑行和活动。

　　每个关节都有自己的活动范围，膝关节和肘关节只能像铰链一样向一个方向运动，但肩关节几乎可以做360度的自由旋转。

# 骨质疏松症

## 骨质疏松症增加卧床不起、阿尔茨海默病的风险

支撑我们身体的骨骼，不断地进行着新陈代谢。负责破坏骨骼的破骨细胞和负责制造骨骼的成骨细胞一直在工作，整个身体的骨骼在3年左右就会完全更换。

在生长期，成骨细胞的功能占主导地位，骨骼生长，成年后，两种细胞平衡工作，维持骨骼健康。

由于某种原因，若破骨细胞的功能占主导地位，导致骨量减少的病症就是骨质疏松症。

当骨量减少时，骨内部变得模糊，轻微跌倒就容易骨折，或造成脊椎弯曲的压迫性骨折。

如果股骨等大骨头骨折，会增加卧床不起和阿尔茨海默病的风险。

男性和女性的骨量都会随着年龄的增长而减少，但由于更年期后维持骨密度的激素减少，女性更容易患骨质疏松症。

另外，过度减肥等导致的营养失衡，也会增加骨质疏松症的风险。缺乏运动的人也应该小心，

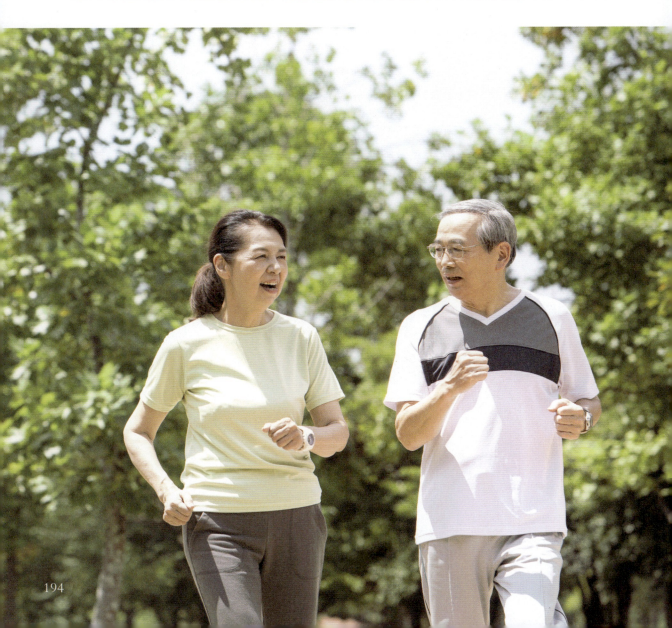

因为要保持强壮的骨骼，需要适度运动。骨质疏松症是一种难以察觉的疾病，骨折后才发现骨质疏松症的情况并不少见。因此，平时注意保持骨密度的饮食和运动很重要。

## 强健骨骼的生活方式

骨密度的降低与各种各样的因素有关，有时也与日常生活习惯有关。请注意，过度防晒和缺乏运动可能会导致骨骼虚弱。

### 沐浴阳光

阳光中的紫外线可以刺激维生素D的产生，从而帮助身体吸收钙。在缺少光照或纬度高的地区，由于维生素D缺乏，骨密度降低的可能性很高。为了强健骨骼，每天花大约15分钟，在阳台或户外晒晒日光浴是极好的。

### 锻炼

适度刺激，可以激活新骨骼的生成。为了拥有健康的骨骼，日常生活中进行轻松的运动很有必要。尤其推荐步行和上下楼梯等。

## 通过日常饮食预防骨质疏松症

摄取优质的营养物质直接关系到骨骼健康。

### 构成骨骼的材料是蛋白质和钙

骨骼是钙的储存库，其基础是骨胶原。为了保持强壮的骨骼，不仅要摄取钙，作为骨胶原材料的蛋白质也要充分摄取。还应该有意识地服用维生素C，它有助于身体产生胶原蛋白。

*富含钙的食材　乳制品、油菜、小鱼、樱花虾等。

*富含蛋白质的食材　肉、鱼、蛋、乳制品、大豆制品等。

### 摄取微量营养素来帮助构建骨骼

从饮食中摄取的营养在体内被利用后，与各种各样的微量营养素相关。维生素D可增加小肠对钙的吸收，促进钙在骨骼中沉积。维生素K可帮助血液中的钙转化为骨骼需要的营养素，用于治疗骨质疏松症。其他矿物质，如锌、钾和镁等矿物质也在骨骼构建中发挥重要作用。

*富含维生素D的食材　香菇、鱼、蛋等。

*富含维生素K的食材　纳豆、豆芽等。

### 大豆制品具有类似雌激素的作用

大豆制品中的异黄酮已被证明与在绝经后减少的雌激素有相似作用。建议积极服用，因为它不仅具有缓解骨质疏松症的作用，还可缓解雌激素缺乏引起的紊乱。

*富含异黄酮的食材　豆腐、豆浆、纳豆、黄豆粉等。

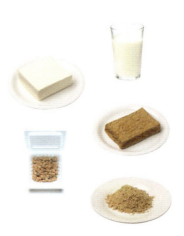

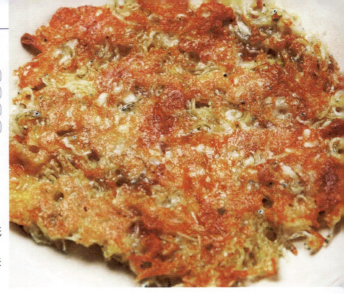

**钙含量丰富！**
**可作为零食或下酒菜**

## 芝士鱼糕

| 营养数值为一人份 | |
| --- | --- |
| 能量 | 126千卡 |
| 糖 | 0.4克 |
| 含盐量 | 1.7克 |
| 钙 | 252毫克 |

**材料（容易制作的量）**

杂面鱼糕…40克
芝士…40克

**制作方法**

1 将杂面鱼糕铺在煎锅中，将芝士均匀地撒在上面，用中低
  火煎烤。
2 等芝士化开，边缘变色后翻面，烤至芝士完全变色后关
  火。取出切成方便食用的小块。

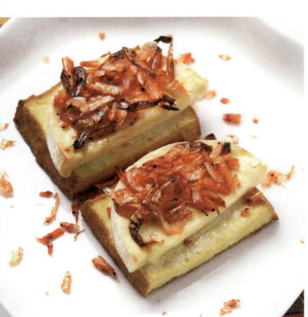

**只需切块和烘烤即可**

## 油炸樱花虾奶酪

| | |
| --- | --- |
| 能量 | 210千卡 |
| 糖 | 0.4克 |
| 含盐量 | 0.6克 |
| 钙 | 358毫克 |

**材料（容易制作的量）**

油炸豆腐块…1个
奶酪…适量
樱花虾…2大勺
橄榄油…少许
清酒…1/2小勺

**制作方法**

1 将油炸豆腐横切使其厚度减半，涂
  上橄榄油。奶酪切成易于食用的小
  块。在樱花虾上淋上清酒。
2 将奶酪和樱花虾放在油炸豆腐块
  上，放入烤箱烘烤至金黄。

**富含钙的牛奶有益于骨骼健康**

## 奶油煮干贝

| | |
| --- | --- |
| 能量 | 274千卡 |
| 糖 | 16.4克 |
| 含盐量 | 1.7克 |
| 钙 | 162毫克 |

**材料（2人份）**

干贝…2个
生菜…12片
黄油…2大勺
蛋糕粉…2大勺
牛奶…1杯
A 鸡汤底…1/2小勺
　热水…1/2杯
　泡发干贝的汁…1/4杯
芝麻油…少许
黑胡椒碎…少许

**制作方法**

1 平底锅加热黄油，加入蛋
  糕粉炒匀，一点点加入牛
  奶，再加入干贝和A小火
  炖。待汤汁变得浓稠时，
  放入手撕生菜，倒上香油。
2 将1放入碗中，撒上少许黑
  胡椒碎。

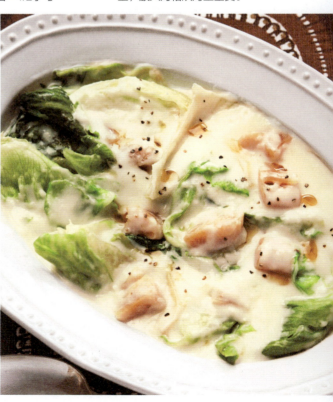

撒上满满的奶酪非常好吃

# 南瓜奶油意大利面

| 能量 | 542千卡 |
| --- | --- |
| 糖 | 53.4克 |
| 含盐量 | 0.8克 |
| 钙 | 98毫克 |

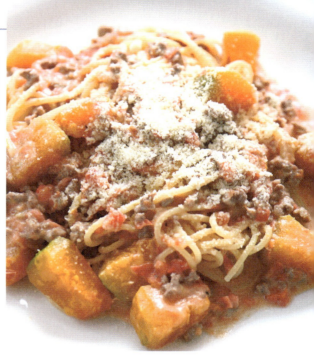

**材料（2人份）**

南瓜…150克
番茄…1个
混合肉末（牛肉、猪肉）
　…100克
意大利面…100克
蛋糕粉…1/2小勺
A　奶油…3大勺
　牛奶…2大勺
　固体高汤…1个
橄榄油…1小勺
盐和胡椒粉…各少许
磨碎的芝士…适量

**制作方法**

1 南瓜去子，切成一口大小的块，用保鲜膜包好放入微波炉中5~6分钟。把番茄切碎。
2 在平底锅中加热橄榄油，将肉末炒至松散。
3 将蛋糕粉加入2中稍微炒一下，加入A和1，加入盐和胡椒粉调味。
4 将意大利面煮好，加入3并混合。最后撒上磨碎的芝士。

樱花虾的鲜味是
决定口感的关键

# 油菜
# 樱花虾意大利面

| 能量 | 407千卡 |
| --- | --- |
| 糖 | 59.3克 |
| 含盐量 | 0.7克 |
| 钙 | 199毫克 |

**材料（2人份）**

油菜…1/2捆
樱花虾…10克
大蒜…2瓣
意大利面…160克
橄榄油…1大勺
浓酱油和味醂…
　各少许

**制作方法**

1 油菜快速煮熟，放入水中冷却，挤出多余水分并切段。大蒜切碎。
2 将橄榄油和大蒜放入平底锅中，用小火炒出香味，加入樱花虾炒约1分钟。
3 将油菜加入到2中快速翻炒，用酱油和味醂调味。加入煮好的意大利面并搅拌。

水菜比牛奶含有更多的钙

# 水菜梅子杂鱼拌饭

| 能量 | 315千卡 |
| --- | --- |
| 糖 | 60.3克 |
| 含盐量 | 3.2克 |
| 钙 | 151毫克 |

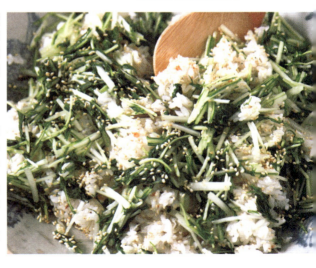

**材料（4人份）**

水菜（可用油菜代替）…1袋
米…200毫升
清酒…2大勺
A　细海带丝…10厘米
　梅干（去核）…2个
　小干白鱼…30克
白芝麻…适量

**制作方法**

1 大米洗净后沥干水分放置30分钟。将大米和清酒放入电饭锅中，加水至刻度，放入A，普通模式煮。
2 米饭快煮好时，将水菜切成段，撒上盐简单揉一下，挤出多余水分。
3 将梅干捣碎，拌入米饭中和芝麻混合。

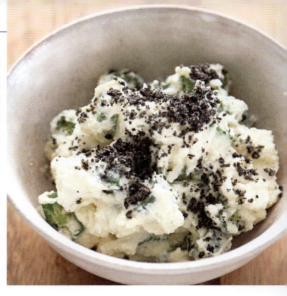

| 能量 | 177千卡 |
|---|---|
| 糖 | 6.2克 |
| 含盐量 | 0.7克 |
| 钙 | 152毫克 |

### 豆腐中含有钙和大豆异黄酮

## 奶油芝士拌秋葵

**材料（2人份）**

木棉豆腐…1/2块
A 味醂…1/2大勺
　淡口酱油…1/2小勺
　白糖…1/2大勺
　盐…少许
白芝麻酱…1/2小勺
秋葵…4根
煮海带的汤汁…适量
奶油芝士…40克
黑芝麻碎…1大勺

**制作方法**

1 将豆腐放入微波炉中加热，后放入研钵中碾碎，再加入A拌匀。
2 秋葵撒上盐，水煮后过凉放入海带汤中。
3 将秋葵取出除去多余的水分切成小块，与奶油芝士和A混合。
4 盛入碗中，撒上黑芝麻碎。

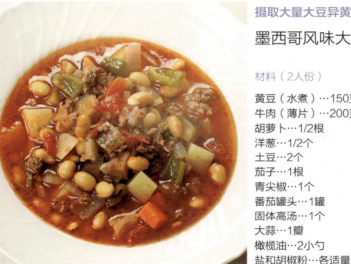

| 能量 | 504千卡 |
|---|---|
| 糖 | 38.1克 |
| 含盐量 | 1.0克 |
| 钙 | 114毫克 |

### 摄取大量大豆异黄酮

## 墨西哥风味大豆

**材料（2人份）**

黄豆（水煮）…150克
牛肉（薄片）…200克
胡萝卜…1/2根
洋葱…1/2个
土豆…2个
茄子…1根
青尖椒…1个
番茄罐头…1罐
固体高汤…1个
大蒜…1瓣
橄榄油…2小勺
盐和胡椒粉…各适量

**制作方法**

1 将牛肉切块。将胡萝卜、洋葱、土豆、茄子和青尖椒切成1厘米见方的块。大蒜剁碎。
2 在煎锅中加热一半的橄榄油，煎牛肉。
3 将剩余的橄榄油和大蒜放入煎锅中，小火煎炒。当香味出来时，加入洋葱炒至透明，再加入大豆和剩下的蔬菜炒匀，加入2。
4 加入番茄罐头和2杯水（不计入量）以及汤底料，炖约20分钟，加盐和胡椒粉调味。

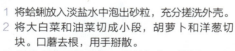

| 能量 | 234千卡 |
|---|---|
| 糖 | 20.0克 |
| 含盐量 | 1.8克 |
| 钙 | 282毫克 |

### 充分利用含有大豆异黄酮的豆浆

## 蛤蜊豆浆汤

**材料（2人份）**

蛤蜊…200克
大白菜…1/4棵
胡萝卜…1/2根
洋葱…1/2个
油菜…1/2捆
口蘑…1/2株
清酒…1大勺
黄油…10克
豆浆…3杯
固体高汤…1个
盐和胡椒粉…各适量

**制作方法**

1 将蛤蜊放入淡盐水中泡出砂粒，充分搓洗外壳。
2 将大白菜和油菜切成小段，胡萝卜和洋葱切块。口蘑去根，用手掰散。
3 将1和清酒放入锅中，盖盖加热，蛤蜊开口后将其连汤转移到另一个碗中。
4 在热锅中化开黄油，加入洋葱，炒软。
5 在4中加入1杯水（不计入量）、高汤、大白菜段、油菜段、胡萝卜块和口蘑，炖至变软。
6 蔬菜煮熟后，加入豆浆和3，再煮一会儿，加入盐和胡椒粉调味。

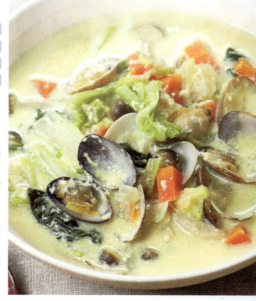

牡蛎富含构成骨骼成分的锌

# 炒蚝油牡蛎

| 能量 | 113千卡 |
|---|---|
| 糖 | 16.0克 |
| 含盐量 | 1.9克 |
| 钙 | 58毫克 |

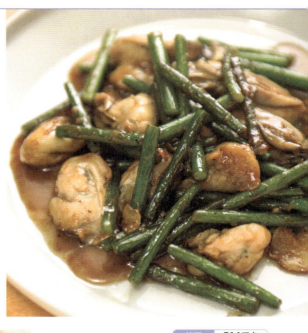

**材料（2人份）**

牡蛎（加热用）…300克
清酒…1/2大勺
淀粉…2大勺
蒜薹…1份
色拉油…少许
A 蚝油…1大勺
　味噌、白糖…各1小勺
　清酒…1大勺
　水…2大勺

**制作方法**

1 牡蛎洗净，沥干，加清酒和淀粉。将蒜薹切段。

2 在煎锅中加热色拉油，用中火炒蒜薹约1分钟。

3 在2中放入牡蛎，两面各烤1分钟左右。加入A调味，汤汁浓稠后关火。

---

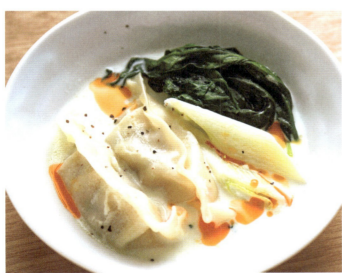

剩饺子也可以重新变身！

# 牛奶饺子锅

| 能量 | 514千卡 |
|---|---|
| 糖 | 43.9克 |
| 含盐量 | 3.4克 |
| 钙 | 442毫克 |

※因为盐分很多，所以留下汤汁

**材料（1人份）**

菠菜…1/4捆
大葱…1/2根
饺子…5个
A 牛奶…1.5杯
　水…1/2杯
　固体高汤…1个
　黄油…5克
盐和胡椒粉…各少许
辣椒油…适量

**制作方法**

1 菠菜分成3等份，大葱斜切成段。

2 将A放入砂锅中煮开，加入盐和胡椒粉调味。加入1和饺子，用小火煎熟，可以根据个人口味加辣椒油。

---

口感非常好，可以作为主菜

# 炸豆腐深煎培根

| 能量 | 353千卡 |
|---|---|
| 糖 | 1.8克 |
| 含盐量 | 1.6克 |
| 钙 | 255毫克 |

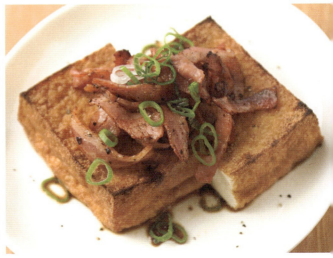

**材料（2人份）**

炸豆腐块…1块
酱油…2小勺
培根…4片
橄榄油…1大勺
香葱…2根
黑胡椒碎…少许

**制作方法**

1 将炸豆腐块放入烤箱或烤架上烤5~10分钟后盛入容器中。

2 将培根切成条状。香葱切成小段。

3 将橄榄油和培根放入煎锅中，用小火煎，当培根变得酥脆时，把它放在炸豆腐块上。淋上酱油，撒上黑胡椒碎。

# 肌肉

人体肌肉有四百多种，600块以上，其数量大约是骨骼数量的3倍。主要种类有骨骼肌、平滑肌和心肌。

骨骼肌的力量很强，但持续性较弱。它是一种由与骨相连的纤维状肌细胞聚集而成，是使手脚等伸直或弯曲的肌肉。通过这些肌肉带动骨骼运动，从而产生身体的运动。它也是一种可以根据自己的意志活动的"随意肌"。平滑肌是构成内脏等器官壁的肌肉，是不能根据自己的意志活动的"不随意肌"。受自主神经和激素的控制，虽然不能发出强大的力量，但它以微弱的力量进行持续性的扩张和收缩。

心肌是使心脏不间断运动的肌肉，与平滑肌一样属于不随意肌。每个细胞都有分支，其末端与其他心肌细胞相连。它是一块在强力工作的同时还要保持不断运动的肌肉，每天循环约8吨血液。顺便说一下，因为心脏不会进行细胞分裂，所以不会得癌。肌肉收缩是由肌细胞内被称为"三磷酸腺苷[1]（ATP）"的物质分解时产生的能量来提供的。

构成心脏壁的肌肉与骨骼肌一样同为横纹肌，是无法根据自主意志活动的不随意肌。它与骨骼肌的不同之处在于，无论怎样活动都不会感到疲劳。心肌运动受自主神经调节，但不随意支配的，就像剧烈运动时心跳加快，静息时心脏搏动减慢。

心肌

## 肌肉收缩使身体活动，其数量超过600块

中医注解　与肝相关。芍药甘草汤
一般的不适和疾病　腿抽筋、肩膀酸痛

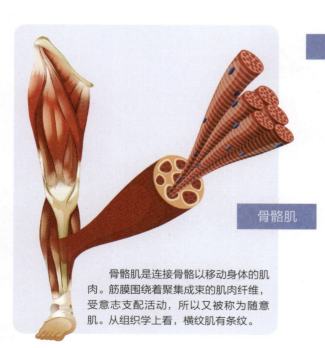

平滑肌

平滑（内脏）肌构成内脏和血管壁等。它是一种不能自主运动的不随意肌，虽然其收缩力比不上横纹肌，却可以不知疲劳地持续工作，以维持内脏器官的节律。

骨骼肌

骨骼肌是连接骨骼以移动身体的肌肉。筋膜围绕着聚集成束的肌肉纤维，受意志支配活动，所以又被称为随意肌。从组织学上看，横纹肌有条纹。

**[1]　三磷酸腺苷**

在动物、植物、微生物（细菌）中含有的在细胞能量代谢中起核心作用的一种高能量磷酸盐化合物。肌肉收缩所使用的能量是ATP在ATP降解酶的作用下分解释放无机磷酸盐，并将其转化为ADP（二磷酸腺苷）时产生的。如果所有的ATP都分解成ADP，就不可能继续运动，所以ATP会不断合成。成年男性每天摄入的2000千卡能量中，有1000千卡都被消耗在合成ATP上。

只是，肌肉中只有一点点ATP，所以每次使用时都必须立即制作。ATP是由糖、肌肉和肝脏中的糖原产生的。而分解糖原时会产生乳酸。剧烈运动后积累的乳酸一直被认为是导致肌肉疲劳的原因。然而，最新研究表明，血液中的乳酸可以在肝脏中重新合成糖原，并在短时间内作为能量被重新利用。另外也有人认为，制造乳酸时产生的氢离子会使身体偏向酸性，这也是造成疲劳的原因之一。

## 内部肌肉和外部肌肉的区别

内部肌肉也称为"深层肌肉"，是位于身体深处和骨骼附近的肌肉。它具有微调关节运动和平衡身体的作用。外部肌肉也称为"表层肌肉"，是位于皮肤内侧的肌肉。它起到发力和活动关节的作用。因为它的容量比内部肌肉更大，如果训练得好，基础代谢会增加，这也与减肥息息相关。

## 虚弱和肌少症

虚弱是一种由于衰老而导致身心衰弱的状况，如果不及时治疗，可能会干扰日常生活，不接受长期护理的话就无法生活。

肌少症是肌肉量减少、行走变慢和活动变慢的状态，这是一个随着年老体弱而受到关注的话题。

随着年龄的增长，肌肉量会下降，尤其是腿部肌肉。

如果伴有其他疾病，活动量就会减少，变成肌少症。

如果步幅变短，走得更慢，更容易疲劳，活动量进一步减少，食量也会减少。结果导致慢性营养不良，肌少症进一步恶化。

为了摆脱这种情况，需要适当运动和富含蛋白质的饮食。

## 训练您的面部肌肉

面部有二十多种肌肉，它们用于做出面部表情、咀嚼、吸吮、呼气和说话。

这些肌肉都由面部神经控制，许多面部肌肉末端与皮肤相连，因此可以做出复杂而微妙的运动。

据说面部肌肉通常只会使用30%，如果面无表情，不使用面部肌肉的话就会变老，皮肤也会失去紧致度，导致皱纹和下垂。

通过有意识地运动和训练面部肌肉，血液、水分和淋巴循环就会得到改善，从而产生有弹性的肌肉。

额肌 扬起眉毛，皱起额头。当这个区域的肌肉衰退时，额头上就会出现横纹。

眼轮匝肌 扬起眉毛，眼皮开合，眨眼睛。当这个区域的肌肉衰退时，眼尾会出现皱纹。

颊肌 嘴角上扬。当这个区域的肌肉衰退时，嘴角会下垂或出现皱纹。

口轮匝肌 做出嘴角的表情。当这个区域的肌肉衰退时，会导致嘴角的松弛和皱纹。

颏肌 向上提下巴肌肉并收紧下颌线。当这个区域的肌肉衰退时，就变成了双下巴。

## 运动员的肌肉和健美运动员的肌肉

肌肉的结构常被比作一捆龙须面，每一条都是被称为肌纤维的肌肉细胞，再进一步捆扎包裹在筋膜中就是肌肉的整体。

肌纤维的数量在出生时几乎就已经基本确定了，通过肌肉锻炼得到的强化的肌肉其实是每根肌纤维都变粗的状态。肌纤维是由更细的肌原纤维组成的束状，微细的肌丝受到一点负荷就容易受伤，恢复时就会变粗，这就是肌肉增大的原理。

健美运动员的肌肉就是对想要训练的部位的肌纤维施加超负荷训练，像雕刻自己的肌肉一样，使肌纤维增粗到接近极限的程度。

肌纤维的粗细和它产生的力量大致成正比，但也不是绝对的。有些人肌肉纤维粗但肌肉力量不大，有些人身材苗条但投球速度很快。

跑步、投掷和跳跃等运动需要多块肌肉和支持它们的神经系统的协调动作，运动员的肌肉在这一方面是有得到训练的，健美运动员虽然肌肉发达，但是在这一方面却可能不足。

虽然二者都是经过锻炼才能得到的肌肉，但肌肉量和表现水平并不一定一致。

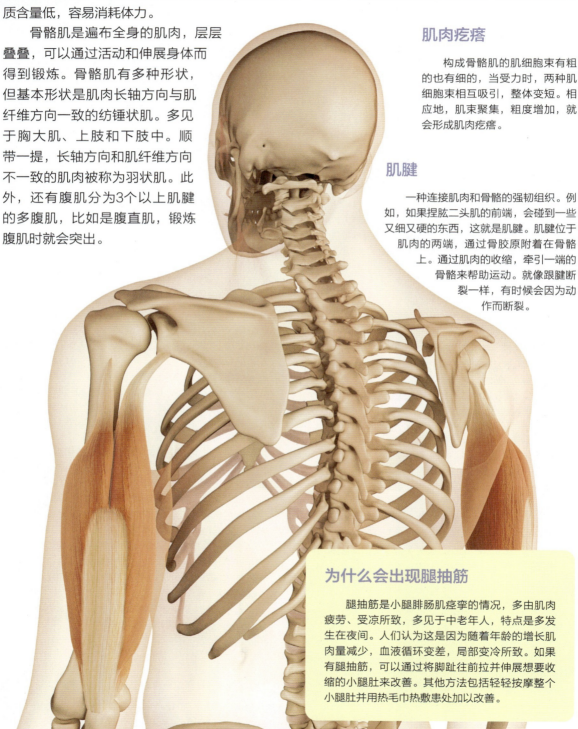

# 骨骼肌有多种形状和类型

在骨骼肌内部，细细的绳状肌纤维被捆绑在一起。肌纤维有两种类型：慢肌（红肌）和快肌（白肌）。慢肌有耐力，不易疲劳，所以擅长做需要耐力的运动。快肌具有速度和力量，因此擅长做短跑和举重等运动。快肌的体积和运动幅度比慢肌更大，可以产生瞬间的爆发力和力量。但缺点是蛋白质含量低，容易消耗体力。

骨骼肌是遍布全身的肌肉，层层叠叠，可以通过活动和伸展身体而得到锻炼。骨骼肌有多种形状，但基本形状是肌肉长轴方向与肌纤维方向一致的纺锤状肌。多见于胸大肌、上肢和下肢中。顺带一提，长轴方向和肌纤维方向不一致的肌肉被称为羽状肌。此外，还有腹肌分为3个以上肌腱的多腹肌，比如是腹直肌，锻炼腹肌时就会突出。

## 肌肉疙瘩

构成骨骼肌的肌细胞束有粗的也有细的，当受力时，两种肌细胞束相互吸引，整体变短。相应地，肌束聚集，粗度增加，就会形成肌肉疙瘩。

## 肌腱

一种连接肌肉和骨骼的强韧组织。例如，如果捏肱二头肌的前端，会碰到一些又细又硬的东西，这就是肌腱。肌腱位于肌肉的两端，通过骨胶原附着在骨骼上。通过肌肉的收缩，牵引一端的骨骼来帮助运动。就像跟腱断裂一样，有时候会因为动作而断裂。

## 为什么会出现腿抽筋

腿抽筋是小腿腓肠肌痉挛的情况，多由肌肉疲劳、受凉所致，多见于中老年人，特点是多发生在夜间。人们认为这是因为随着年龄的增长肌肉量减少，血液循环变差，局部变冷所致。如果有腿抽筋，可以通过将脚趾往前拉并伸展想要收缩的小腿肚来改善。其他方法包括轻轻按摩整个小腿肚并用热毛巾热敷患处加以改善。

# 肌肉掉了就很难减肥了，减肥的重点是提高基础代谢[1]

肥胖的主要原因之一是由于过量摄入脂肪和糖类而导致中性脂肪的积累。糖类是一种能快速转化为能量的营养素，当不再摄入它时，就会燃烧体内储存的糖原来补充能量。如果体内储存的糖原很少，则会分解体内的脂肪和蛋白质产生糖分。因为身体中的大部分蛋白质都存在于肌肉中，如果抵制糖类的摄取，就会导致肌肉流失。如果失去肌肉，就很难减肥，而且即使减肥，反弹的可能性也很大。

肌肉消耗的能量约占基础代谢量的20%，当肌肉减少时，基础代谢率和燃烧的热量就会下降，很难瘦下来。另外，肝脏和肾脏等内脏器官的负担也会增加。极端的糖分限制和过低的热量摄入对减肥来说适得其反。

**[1] 基础代谢**

在不做任何事情时维持身体所需的最低能量。肌肉较少的人基础代谢率较低。提高基础代谢率可以提高脂肪燃烧的效率，更容易瘦。

---

 筋与肝相关

在中医中，筋也称为"筋膜"，在解剖生理学上包括肌腱和韧带。筋与肝息息相关，靠肝中的血来滋养。因此，肝血充足，则能迅速有力地运动，但肝血不足，则会出现肌肉痉挛、麻木、关节活动困难等症状。所谓的"筋肉"就是肌肉，其中还含有脂肪和皮下组织。滋养肌肉的是脾，而脾也参与四肢的运动。脾的功能与肌肉的充实密切相关，当脾的功能下降时，就会出现身体倦怠无力、肌无力、萎缩等症状。

**推荐中药**

八味地黄丸/坐骨神经痛、腰痛
疏经活血汤/关节痛、神经痛、腰痛、肌痛
牛车肾气丸/受寒引起的下肢痛、腰痛、麻木
葛根汤/肩膀酸痛、上半身神经痛
薏苡仁汤/关节痛、肌肉痛
芍药甘草汤/腿抽筋
麻杏薏甘汤/关节痛、神经痛、肌肉痛

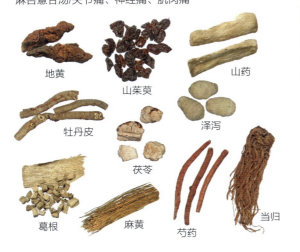

地黄
山茱萸
山药
牡丹皮
泽泻
茯苓
葛根
麻黄
芍药
当归

---

## 肩膀酸痛的主要原因是什么

头部的重量是体重的8%～10%，支持这个重量的是颈部和肩部。肩膀酸痛是从颈部到肩部的肌肉被拉伸并且出现肌肉僵硬的情况。当作为颈部和肩部肌肉的斜方肌和冈下肌收缩时，穿过它们的血管也会收缩，导致血液循环不良。主要原因是长时间的伏案工作、压力、慢性疲劳和过度用眼等。日常生活中注意不要长时间保持同一个姿势、适度运动等。

## 闪腰

闪腰是指在进行日常的普通动作时突然发生的腰痛，其特点是剧烈的疼痛，在欧美被称为"魔女的一击"。人们认为，在腰部韧带和肌肉疲劳累积的地方作为契机，只要施加轻微的负荷就会导致疼痛。一旦闪了腰，就会疼痛到坐立不安。在急性期，比起热敷，冷敷比较好。当疼痛稳定下来时，选择让自己舒服的方式即可。它通常会在1~2周内恢复。以前会建议休息直到疼痛消失为好，但现在通常建议急性期后尽可能多地进行日常活动会好得更快。其原因是腹肌和背部肌肉的不平衡以及长时间的坐姿工作导致支撑下背部的肌肉拉伤，但也有一部分是由椎骨和椎间盘变形所引起的。

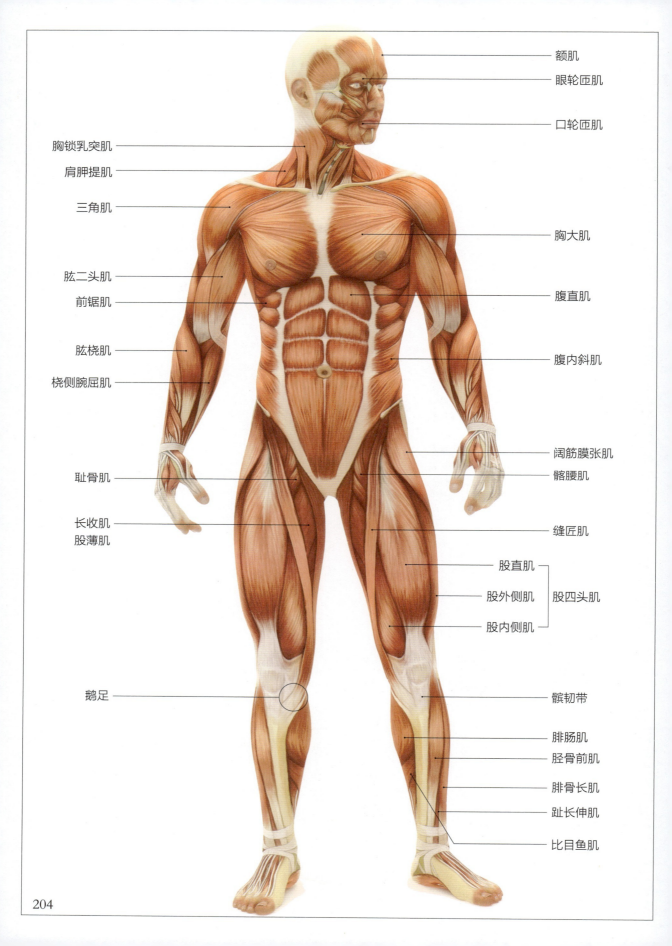

额肌

眼轮匝肌

口轮匝肌

胸锁乳突肌

肩胛提肌

三角肌

胸大肌

肱二头肌

前锯肌

腹直肌

肱桡肌

桡侧腕屈肌

腹内斜肌

耻骨肌

阔筋膜张肌

髂腰肌

长收肌
股薄肌

缝匠肌

股直肌

股外侧肌　股四头肌

股内侧肌

鹅足

髌韧带

腓肠肌

胫骨前肌

腓骨长肌

趾长伸肌

比目鱼肌

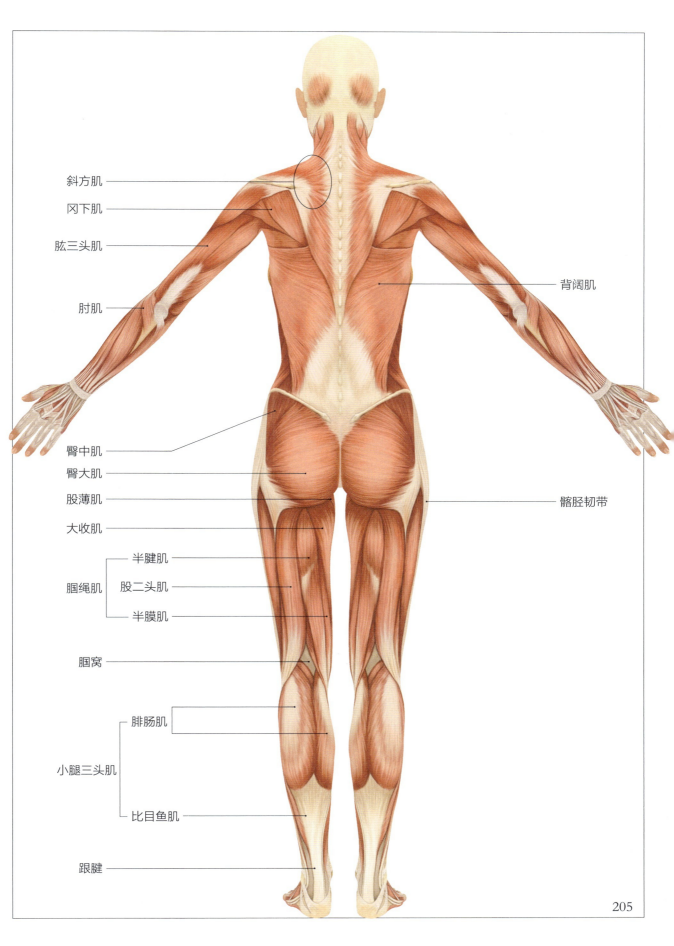

斜方肌

冈下肌

肱三头肌

肘肌

背阔肌

臀中肌

臀大肌

股薄肌

大收肌

髂胫韧带

半腱肌

股二头肌

半膜肌

腘绳肌

腘窝

腓肠肌

小腿三头肌

比目鱼肌

跟腱

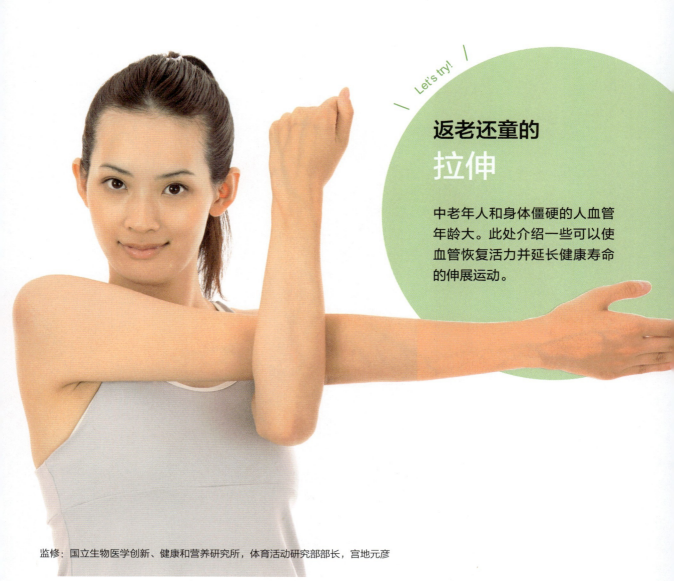

监修：国立生物医学创新、健康和营养研究所，体育活动研究部部长，宫地元彦

Let's try!

## 返老还童的
# 拉伸

中老年人和身体僵硬的人血管年龄大。此处介绍一些可以使血管恢复活力并延长健康寿命的伸展运动。

## 通过伸展运动使血管恢复活力

伸展运动是一种伸展肌肉并增加关节活动范围的运动。它能有效地增加身体的柔韧性，常被用作预备练习或整理练习。瑜伽和普拉提也包括在这个练习中。当肌肉变得柔软时，也会对血管产生积极影响。防止血管老化，保持血管年轻、强壮是健康的重要因素。伸展运动可以通过刺激深层肌肉来促进身体深处的血液循环。它不仅有助于改善运动不足，还可以激活血管，使老化的血管更加结实。

## 如果身体僵硬，血管年龄就大

很多人可能认为身体硬度和健康没有直接关系。然而，美国国家健康与营养研究所的一项调查显示，"比同龄人更僵硬的人，通常血管普遍僵硬，血管年龄更老"。血管太硬的话会增加动脉硬化、高血压、脑卒中和心肌梗死等疾病的风险。保持血管弹性是保持健康的重要因素。通常，步行

# 伸展运动的好处

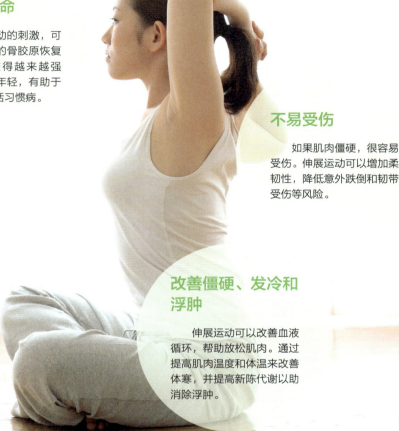

## 延长健康寿命

　　通过伸展运动的刺激，可以使血管肌肉中的骨胶原恢复活力，让血管变得越来越强壮，并保持血管年轻，有助于预防心脏病等生活习惯病。

## 不易受伤

　　如果肌肉僵硬，很容易受伤。伸展运动可以增加柔韧性，降低意外跌倒和韧带受伤等风险。

## 缓解压力

　　伸展运动可以使副交感神经的支配处于主导地位，带来放松感。同时，新陈代谢会得到改善，心情也会变得舒畅。

## 改善僵硬、发冷和浮肿

　　伸展运动可以改善血液循环，帮助放松肌肉。通过提高肌肉温度和体温来改善体寒，并提高新陈代谢以助消除浮肿。

等有氧运动对恢复血管活力很有效。众所周知，这是因为有氧运动具有扩张血管的作用。但是，并不是只做有氧运动就可以了。有氧运动本身不能更新或修复血管，但伸展运动可以改善糖化的胶原蛋白，使血管恢复活力。

## 各种伸展运动带来的效果

　　做伸展运动可以放松僵硬，改善血液循环。当因久站或久坐导致双腿浮肿时，或者持续看电脑导致肩膀酸痛时，做伸展运动是有效的。适当地拉伸肌肉和关节，可以改善血液循环，并促进废物排出。因此，它对改善浮肿和消除肩膀酸痛和身体冰冷等很有用。

　　此外，伸展运动还具有放松效果。这是因为在进行伸展运动时，副交感神经处于主导地位。一旦身体的紧张状态得到缓解时，自然会感到轻松平静、压力减小了。

# 在做伸展运动之前

这里介绍的伸展运动，针对的是身体中较大的肌肉，有效的伸展运动可以让全身恢复活力。让我们来看一下正确的伸展运动方法吧！

## 似乎"有点不够"的程度

过度的伸展运动会导致肌肉收缩、血管变窄，造成疲劳积累。用可以微笑着说"感觉很舒服"的程度做就可以了，会屏气或皱眉的强度是不行的。

## 每次30～40秒

拉伸肌肉的时间通常是30～40秒。并不是说比这个时间更短或更长就不行，而是说30~40秒的效果最好。

## 在锻炼或工作前后进行

在肌肉疲劳前做伸展运动可以减少疲劳的积累。此外在运动或工作之后进行，它会帮助您从疲劳中恢复过来。如果在身体温暖的时候做，比如洗澡后，肌肉会更容易伸展，效果也更好。

---

### 拉伸基础知识

1. 拉伸时间为每次30～40秒。
2. 保持姿势，以免受伤。
3. 不要停止呼吸。
4. 注意伸展区域。

*刚受伤的人、扭伤或骨折的人，或身体疼痛的人不能进行。老年人、患有慢性病或对健康感到焦虑的人，请务必在操作前咨询医师。

---

### 保持身体柔软，减少腰部和膝盖疼痛

身体僵硬，血管也会跟着僵硬，这一点在第206页已经介绍过，但身体僵硬也与腰部和膝盖等部位的疼痛有关。例如，随着年龄增长，关节变硬的人越来越多，由于无法顺畅地活动双腿，上下楼梯就会变得不方便，摔倒的风险也随之增加。此外，如果身体僵硬，姿势和平衡感就会受到影响，这会给腰部和膝盖带来压力，从而引起腰痛、膝痛和股关节痛。特别是大腿、臀部等肌肉变弱时，髋关节的活动范围受限。通过充分利用伸展运动，可以提高肌肉的柔韧性，以减轻关节疼痛。

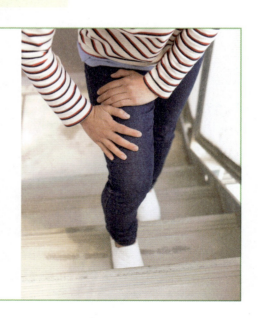

# 练习1

## 大腿前侧

拉伸大腿前侧的大肌肉股四头肌。它在下半身占有很大的面积，是保持股关节柔软性和姿势的重要肌肉，所以要好好保养。

1 双腿伸直，双手在身后支撑身体。

2 弯曲一条腿，使脚后跟靠近臀部。双手撑地，上半身慢慢向后仰，注意不要屏住呼吸，做30~40秒。另一侧同样如此。

# 练习2

## 大腿内侧

伸展大腿内侧的腘绳肌群。此部位容易疲劳变硬，所以好好保养很重要。

1 坐位，双腿伸直，双手放在身后支撑身体。一条腿向内轻轻弯曲。

2 伸出同一侧手，上半身一点点向前倾，同时抓住脚尖，不要停止呼吸，拉伸30~40秒。再做另一侧。
※手够不到脚尖的人做到能伸到的地方就好。

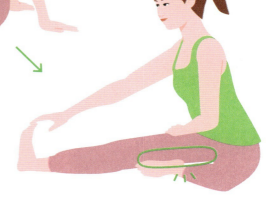

## 练习3

### 臀部

伸展臀部最大的肌肉臀大肌。它与髋关节的活动密切相关，还可以改善腰部疼痛。

1 双腿伸直，单脚放到另一侧膝盖外侧，用双手在身后支撑身体。

2 用另一侧的肘部按压直立腿的膝盖，扭转上半身。伸展30~40秒，不要屏住呼吸。另一侧同样做一组。

## 练习4

### 腹部

从趴伏到后仰，舒服地伸展腹部前面的大肌肉腹直肌。

1 俯卧并打开双腿，大约与肩同宽。

2 将肘部撑在地板上，背部后仰。
注意：
背部僵硬的人，可根据个人能力选择弯曲程度。

3 慢慢伸展双臂，并进一步弯曲背部。尽量保持肚脐贴在地板上，挺胸，在不屏气的情况下伸展30~40秒。
※请勿用力弯曲或过度弯曲。

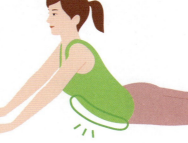

## 练习5

### 小腿肚

小腿肚被称为第二心脏，起着血液泵的作用。由于走路的时候经常使用，小腿肚深处的比目鱼肌也能好好伸展。

1 半蹲，直立一侧膝盖，另一侧膝盖放在地板上，背部挺直。将双手放在膝盖上。

2 保持背部挺直，上半身向前倾斜，膝盖竖起，小腿肚伸直。伸展30～40秒，不要屏住呼吸。另一侧同样做一组。

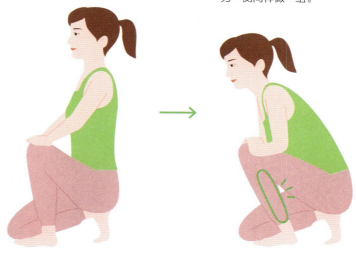

※脚要牢牢地放在地板上，注意脚后跟不要抬起。

## 练习6

### 上臂、腋下

伸展从上臂到腋下的肌肉。一边让容易向内侧卷曲的肩膀复位，一边拉伸肌肉，推荐给有肩酸烦恼的人使用。

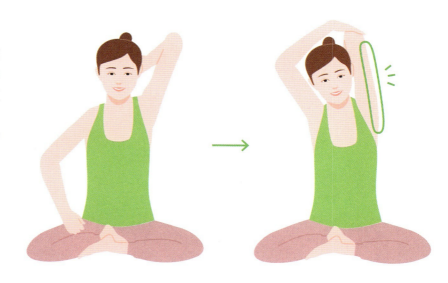

1 盘腿坐下，一只手笔直地伸向头顶，然后弯曲肘部，并将其放在头后方。

2 用另一只手握住抬起的上臂并将其拉到头后方。保持背部挺直，不要屏住呼吸，伸展30~40秒。另一侧也同样进行。

## 练习7

### 肩

伸展背部肩胛骨周围到肩膀和上臂的肌肉，特别是背部有一块叫斜方肌的大肌肉。推荐给肩膀和背部僵硬的人使用。

1 在盘腿位置，一只手向前伸直，另一只手放在伸展的肘部上。

2 拉动与肘部相连的手。上身朝前，伸展前臂的肩胛骨，在不屏住呼吸的情况下伸展30~40秒。另一侧同样做一组。

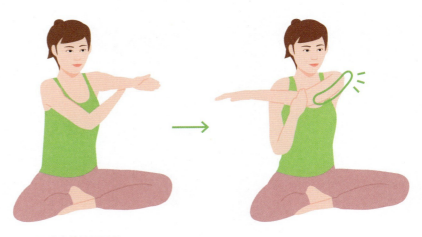

※手臂应与地板平行。

## 一边做事情一边做拉伸，把零碎的时间变成防止老化的时间

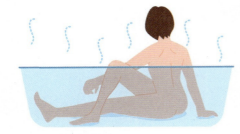

对于在浴缸中的练习，我们推荐练习3中的臀部伸展运动。

### 热水澡

浸泡在热水中可使副交感神经发挥主导作用，扩张血管并改善四肢末端的血液循环。温热作用还可以软化肌肉，进一步提高拉伸效果。洗澡时拉伸可以减少由于浮力而对关节造成的压力，因此对于腰部或关节疼痛的人来说，是一个不错的选择。

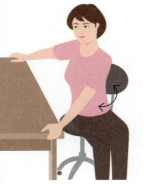

**转动腰部伸展**
双手抓住桌子，上身面向前方，转动椅子，扭动腰部。

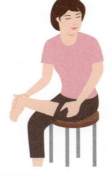

**臀部拉伸**
将一侧脚踝放在另一侧膝盖上。慢慢倾斜上半身，注意不要弓背。

### 伏案工作

如果持续在办公桌前工作，比如一直以同样的姿势盯着电脑，身体就会变得僵硬，血液循环也会变差。在工作间隙，坐在椅子上做一些伸展运动并恢复精力。练习6伸展上臂、侧面和练习7肩部可以坐在椅子上进行。

# 帮助肌肉健康的饮食

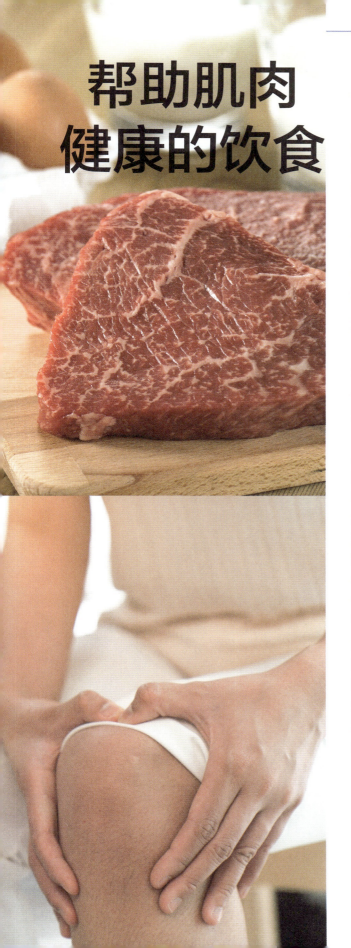

## 占需要看护者一半人数的"废用综合征"究竟是什么

废用综合征，是指与运动相关的下半身肌肉、骨骼和关节功能下降，导致走路、站立等运动能力下降的状态，是需要援助和长期护理的首要原因。在汽车、电车等交通工具发达、使用腰腿的机会变少的现代，不仅是老年人，从儿童到成人的所有年龄段都需要注意。为了保持运动功能的健康，首先要养成运动的习惯。而且，为了促进运动中使用的肌肉和骨骼的修复，营养均衡的饮食生活也是必不可少的。

## 在日常生活中加入肌肉锻炼

力量训练现在已不再局限于某些爱好者，对于普通人来说，也被认为是一种有益于健康的习惯。而且，事实上，增强肌肉力量的习惯对从儿童到老年人的所有年龄段都有积极的影响。

一般在青少年时期肌肉功能达到顶峰，之后逐渐衰退，这是由于运动量和活动量减少所致。如果进行适度的运动和肌肉训练，即使到了60~70岁，也可以保持肌肉力量，再进一步，增加肌肉量也是可能的。但是，对于关节软骨的磨损，即使现在的医疗也很难阻止。如果膝关节因关节软骨的减少而出现疼痛，就会使其自身懒得活动，导致肌肉力量进一步下降。因此，为了保护关节软骨，锻炼其周围的肌肉是很重要的。话虽如此，对于从来没有运动习惯的人来说，突然开始高强度训练是很危险的。让训练成为生活的一部分比一次性进行高强度训练更重要，因为这样可以让肌肉终身受益。首先，让我们在日常生活中常见的地方增加锻炼机会，例如比平时增加步行时间，使用楼梯而不是自动扶梯等训练开始吧。

# 什么是对肌肉有效的饮食方法

为了提高肌肉量，均衡摄取3大营养素——糖、蛋白质和脂肪很重要。现在的饮食生活，容易出现糖分和脂肪过多，蛋白质缺乏的状态，尤其是经常在外面进餐的情况下，这种倾向尤为明显。另一方面，以减肥为目的，不合理的糖分限制，也是降低肌肉量的一个因素。

## 每天所需的蛋白质量为每千克体重约1克

蛋白质是合成肌肉的材料，每千克体重需要1.0~1.4克蛋白质。蛋白质是一种容易缺乏的营养素，也不可能一次摄取过多，所以必须以一日三餐为主，勤快地摄取。此外，为了防止营养素摄取不均衡，最好从肉、鱼、蛋、乳制品和豆制品等各种食材中均衡摄取。

*推荐蛋白质来源　鸡肉（去皮）、牛肉/猪里脊肉、鱼、虾、豆腐、纳豆等。

## 不容易升高血糖值的糖分

如果想增加肌肉量，适量的糖分摄取是必要的。当作为能量来源的糖分缺乏时，肌肉就会分解来转化能量，因此肌肉量就会下降。但过量摄入糖分又容易升高血糖水平，白米、白面、白糖等是肥胖的根源。推荐食用富含膳食纤维，不易升高血糖的糙米、燕麦和红薯等。

*主食推荐食材　糙米、燕麦、红薯、全麦面包等。

## 担心肉类菜肴中的胆固醇含量吗

随着年龄的增长，越来越多的人开始关注胆固醇水平并减少动物性食物的摄入。然而，以蔬菜、豆类为中心的饮食，一日三餐中能摄取20克左右的蛋白质。这样的话就会营养不良，即使想增加肌肉量，也没有足够的材料。坏胆固醇的饱和脂肪酸主要存在于肉类的肥肉和乳脂中。鸡肉去皮去肥肉，牛肉和猪肉选择瘦肉部位，选择低脂牛奶和酸奶，就能帮助我们在减少脂肪的同时摄取到足够的蛋白质。

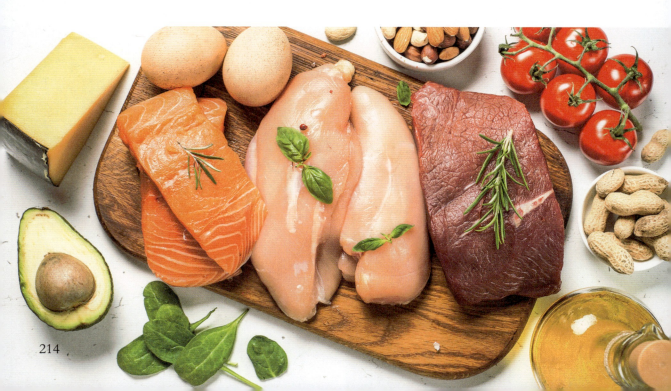

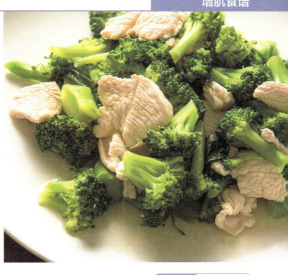

**低脂、高蛋白鸡胸肉增肌的完美选择**

## 西蓝花鸡肉沙拉

| 营养数值为一人份 | |
|---|---|
| 能量 | 162千卡 |
| 糖 | 1.8克 |
| 含盐量 | 0.6克 |
| 蛋白质 | 13.3克 |

**材料（4人份）**

西蓝花…2株
鸡胸肉…200克
A 米醋…1.5大勺
　 橄榄油…3大勺
　 盐…少量
盐和胡椒粉…各少量
淀粉…1/2大勺

**制作方法**

1 将A充分混合备用。把西蓝花切成容易食用的大小，用盐水焯一下（分量外）。
2 把鸡胸肉去皮，剁成块，撒上盐和胡椒粉，裹上淀粉。
3 将2中的鸡肉放入沸水中煮2~3分钟。过凉水冷却后捞出，用厨房用纸把水分吸干。
4 将1和3放入盘中，与A混合搅匀。

---

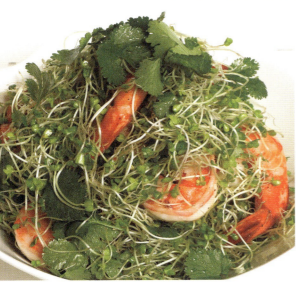

**蛋白质丰富的虾和西蓝花芽搭配**

## 芽菜虾沙拉

| | |
|---|---|
| 能量 | 62千卡 |
| 糖 | 0.6克 |
| 含盐量 | 0.1克 |
| 蛋白质 | 6.7克 |

**材料（4人份）**

虾（带壳）…8只
大蒜…1瓣
百里香（如果有的话）…1枝
香菜…15克
西蓝花芽…1~2包（50~100克）
A 白葡萄酒醋…1.5大勺
　 EXV橄榄油…1大勺
　 盐…少量
色拉油…适量

**制作方法**

1 将A中的材料充分混合。虾去壳去虾线，撒上少量盐和胡椒粉（分量外）。
2 将色拉油、大蒜、百里香放入煎锅中，用小火加热。香味出来后，加入1，中火将两面煎熟。
3 把香菜叶子取下，将茎切成粗末。
4 将西蓝花芽、2和3放入碗中，与A轻轻混合。

---

**猪肉煮后可以去除多余的脂肪，比较健康**

## 猪肉涮涮锅沙拉

| | |
|---|---|
| 能量 | 175千卡 |
| 糖 | 11.7克 |
| 含盐量 | 0.9克 |
| 蛋白质 | 16.0克 |

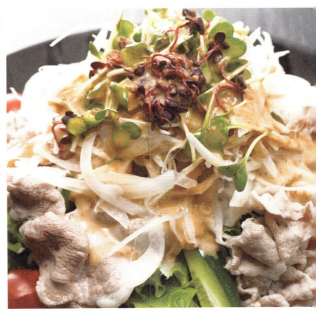

**材料（4人份）**

薄猪肉片（涮锅用）…250克
洋葱…1/2个
黄瓜…1根
生菜…1/2个
圣女果…2~4个
萝卜苗…适量
水蓼（一种野花）…适量

A 纯豆浆…1/4杯
　 醋…1.5大勺
　 味噌…1.5大勺
　 白糖…1大勺
　 白芝麻…1大勺

**制作方法**

1 将A充分混合备用。在足量沸水中加入适量清酒和盐（分量外），放入薄猪肉片煮熟后捞出。将洋葱切成薄片。
2 将黄瓜切片，将生菜切成易食用的大小。
3 将2和圣女果放入碗中，放上1、萝卜苗、水蓼，浇上A。

豇豆是氨基酸含量丰富的优质蔬菜

# 腌豇豆和旗鱼

| 能量 | 314千卡 |
| --- | --- |
| 糖 | 11.4克 |
| 含盐量 | 1.8克 |
| 蛋白质 | 25.6克 |

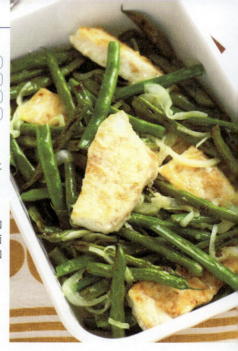

## 材料（4~6人份）

豇豆角…2包（500~600克）
旗鱼…3片（600克）
洋葱…1/4个
面粉、盐、胡椒粉、EXV橄榄油…各适量
A 醋…4大勺
　EXV橄榄油和白糖…各2大勺
　盐…1小勺
　胡椒粉…少量

## 制作方法

1 豇豆切段。洋葱切成薄片。旗鱼上撒盐、胡椒粉和面粉。
2 在煎锅中用中火加热少量橄榄油，加入豇豆，煎至熟。
3 将豇豆取出放入碗中，在煎锅中加入少量橄榄油，放入旗鱼煎至两面均熟，将其放入有豇豆的碗中，加入洋葱和混合均匀的A，搅拌。
4 冷却后放入冰箱冷藏至少1小时。

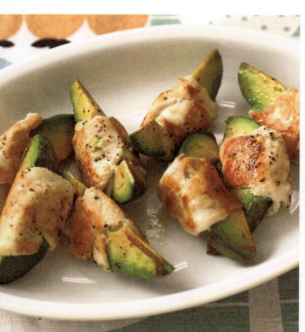

去皮鸡胸肉脂肪和热量都很低

# 牛油果春卷

| 能量 | 205千卡 |
| --- | --- |
| 糖 | 1.1克 |
| 含盐量 | 1.0克 |
| 蛋白质 | 12.7克 |

## 材料（2人份）

牛油果…1个
柠檬汁…1小勺
鸡胸肉…2块
A 盐…1/3小勺
　清酒…2小勺
盐和胡椒粉…各适量
橄榄油…1小勺

## 制作方法

1 牛油果去子去皮，垂直切成8等份，淋上柠檬汁。将鸡胸肉包上保鲜膜，用擀面杖敲打至手掌大小，加入A，垂直切成4等份。
2 用鸡胸肉把牛油果包起来，撒上盐和胡椒粉。
3 在平底锅中加热橄榄油，并排加入2，烘烤至金黄色。

超简单！只需将它们叠起来烘烤即可

# 迷迭香烤白扁豆和沙丁鱼

| 能量 | 357千卡 |
| --- | --- |
| 糖 | 11.4克 |
| 含盐量 | 0.6克 |
| 蛋白质 | 21.0克 |

## 材料（2人份）

白扁豆…160克（煮）
沙丁鱼…3条
圣女果…5~6个
大蒜…1/2瓣
迷迭香…3~4枝
盐和黑胡椒碎…各适量
橄榄油…2~3大勺

## 制作方法

1 将沙丁鱼去头去内脏洗净，轻轻擦干，撒上迷迭香。将大蒜切成薄片。
2 在烤盘上撒上白扁豆、圣女果、大蒜、少许盐、黑胡椒碎及一半橄榄油，放上沙丁鱼，撒上盐、黑胡椒碎和剩余的橄榄油。
3 将2放入预热至200℃的烤箱中，烘烤约20分钟。

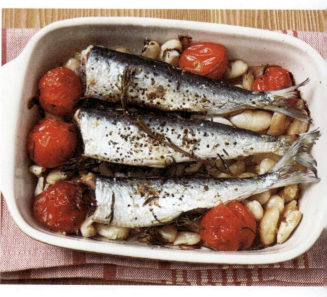

与溶解在汤中的胶原蛋白
一起食用

## 煮豌豆鸡翅汤

| 能量 | 331千卡 |
|---|---|
| 糖 | 28.0克 |
| 含盐量 | 1.8克 |
| 蛋白质 | 25.6克 |

**材料（2人份）**

豌豆…130克
鸡翅…150克
水…4杯
A 盐…1大勺
　葛缕子和胡椒粉…各少许
　月桂叶…1张
B 葛缕子和胡椒粉…各少许
　盐和胡椒粉…各少许

**制作方法**

1 豌豆洗净，用适量水浸泡一晚。将A混合后均匀抹在鸡翅上，在冰箱里放置1~2小时。

2 将1中的豌豆连水一起加热至沸腾，加入B和快速洗净的鸡翅，用中火煮至豌豆变软，加入盐和胡椒粉调味。

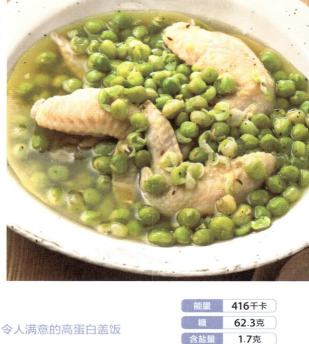

令人满意的高蛋白盖饭

## 冻豆腐鸡蛋盖饭

| 能量 | 416千卡 |
|---|---|
| 糖 | 62.3克 |
| 含盐量 | 1.7克 |
| 蛋白质 | 16.3克 |

**材料（2人份）**

冻豆腐…1盒
洋葱…1/2个
香葱…少许
A 海带汤…3/4杯
　酱油…1大勺
　白糖…1/2大勺
鸡蛋…2个
米饭…2碗
香油…适量

**制作方法**

1 将冻豆腐轻轻挤去水分，切成12等份，将洋葱切成薄片，把香葱切成葱花。

2 将芝麻油放入煎锅中，开中火，将冻豆腐煎至两面金黄。

3 把A放入锅中煮开后放入2和洋葱继续煮，加入打好的鸡蛋，盖盖，用中火蒸约30秒。

4 将米饭盛入碗中，放上3，撒上葱花。

用低脂、高蛋白的海鲜
做成清爽的一盘

## 芝麻拌章鱼

| 能量 | 151千卡 |
|---|---|
| 糖 | 3.5克 |
| 含盐量 | 1.0克 |
| 蛋白质 | 12.7克 |

**材料（2人份）**

煮过的章鱼腿…2根
洋葱…1/2个
香葱…3根
白芝麻…1大勺
橄榄油…1大勺
A 酱油…1/2大勺
　芥末…1/2小勺

**制作方法**

1 将章鱼腿切成薄片，将洋葱磨碎，将香葱切葱花，在煎锅中煎熟白芝麻。

2 把洋葱铺在碗里，章鱼排列整齐，撒上白芝麻，淋上橄榄油和混合好的A。

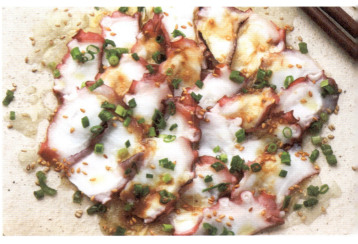

# 皮肤

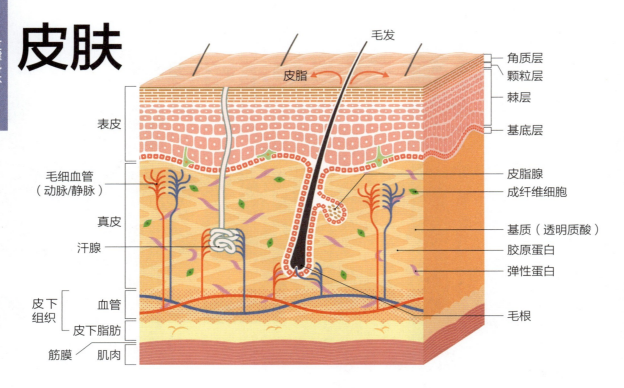

毛发
皮脂

角质层
颗粒层
棘层
基底层

表皮

毛细血管
（动脉/静脉）

真皮

汗腺

皮脂腺
成纤维细胞
基质（透明质酸）
胶原蛋白
弹性蛋白

毛根

皮下
组织

血管

皮下脂肪

筋膜　肌肉

## 表皮结构

　　表皮由四层组成：基底层、棘层、颗粒层和角质层。产生在基底层的细胞在改变形状的同时，逐渐被推上表层，最终到达最外侧的角质层，作为污垢脱落，取而代之的是新的细胞。

## 可以保护身体免受外部刺激和细菌的侵害，是人体最大的器官

**中医注解**　皮毛包括汗腺、汗毛和毛孔。皮肉主要是肌肉，还包括脂肪和皮下组织。皮与肺相关，汗与心相关，肌肤与脾相关。

**一般的不适和疾病**　湿疹、感染、蚊虫叮咬、痤疮、皮炎、足癣、鸡眼/茧、疣、皮肤粗糙

　　覆盖在身体表面的皮肤总质量占体重的16%～17%，是人体最大的器官。平均成年男性的皮肤总面积约1.6平方米，重约9千克。

　　它保护身体免受各种刺激、细菌和冲击，并通过感知冷热来调节体温，作用于下丘脑。另外，它还可以防止水分流失。皮肤具有三层结构，上层为表皮，第二层为真皮，最下层为皮下组织。表皮是一层很薄的薄膜，平均约为0.2毫米，可以防止异物侵入，保护皮肤内的血管和神经。

　　在表皮最深处的基底层出生的皮肤细胞一边生长一边被新生细胞向上推，大约14天后到达角质层。之后，它被推到表层，大约28天后逐渐变成污垢，自然脱落，然后又会产生新的细胞。之后以同样的周期再生皮肤，这被称为"转换"。

　　当曝露在紫外线下时，基底层的黑素细胞会产生黑色素，吸收紫外线并保护皮肤免受伤害。

　　真皮位于表皮内部，占据皮肤组织的大部分，可以说是皮肤的主体，平均约2毫米厚。它富含胶原蛋白，这是一种纤维状蛋白，有皮脂、汗腺、包裹发根的毛囊、血管和淋巴管等。它将营养和水分从血管输送到表皮，带走二氧化碳和废物，并通过感觉疼痛、触摸和温度来保持温暖和滋润。最下层的皮下组织大部分被皮下脂肪占据，平均厚度约10毫米，起到缓冲作用，也可以隔热和储存能量。

# 胶原蛋白是皮肤的重要营养素吗

随着年龄的增长，皮肤会失去弹性和紧致度，出现松弛和皱纹，其主要原因在于表皮下方的真皮。真皮的主要成分为胶原蛋白纤维，它由胶原蛋白构成，几乎没有伸缩性，作为非常坚固的骨架支撑着皮肤。皮肤的弹性是由一种叫弹性蛋白的蛋白质所赋予的，通过伸缩来起作用，但随着年龄的增长，胶原蛋白和弹性蛋白都会减少，皮肤就会下垂、失去弹性。

需要指出的是，胶原蛋白和弹性蛋白即使吃了也不会直接被吸收。涂抹在皮肤上也不易渗透。

进入体内的胶原蛋白和弹性蛋白被分解成氨基酸之后，借助维生素的力量在体内合成。因此，想要防止下垂和皱纹，从体内改善是很重要的。要点之一是注意均衡饮食，其中包含各种氨基酸和维生素。它对改善血液循环和新陈代谢也很有效。

## 保护屏障功能

屏障功能是指将水分储存在表皮的角质层中来保护皮肤免受干燥和外界刺激的功能。角质层中有产生水分的天然保湿因子，神经酰胺等脂质将细胞彼此连接起来。而且还被称为天然保湿霜的皮脂膜覆盖，以防止水分蒸发。如果持续干燥，细胞之间会产生间隙，使得刺激物更容易进入，水分也更容易被剥夺。

为了保护屏障功能，重要的是在涂抹保湿霜之前，用适合皮肤的清洁剂彻底清洁皮肤表面。轻轻清洗，并冲掉表面污垢即可，使劲摩擦会刺激和损害皮肤，过度清洁和冲洗还会使皮肤更加干燥。

## 皱纹的产生机制

在薄薄的表皮之下，真皮含有水分和透明质酸，基质中，强韧的胶原纤维形成网状支撑层，橡胶状的弹性蛋白充满其间，这是保持皮肤弹性的结构。

与经常发生变化的表皮不同，真皮没有明显的变化，但随着年龄增长，胶原纤维和弹性蛋白会减少甚至被切断，皮肤就会失去弹性。

当皮肤不能保持紧致时，皱纹就出现了。胶原纤维和弹性蛋白减少或断裂的主要原因是紫外线引起的"光老化"。

身体本来就有一种会分解弹性蛋白的酶，这种酶的作用会随着紫外线和年龄增长而变得更强。

小时候，体内会不断产生新的胶原蛋白和弹性蛋白，但它们的力量随着年龄的增长而逐渐减弱。

皱纹分三种，干纹是表皮因干燥而暂时形成的小皱纹。细纹是延伸至真皮的皱纹，而较深的皱纹被称为"大皱纹""老年人皱纹"。

## 伤口为什么会愈合

当受伤流血时，血液会积聚，覆盖伤口并凝固，在皮肤表面结痂。之后，基底层开始细胞分裂，将新细胞推向表面。

在结痂的过程中，下面的皮肤正在再生。如果结痂自然脱落，则修复完成！强行去除结痂会干扰修复，延迟恢复。顺便说一下，皮肤干裂和皲裂是由于皮肤表皮的水分减少，皮肤变得干燥，抵抗力下降所致。擦完乳液后需要涂抹油性乳霜来补充水分。

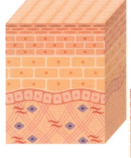
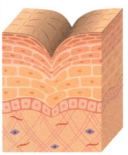

# 不同类型的紫外线对皮肤的伤害也不同

　　过度曝露在紫外线下会对皮肤造成很大的伤害。紫外线中，光能量大的A波和波长短的强B波会侵入皮肤，损伤细胞，降低免疫力，还会伤害基因，提高皮肤癌的风险。如果被眼睛吸收，会增加白内障的风险。此外，这些类型的光波会增加黑色素，导致色斑和雀斑，还会降低角质层的保湿力，对皮肤造成各种损害。

　　除了紫外线，血液循环不良和吸烟也是导致皮肤老化的因素。需要注意的是，紫外线和吸烟会破坏胶原蛋白并增加黑色素[1]。

　　黑色素的含量和流经真皮的血液颜色决定了皮肤的颜色，黑色素越多，皮肤颜色就越深。黑色素由基底层中的黑素细胞产生，基底层是皮肤表皮的最下层。曝露在紫外线下时，黑素细胞会产生"制造黑色素的"信息，在酶的配合下，形成黑色素来阻挡有害的紫外线，并保护皮肤。当曝露在强烈的阳光下时，会产生大量的黑色素，结果皮肤的颜色就会变黑，其结果就是晒黑甚至晒伤。

　　随着时间的推移，黑色素会被分解。当这种平衡被打破，黑色素沉淀，就是色斑。

## 紫外线有什么好处

　　过度曝露于紫外线下会损害皮肤，增加患皮肤癌的风险，并削弱免疫系统。但紫外线有助于生成人体必需的维生素D，因此不能将其一概而论视为恶者。维生素D是维持骨骼生长和健康必不可少的营养素，如果缺乏，会导致儿童骨骼发育不良，骨密度低的老年人更容易患骨质疏松症，甚至会因为骨折而卧床不起。但我们所需的量并不太多，每天15分钟的日光浴就足够了。

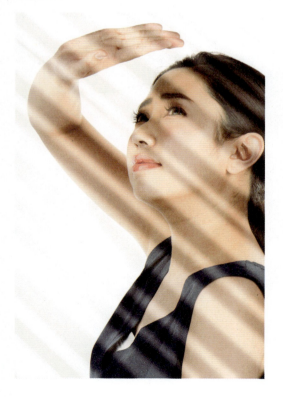

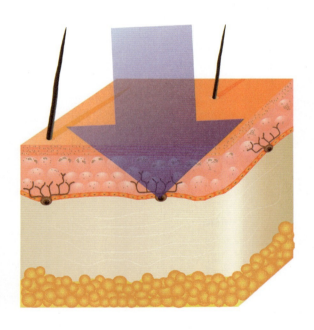

## 紫外线的种类

　　紫外线有UVA、UVB、UVC三种，到达地面的有UVA和UVB两种。由于UVA的波长比UVB长，它可以直达真皮质，加速皮肤老化，长时间曝露会导致皮肤松弛和皱纹。UVB会使皮肤变红并引起炎症。而UVC不会到达地面，因为它会被离地面10~50千米的臭氧层吸收。但是，近年来，臭氧量减少，到达地球表面的紫外线的量也在增加，所以不能大意。

[1] **黑色素**
黑色素是形成皮肤、头发和眼睛颜色的色素，并具有保护细胞免受紫外线伤害的功能。皮肤因日晒而变黑是曝露在紫外线下的皮肤用黑色素暂时保护细胞的反应。

紫外线是产生斑的主要原因。如果长期持续曝露在紫外线下，皮肤会受到损伤，皮肤细胞的再生能力会降低，黑色素的排出能力也会减弱。此外，随着年龄增长，氧化的脂肪会增加棕褐色的色素，并产生黄色斑点。维生素C和维生素E可以抑制这些色素的增加，但皮肤的吸收是有限的，因此从日常饮食中摄取它们很重要。

另外要注意，吸烟和压力也是加速衰老的原因之一，会增加活性氧，更容易产生过多的黑色素。此外，血液循环不畅也会减慢黑色素的排出。

## 日晒后的类型有两种

日晒有晒伤和晒黑两种类型。晒伤是一种主要由UVB紫外线引起的炎症，它会导致皮肤变红，沐浴过多时会刺痛，严重时甚至会起水泡。

另一方面，晒黑是曝露于UVA紫外线时，皮肤逐渐变黑的一种晒伤。即使是通过眼睛进入的紫外线也会让人晒黑。

大脑感知进入眼睛的紫外线，并命令身体释放黑色素来保护皮肤。特别是阳光强烈的夏天，最好戴上防紫外线太阳镜，以防止紫外线从眼睛侵入。

## 防晒霜SPF与PA的差异

防晒霜上显示的SPF和PA表示防止紫外线的效果。SPF是防止导致皮肤发红和发炎的UVB效果的指标。这些数字显示了与不使用任何东西相比，可以预防UVB炎症的时间有多长。例如，SPF30防晒霜可以阻挡的紫外线比没有用它时多30倍。另一方面，PA是防止在短时间内引起皮肤变黑反应的效果指标。加号越多，它的保护作用就越好。但是数值越高，对皮肤的负担就越大，所以选择适合的很重要。

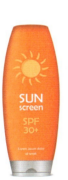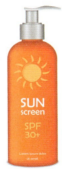

---

 **"皮毛"表示"肺"的状态**

中医将皮肤、汗腺、体毛等身体的表面组织称为"皮毛"。皮毛与肺息息相关，当肺工作正常时，皮毛滋润有光泽，对外来入侵者（外伤）有抵抗力。

肺不适会表现为皮肤的问题。肺气不足会引起出汗、感冒、皮肤粗糙等症状，当肺气虚衰不工作时，就会出现寒战、发热、鼻塞、流鼻涕、咳嗽等症状。

汗是体内水分和生命能量蒸发后表现在体表的液体，与心有关。

如果心血（精神活动的基础物质）或体内水分不足或过多，汗液量就会出现异常。

此外，当有强烈的恐惧或焦虑等压力时，汗液会增加。如果出汗过多，会消耗大量心血，进而可能出现焦虑、心悸等症状。

皮下脂肪和皮下组织与肌肉一起包含在"肉"中（参见第203页）。由于肌肉与脾关系密切，当脾充满能量时，皮下脂肪和皮下组织也会得到调整。

推荐中药

清上防风汤/痤疮
桂枝茯苓丸加薏苡仁/痤疮、老年斑、皮肤粗糙

 **香草护肤**

如果检查化妆品的原料，可以看到都会使用许多植物成分。例如，德国洋甘菊/消炎，薏苡仁/去疣、美肤，玫瑰/收敛，蔷薇果、桑葚、石楠、覆盆子叶/抗斑、抗暗沉等。许多花草茶都具有促进血液循环和利尿的作用，日常饮用的话，皮肤的光泽就会发生变化。而且，如果选择上述美肤药草作为饮品，说不定能在短时间就看到效果！？

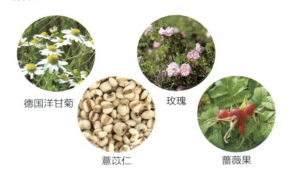

德国洋甘菊　　　　玫瑰
薏苡仁　　　　蔷薇果

**有益的食材和吃法**
## 对皮肤好的食物

促进新陈代谢的是蛋白质、维生素A、B族维生素和维生素E。维生素C可以防止斑点和雀斑的形成。如果需要改善气色的话则需要铁。维生素$B_2$会抑制皮脂的分泌。

# 头发

人大约有10万根头发，据说每天有80~150根会自然脱落。因为头发会生长，所以很多人认为头发是活的，但实际上它是从头皮中挤出的死细胞的集合。

头发大致可以分为毛干和发根两部分。从头皮向上伸出的部分是毛干，隐藏在皮肤内的部分是发根。发根底部是一个圆鼓鼓的毛乳头，负责吸收从毛细血管中接收到的营养物质，并将其输送到毛母细胞中。然后，这些细胞反复分裂并逐渐向上推移，变成头发。

虽然存在个体差异，但头发每天增长0.2~0.3毫米。头发生长的高峰期一般是男性20岁和女性25岁。这一时期的头发是最厚最粗的，而且有弹性。随着年龄的增长，头发变得难长，并逐渐失去弹性。

顺便说一下，头发并不是一天中都以相同的速度在生长。早上10~11点时长得最快，之后逐渐减慢，16~18点又变快，夜间几乎不生长。此外，它不会永远都维持在生长状态，一段时间后，头发就会停止生长并脱落，新的头发会从相同的毛孔中长出，如此反复，这被称为"头发周期"。

## 一根头发的结构

一根头发由外侧的毛小皮、其内的毛皮质和中心的毛髓质组成。

## 头发是在一部分皮肤中完成其活动的细胞的集合

中医注解　与肾有关。
一般的不适和疾病　脱发、秃顶

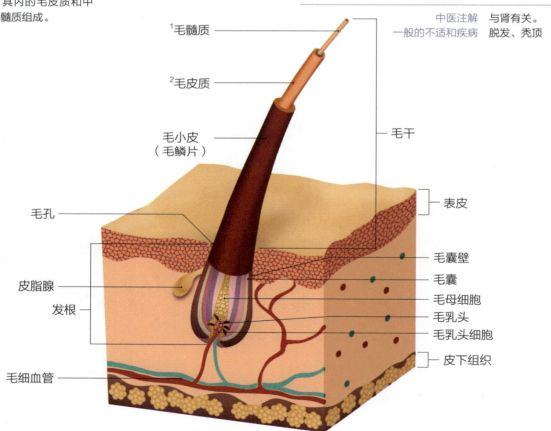

$^1$毛髓质
$^2$毛皮质
毛小皮（毛鳞片）
毛干
表皮
毛孔
毛囊壁
毛囊
皮脂腺
毛母细胞
发根
毛乳头
毛乳头细胞
皮下组织
毛细血管

**$^1$ 毛髓质**
在头发的核心部位排列着类似蜂巢状的细胞。一般来说，头发越粗，毛髓质就越多，但婴儿的头发和胎发中没有。

**$^2$ 毛皮质**
位于毛小皮内部，占头发成分的85%~90%。它由一种纤维状的角蛋白构成。毛皮质的状态决定了头发的粗细、硬度和强度。它含有12%~13%的水分，这些水分会影响头发的柔韧度。此外，黑色素的数量决定了头发的颜色。

## 头发具有保护人体重要部位的作用

头发对人体起着三大重要作用。

首先，保护头部，调节体温。头皮上几乎没有肌肉和脂肪，大脑受到颅骨的保护。当颅骨受到撞击时，大脑会受到严重损害。头发会尽可能地减少这种伤害。它还可以保护头部免受紫外线、阳光直射、温度变化等的刺激。

其次，帮助有害物质排出。将摄入体内的铝、铅等有害物质排出体外。

最后，它有感觉器官的作用。发根上遍布的神经会对外部刺激做出反应并发现危险。正因如此，头发不仅仅是用来覆盖头部的，它还是人体非常重要的一部分。如果变薄或消失，身体就会受到一定的伤害。为防止这种情况发生，我们平时就要从身体内外进行保养，例如按摩头皮、促进血液循环，均衡饮食等。

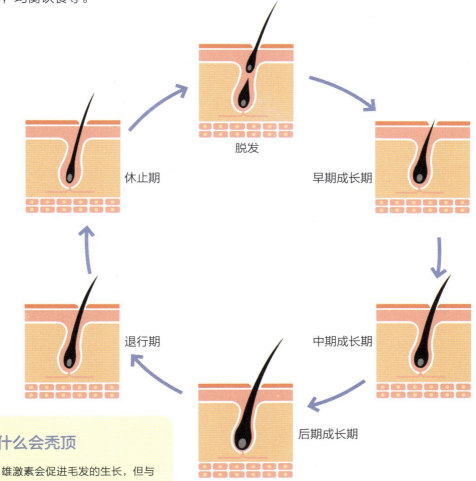

脱发

早期成长期

中期成长期

后期成长期

退行期

休止期

### 为什么会秃顶

雄激素会促进毛发的生长，但与其他毛发不同的是，头发在雄激素旺盛的情况下会出现脱落。正因如此，雄激素多的人，即使有浓密的胡须和胸毛，头发也很稀疏。此外，压力、睡眠不足和饮食习惯紊乱等都会引起头发周期紊乱并导致秃顶。这也是年轻人秃顶的主要原因。

### 毛鳞片的工作原理

毛鳞片覆盖在头发表面，可以保护头发不受外部刺激，并赋予头发光泽。但是，由于对摩擦的抵抗力较弱，所以用毛巾使劲擦或用力梳头都会损坏毛鳞片。如果毛鳞片脱落，可能会导致头发分叉和干燥。

# 发质会随着年龄的增长而发生变化

发质问题会在40岁以后逐渐发生。白发会增加，干燥且难以整理，光泽也随之减少。也是在这个年龄，卷曲的头发会增加。到了五十多岁，主要发质问题是头发变细，弹性降低，发量减少，分叉也变得更明显。

头发的基质、毛皮质由两种不同性质的皮质细胞组成。如果两种细胞分布不均匀，头发就会卷曲。当头发卷曲时，头发的走向会变得随机，因此看起来就没有光泽。同时，由于脂质含量减少，头发的柔韧度会降低，变得脆弱。

头发的更替周期是2~6年的生长期，大约2周的退行期，3~4个月的休止期，然后自然脱落。随着年龄的增长，生长期变短，头发变细而脱落。休止期越长，发量整体就越少。白发是由于毛母细胞附近缺乏黑色素，导致头发没有颜色，五十多岁的人90%都有白发。

## 为什么有白发

黑色素的含量决定了头发的颜色。富含黑色素的头发就是黑色，黑色素含量减少，头发就变成棕色。随着年龄增长新陈代谢变差，或者由于某种原因，使制造黑色素的能力下降，就会有白发。如果黑色素形成变少，即使是年轻人也会有白发。此外，压力也是导致白发的原因之一。

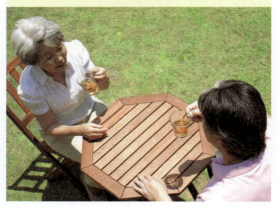

## 生发剂里有什么

生发剂包括米诺地尔（一种促进头发生长的成分）和卡普氯铵（一种促进头皮血液循环的成分）。此外，还含有天然药物提取物、维生素、抗组胺药、激素等成分。

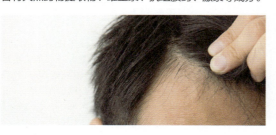

### 中医 头发与肾相关

在中医里，发与肾有着密切的关系。由于血能滋养毛发的生长，故又称"发为血之余"。如果化生血液的肾精、肾气充盈，则头发光泽；肾精、肾气不足，则白发、脱发增多。

**推荐药草**
杉菜、荨麻/供应头发生长所需的硅

**有益的食材和吃法**
### 对头发有益的食物

* 1 含碘的海藻类
* 2 含有优质蛋白质的肉类
* 3 含有促进头皮血液循环的维生素A、维生素C和维生素E的蔬果、坚果
* 4 富含EPA的鱼
* 5 富含促进新陈代谢的B族维生素的动物肝脏、金枪鱼、猪瘦肉等
* 6 富含锌的牡蛎、牛肉和鸡蛋

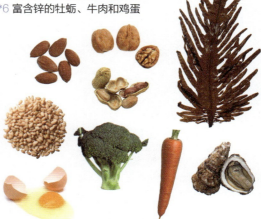

# 指甲

指甲是死皮细胞的角质层变化而来的，和头发一样，由一种叫角蛋白的蛋白质组成。由于是死细胞转化而来的，所以修剪也没有痛感。

指甲由三层组成，除此之外还有隐藏在皮肤里肉眼看不见的部分，每个部分都有自己的名称。指甲是在根部的指甲母基中不断形成、生长的。

据说一个月可以生长3~5毫米，但生长速度因季节而异，夏天比冬天长得快。一个成年人的指甲全部再生需要4~5个月的时间。

指甲中含有10%~15%的水分，这也因季节而异。冬天指甲容易开裂的原因是水分少。此外，指甲表面看起来是粉红色的，是因为血管的颜色透过指甲显现了出来。

指甲起到辅助感觉器的作用，可以进行精细的操作和力度的调节。它还能起到防止细菌入侵和预防传染病的作用。脚指甲的作用是支撑身体走路时向脚尖传递踩踏的力量，保持身体平衡。

## 指甲是由死细胞变化而形成的，即使剪掉也不痛！

中医注解　与肝有关。

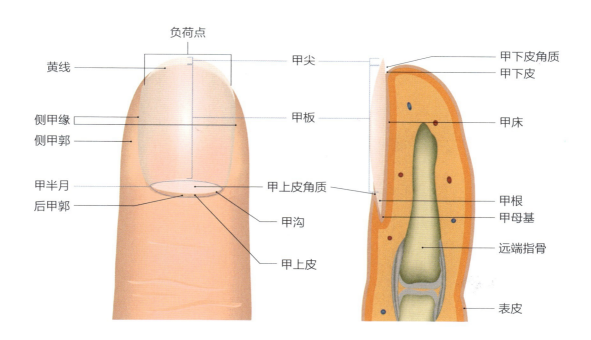

| 负荷点 | 甲尖 | 甲下皮角质 |
| 黄线 | | 甲下皮 |
| 侧甲缘 | 甲板 | 甲床 |
| 侧甲郭 | | |
| 甲半月 | 甲上皮角质 | 甲根 |
| 后甲郭 | | 甲母基 |
| | 甲沟 | 远端指骨 |
| | 甲上皮 | 表皮 |

## 指甲的结构和主要名称

指甲的表面称为甲板，皮下的根部称为甲根，指甲的尖端称为甲尖，是很容易因水分不足而折断或形成双片状指甲的部分。甲床位于指甲背面，与皮肤相连在一起。指甲两侧略微隆起的皮肤称为甲郭。如果指甲母基正常，即使甲板因受伤而消失，指甲也会再生。

## 典型的指甲疾病

可以通过指甲判断健康状况，但指甲本身也会生病。甲癣是一种由癣菌感染引起的甲疾病，会导致指甲变脆和变厚。此外，还有由于甲癣和压迫引起的指甲内卷，以及从指甲尖端剥落并变成黄白色的"甲剥离"。尤其是脚指甲，因为不是很显眼的地方，所以很难察觉到异常。如果穿鞋困难，或者走路疼痛难忍，则可能是生病的征兆。不要拖延，请尽快就医。

## 指甲是健康的晴雨表

我们可以通过指甲表面出现的现象来判断健康状况。例如，如果指甲上有一条横线，则表示由于身体状况不佳或压力大，导致指甲的生长受到抑制。竖线是老化现象之一。但是，如果有很强的垂直线，则可能是血液循环不畅造成的。如果表面有斑点，可能患有肝病或青少年糖尿病。如果下半部分是白色的，上半部分是红色的，则可能表示有肾脏疾病。如果指甲尖像勺子一样翘起，可能患有贫血或甲状腺功能减退。如果指甲尖端肿胀并看起来像鼓槌一样，则可能患有心脏病或呼吸系统疾病。

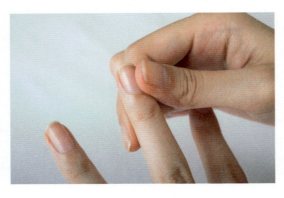

## 美甲有什么影响

在没有控制生命活动的细胞核的情况下，指甲细胞没有生命活动、不会呼吸。由于是死细胞，不会进行代谢，所以涂指甲油也不会有什么特别的问题。涂指甲油有好处也有坏处，好的一面是可以防止水分从指甲表面蒸发，不好的一面是如果经常使用卸甲油会导致指甲失水失油。强行剥掉剩余的指甲油也是不好的。水分不足时，指甲会发白，容易开裂或变成双层指甲。最好使用卸甲油后，用油或霜进行彻底保养。

 ## 指甲与肝相关

中医认为"甲为筋之余"，与筋的关系密切。指甲的状况取决于肝脏的血液，如果肝血不足，就会失去光泽，变得脆弱。

 ### 推荐药草
杉菜、荨麻/补充指甲发育所需的硅

## 如何护理

手指甲每天约长0.1毫米，脚指甲每天约长0.05毫米。每1周剪一次手指甲，每2周剪一次脚指甲为宜。

指甲长太长，离开手指的部分越多，就越容易因水分不足而裂开。

如果指甲剪得短到能从正面看到指尖的程度，叫"深甲"，这也是导致指甲向内生长的原因。

此外，如果指甲较短，支撑指甲的甲上皮会变得容易伸长。

甲上皮是位于指甲根部和皮肤交界处的一层薄皮，可以防止细菌和异物进入手指。

如果甲上皮长得太长，指甲的水分和养分就会被甲上皮吸收，所以偶尔用工具将指甲上皮角质去除，使其不过多增加即可。但是，不要去得过多。

还可以通过在甲上皮上充分涂抹指甲专用保护油和乳霜来保湿，按摩以使其充分吸收。

## 双层指甲和指甲内卷

指甲有三层，如果出于某种原因，层与层之间分离，空气进入两层之间就会变成双层指甲。

如果用力敲击键盘，或者用钝的指甲钳剪指甲，会对指甲施加压力并将它们撕开，也会导致从粗糙的横截面产生双层指甲。最好是用锋利的指甲刀剪，再用锉刀修平截面。缺乏水分和营养也会导致双层指甲。

指甲内卷是指指甲的卷力过大，相反扩张力减弱。除此之外，还有鞋子不当和走路方式不对等很多因素。对于指甲内卷，正确的剪法是在不掉指甲角的情况下剪成直线，然后用锉刀将两端磨圆。不要剪得太深然后再留长，以避免指甲内卷。

# 只需要一种天然油即可完成全身护理

　　我们的皮肤、头发和指甲，被皮肤分泌的适量的油脂保护着，以保持健康状态。但是，如果因为激素紊乱、年龄增长、过度洗涤等原因导致皮脂不足时，水分很容易蒸发，使这些部位失去原有的光泽。在这种情况下，涂抹少量天然油可以防止水分蒸发和干燥，并维持皮肤的自然美。天然油的好处是它们可以用于身体的任何部位。

　　虽然市面上的很多化妆品有"皮肤用""头发用""指甲用"等指定的用途，但其实一瓶天然油就可以用遍全身。此外，因为成分简单，所以推荐给皮肤易过敏者。

## 橄榄油

　　它是人们熟悉的烹饪油，也可用于护肤。其特点是含有构成人体皮脂的油酸和角鲨烷成分，具有高保湿力。用于皮肤和头发护理时，建议使用作为化妆品用途的产品。

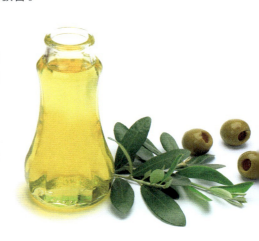

## 霍霍巴油

　　来自一种叫作霍霍巴的植物种子的油，这种植物在墨西哥和美国南部种植。它比橄榄油延展性更好，使用起来更舒服。它含有蜡质，可以起到保护皮肤表面免受外部刺激的作用。

## 甜杏仁油

　　从杏仁种子中提取的油。含有均衡的油酸和亚油酸，保湿力出色。其特点是轻盈适中，延展性好，除了全身的保湿护理之外，也适合作为按摩油使用。

## 山茶油

　　从山茶籽中提取的油。它的特点是富含油酸，不易氧化，保湿力强。

## 马油

　　一种以马的皮下脂肪为原料制成的动物油。富含油酸、亚油酸、亚麻酸等，在古代被用作治疗皮肤病的民间药物。由于它很容易渗透到皮肤中，保湿效果好。

## 乳木果油

　　从西亚树果实中提取的油。因为它在室温下是固体，涂抹在皮肤上时会在体温下化开并渗透，所以被称为"黄油"。在原产国，从很久以前就被广泛用于烧伤、肌肉酸痛和婴儿皮肤保护等领域。

## 使用时的注意事项

　　使用100%天然油时，需要注意使用量。在头发上使用时，在手掌上滴几滴，然后涂抹在发梢。面部和指尖滴一两滴就足够了。

　　另外，还需要知道，并非天然成分就一定对皮肤友好。

　　与食物一样，也可能会引起过敏反应，因此请务必在使用前进行过敏试验。开封后会加速氧化，所以要放在阳光照射不到的阴凉处保存，并尽快使用完。

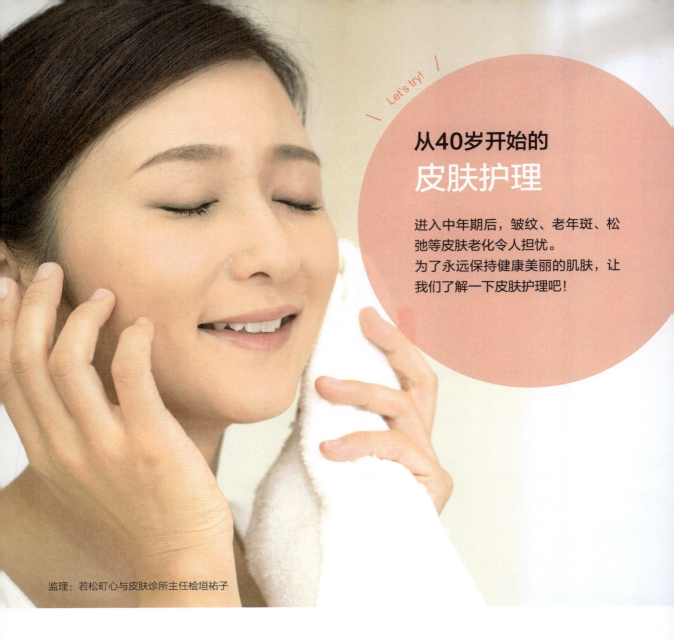

Let's try!

## 从40岁开始的
## 皮肤护理

进入中年期后，皱纹、老年斑、松弛等皮肤老化令人担忧。
为了永远保持健康美丽的肌肤，让我们了解一下皮肤护理吧！

监理：若松町心与皮肤诊所主任桧垣祐子

## 过度护理是皮肤问题的根源

到了四十多岁的时候，就开始担心皱纹和老年斑，就认为应该给皮肤补充一些东西。其实，皮肤天生就具备优秀的功能，有适应环境、保持皮肤健康的能力。根据温度和湿度的不同，皮肤承担着各种各样的作用，例如收紧和松弛毛孔以帮助调节体温，并在角质层中储存水分以保持其滋润。但是，不正确和过度的皮肤护理会降低皮肤功能并导致皮肤问题。让我们重新审视一下日常皮肤护理吧！

您是否因为"感觉脸很油""不想留任何污垢"而在洗脸和清洁上下了很多功夫？是否因为"皮肤干燥"或"皮肤敏感"而过度保湿？"好好洗，好好保湿"乍一看似乎不错，但其实是一种"过度保养"，会给肌肤带来压力。

# 简单的皮肤类型诊断

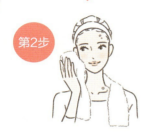

**第1步**

晚上像往常一样洗脸。

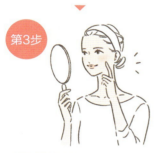

**第2步**

用毛巾擦脸后，不要碰它。夏季10分钟，冬季5分钟。

**第3步**

观察皮肤状况。

—— 诊断 ——

( 湿润的感觉。没有紧绷感，T区的光泽，不油腻 )

↓

## 正常皮肤

皮脂的量普通，水分充足是理想的状态。出现问题的可能性不大。

( 处于绷紧状态。眼睛、嘴巴周围，和脸颊很干 )

↓

## 干性皮肤

皮脂量正常到偏低，水分不足。眼睛和嘴巴周围形成了细小的皱纹，化妆品不是很服帖。请注意，因为皮肤可能很敏感，容易出现皮疹等问题。

( 眼睛和嘴巴周围的脸颊部分干燥。或者只有T区油腻 )

↓

## 混合皮肤

皮脂和水分的量因面部部位而异。部分干燥的皮肤干燥，T区油腻。

( 湿润的感觉。感觉不紧绷，感觉全脸油光满面 )

↓

## 油性皮肤

它含有大量的皮脂和水分，湿润但油腻。质地粗糙，毛孔可能很明显。

　　用强力洁面乳擦洗会去除皮肤必需的皮脂和角质层，破坏屏障结构，降低皮肤的保湿力。另外，如果使用过多含有保湿成分的乳液或美容液，会破坏皮肤的正常菌群，使皮肤变得容易发炎。

　　尤其是40岁及以上的女性，由于激素的波动，皮肤发红、长痘等的人越来越多。

## 了解自己的皮肤类型，与皮肤"对话"

　　皮肤质量和状况因季节、身体状况和年龄而异。如果每天都做同样的护理，可能会在不知不觉中给皮肤带来负担。

　　首先，了解皮肤类型并采取适合自己皮肤的适度护理，激发皮肤自身力量。这种"适度"因人而异。

　　通过检查皮肤的触感和颜色来重新审视皮肤护理。如果觉得季节变化或皮肤状态发生了变化，就用上面介绍的"皮肤类型诊断"来检查自己的皮肤状态吧！

## 注重内在护肤

过度护肤会对皮肤造成负面影响。首先，需要确保没有做"过度护理"，以使皮肤的天然保湿功能正常发挥作用。

此外，请确认是否获得了良好的睡眠。优质睡眠可以促进皮肤的新陈代谢和帮助皮肤维持弹性。同时，适度运动、均衡饮食也对护肤起着重要作用。

由于皮肤也是器官之一，因此保持健康的生活方式并有意识地摄取对皮肤有益的营养，进行这样的"内在皮肤护理"才是对皮肤的终极护理。

了解皮肤的构造，就会更好地理解它。皮肤分为表皮、真皮和皮下组织，最外层是表皮，表皮的最外层有厚度为0.01~0.03毫米的角质层，可以说是能触摸和观察的皮肤。它就像一层薄薄的保鲜膜，担负着皮肤的屏障功能。

角质层的屏障功能保护细胞、血管和神经，防止异物进入体内，所以化妆品不会渗透到比角质层更深的地方。基于这一点，从外部进行的皮肤护理作用是有限的。

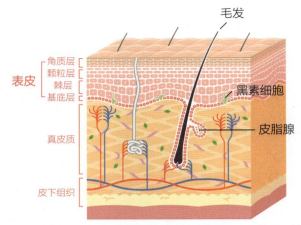

表皮由四层组成，从外侧向内依次为角质层、颗粒层、棘层和基底层。当细胞在基底层产生时，它们会反复分裂并被推到表面成为角质层，最后变成污垢脱离，如此循环往复。

### 对皮肤很重要的营养素

**维生素A**
可以强化皮肤和黏膜，并具有极好的抗氧化作用。

**维生素C**
促进胶原蛋白合成，防止黑色素的产生。

**维生素E**
促进皮肤新陈代谢。

**类胡萝卜素（番茄红素、虾青素等）**
具有很高的抗氧化作用。

**蛋白质**
一种很好的皮肤原料。

## "适度呵护"，激发出肌肤的原始力量

要知道，洗脸是一种会给皮肤带来沉重负担的行为。尤其要小心"过度洗涤"和"过度摩擦"，因为这是皮肤护理的大忌。

### 适度洗脸

选择泡沫丰富的洗面奶，移动双手并注意避免手指直接接触皮肤。再用温水冲洗。如果脸在冲洗后变红，就是洗过了。卸妆也一样，为了卸妆液不对皮肤造成压力，卸妆只需要1~2分钟即可。考虑到妆容程度和清洁力的平衡，最好选择一款不用揉搓就可以卸除的产品。

### 适度保湿

健康的皮肤会保留一定量的水分，所以不需要很多保湿环节。选择尽可能少并且最适合自己的。如果担心因季节变化而皮肤干燥，也可以添加一个单品。不必完全严格地按照使用化妆水后再用乳液、乳霜等顺序全部使用。想想皮肤需要什么，并使其尽可能简单一些。

### 防紫外线护理

应该做的皮肤护理中，首先要做的其实是防紫外线。70%的皮肤老化是由晒伤引起的光老化。紫外线对皮肤的伤害表现为色斑和皱纹，使皮肤粗糙、松弛。角质层的屏障对紫外线几乎无效，因此需要涂抹防晒霜。

## 使肌肤恢复活力的「适度护理」很重要

### ① 适度洗脸

**早晨**

用温水冲洗5~6次，基本不需要使用洗面奶。如果担心T区太油，仅在T区使用泡沫洗脸即可。

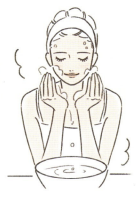

**夜晚**

将洗面奶充分打出泡沫，将泡沫放在脸上揉涂。用抚摸豆腐表面而不压碎它的力度来进行。然后用温水冲洗，用毛巾轻轻擦拭。

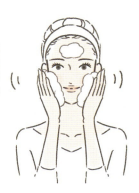

### ② 适度保湿

**化妆水**

取化妆水涂抹在整个手掌上，然后按压脸颊、额头、下巴、眼睛周围使之融合。

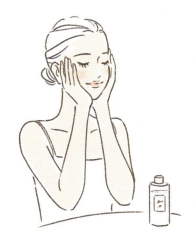

**当皮肤状态不好的时候**

如果皮肤状态不好时，请使用"无为法"。利用周末等时间，尝试下"不化妆，不擦任何东西，不用任何东西洗"的生活。这样皮肤屏障会自行恢复。要知道皮肤本身产生的天然保湿成分（皮脂、汗液等）比乳液和药物更好。

### ③ 认真做好防紫外线护理

**防晒霜**

取适量涂抹均匀。在容易被阳光晒到的额头和脸颊上多涂一点。不要忘记耳朵周围、颈前和颈后。如果担心产生斑点，请多涂几层。

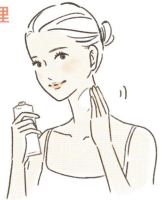

**关于防晒霜的种类**

有紫外线吸收剂（化学）型和紫外线散射剂（非化学）型。选择防晒霜时，要考虑在清洁过程中是否会对皮肤造成负担。

# 中老年人应注意的肌肤护理

到了40岁，皮肤老化就会变得明显。皮肤老化与其他器官老化不同，分为生理性老化和光老化两种。老化的征兆包括色斑、皱纹、松弛和疣等，其中由于照射太阳光使皮肤受到伤害的光老化占70%。

光老化在面部的老化现象中尤为明显，长年紫外线对细胞的反复伤害会导致皮肤癌。

皮肤癌多发于40岁以上的中老年人，尤其是老年人。因此，采取措施抵御紫外线很重要。

相较于受紫外线照射后立即变黑的人，只变红不变黑的人黑色素生成力较弱，更容易受到紫外线的伤害。

除了涂抹防晒霜，还要注意自己的出行着装，如打遮阳伞、戴太阳帽、穿长袖等。

## 关于更年期女性的皮肤问题

女性更年期前后约5年，平均年龄51岁，以45～55岁为主，但在此期间，随着卵巢功能下降，雌激素分泌出现波动，会出现各种不适。如潮热、出汗等自主神经症状，尤其是在血流量较大的面部会出现皮肤问题。

容易引起湿疹和皮炎，出现瘙痒、刺痛和发红等症状，以及化妆品不兼容等问题。

许多女性往往会过度保养，但这里重要的是"重置"。随着年龄的增长，抓住机会面对自己的皮肤，重新审视自己的皮肤护理吧！

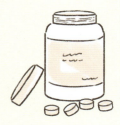

大豆异黄酮具有与雌激素相似的作用。富含大豆异黄酮的食材和促进异黄酮活化的营养补充剂等是值得摄取的。

## 问答

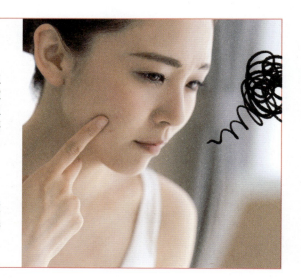

**Q** 补水面膜能提高角质层的滋润度吗？

**A** 刚敷完面膜后，会感觉皮肤变得柔软，润泽，但这仅仅是皮肤吸收了水分而变得润泽而已。如果继续让皮肤湿润的话，反而会使皮肤变得干燥。在敷完面膜之后，应该用乳液或者面霜把水分锁住，但也注意不要涂抹过度。

**Q** 担心干燥怎么办？

**A** 根据自己的肤质来调整，比如把乳液改成面霜。不过要注意不要洗得太多。对于护肤来说，"不化妆、不洗脸"也是保养肌肤的有效选择。

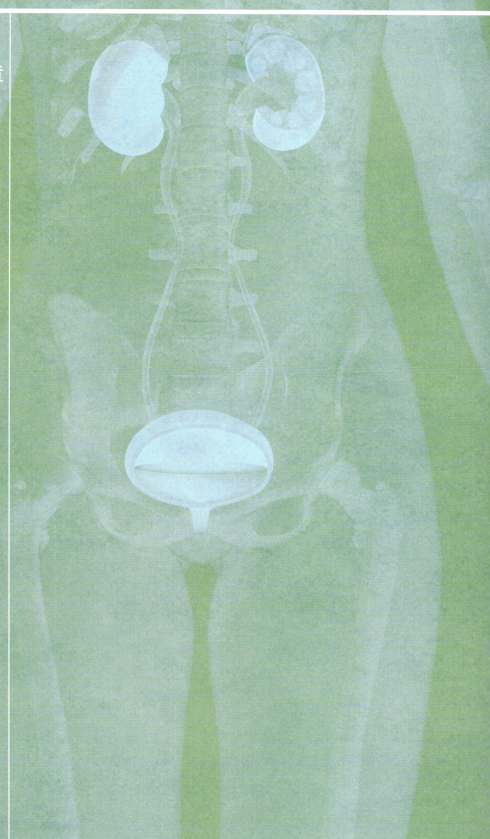

第 7 章

# 净化身体

# 肾

净化血液不可或缺的重要器官就是肾脏。它位于背部腰骨的稍上方，脊柱两侧左右各一。它的形状像蚕豆，每个重120～150克。

肾脏有五个主要作用。一是过滤血液中多余的水分和废物，将不需要的物质以尿液的形式排出体外。肾脏中有个叫作肾单位的组织，可以产生尿液，每个肾脏有100万个肾单位，尿液就是在这里形成的。

二是调节体内水量，保持平衡。肾脏通过制造尿液来平衡体内的水分，并根据气候和身体状况调节排泄的水量。夏天出汗多或运动多时，以浓尿少水的形式排出；冬季出汗不多时，以稀尿多水的形式排出。除了水，它还调节电解质，如钠、钾和磷等。

三是调节血压。肾脏与多种激素有关，这些激素会在血压升高时降血压，在血压低时将其升高。人体有复杂的控制机制，其中最重要的是肾脏分泌的一种叫肾素的物质。它作用于激素（血管紧张素），以保持血压恒定。

四是帮助制造红细胞。它分泌一种造血激素（促红细胞生成素），以促进骨髓制造红细胞。

五是激活维生素D。维生素D的作用包括骨代谢在内，在身体中发挥着重要作用。当它在肝脏中积累并转移到肾脏时，就会变得活跃并具有多种功能，例如增加钙的使用。

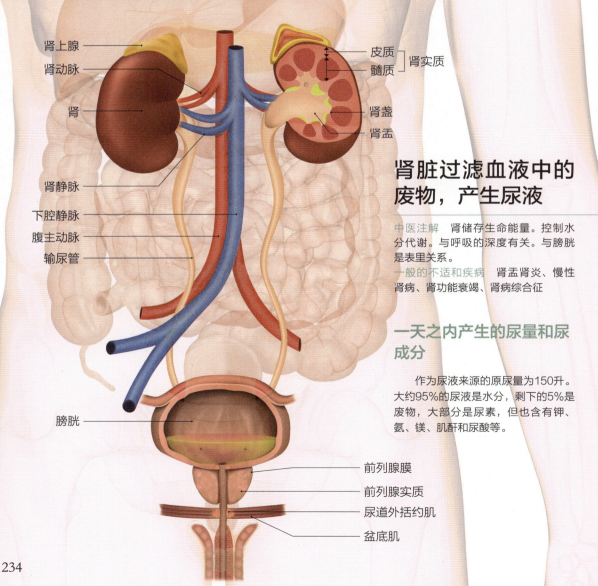

肾上腺
肾动脉
肾
肾静脉
下腔静脉
腹主动脉
输尿管
膀胱

皮质 ⎫ 肾实质
髓质 ⎭
肾盏
肾盂

## 肾脏过滤血液中的废物，产生尿液

中医注解　肾储存生命能量。控制水分代谢。与呼吸的深度有关。与膀胱是表里关系。

一般的不适和疾病　肾盂肾炎、慢性肾病、肾功能衰竭、肾病综合征

### 一天之内产生的尿量和尿成分

作为尿液来源的原尿量为150升。大约95%的尿液是水分，剩下的5%是废物，大部分是尿素，但也含有钾、氨、镁、肌酐和尿酸等。

前列腺膜
前列腺实质
尿道外括约肌
盆底肌

## 肾素的工作原理

调节血压的肾素是在肾小球的血管中产生的。肾小球是过滤血液生成原尿的地方，当血压下降时，过滤功能就会变差，所以当感觉到血压下降时，就会生成肾素并被送到血液中。然后，肾素通过与血液中源自肝脏的酶发生反应转化为血管紧张素Ⅰ。之后，它被肺中的一种酶转化为血管紧张素Ⅱ。后者作用于血管使其收缩并升高血压。这样，通过肾、肝、肺和血管的协同作用，来帮助血压保持正常。

## 什么是透析

当肾功能下降，无法过滤血液时，就要进行透析。

人工透析是代替肾脏将"多余的水、盐、废物"排出体外。大致可分为两种方法。一种是血液透析，这是97%透析患者选择的代表性方法。另一种是腹膜透析。患者可以在咨询医师后选择适合自己的方法。

血液透析是一种用透析器过滤血液的方法。

开始前需要准备进行连接手臂的动脉和静脉的手术（分流术）以建立出入口。

进行透析时，将两根针插入手臂并通过管子连接到透析器。透析需要在专科医院进行。每次需要4～5小时，通常每周3次。

腹膜透析是一种使用腹膜作为透析机的方法，腹膜内毛细血管以网状形式运行。作为开始前的准备，需要手术植入透析液的管子（导管），在腹腔内灌入浓度高于体内液体的透析液，并放置6～8小时。

这样一来，由于渗透压的差异，血液中多余的水分和废物等就会移动到透析液中。

每天大约需要更换4次透析液，但也有一种在晚上睡觉时用机器自动更换的方法。每个月需要去医院1～2次。

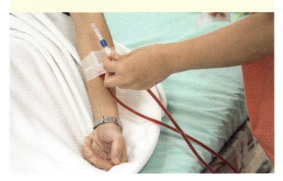

## 尿蛋白
### 检查肾脏和泌尿系统的异常

通过尿液检查看尿液中是否含有蛋白质。蛋白质从尿中排出是肾功能下降的表现。如果是阳性，则怀疑有肾小球损伤和尿路系统异常（主要是感染）。

| 无异常 | 轻度异常 | 需复查 | 需详细检查 |
|---|---|---|---|
| 阴性（－） | 弱阳性（±） | 阳性（+） | 强阳性（++）或更多 |

## 尿潜血
### 看尿液中是否含有血液的检查

如果尿液中混有血液，就可能是肾病、膀胱炎、尿路结石等。除了疾病，月经、剧烈运动和性生活等也可能导致阳性。

| 无异常 | 轻度异常 | 需复查 | 需详细检查 |
|---|---|---|---|
| 阴性（－） | 弱阳性（±） | 阳性（+） | 强阳性（++）或更多 |

## 尿沉渣
### 用显微镜确认尿液成分，判断肾脏疾病

将尿液离心分离后收集其成分放在显微镜下进行确认，检查肾脏和泌尿道是否有异常。如果红细胞或白细胞数量高于标准值，则怀疑泌尿系统出血或炎症。此外，还包括细胞、圆柱体、晶体、细菌等，通过出现的数量来判断疾病。

## 肌酐
### 检查肾脏的过滤功能

确定血液中含有多少肌酐，这是一种磷酸肌酸的代谢物（主要存在于肌肉中）。肌酐经肾脏过滤后随尿液排出体外，高于参考值说明肾功能受损。随着肌肉量的增加，其量也随之增加，所以在参考值上男女是有区别的。

| | 参考范围 | 要注意 | 不正常 |
|---|---|---|---|
| 男性 | ≤1.00 | 1.01～1.29 | ≥1.30 |
| 女性 | ≤0.70 | 0.71～0.99 | ≥1.00 |

（单位：毫克/分升）

## eGFR
### 高精度肾功能指标

通过性别、身高对肌酐水平进行校正后计算，是更准确的肾功能指标。它表示为每分钟过滤的血液量，因此数字越低，肾功能越差。

| 参考范围 | 需要注意 | 异常 |
|---|---|---|
| ≥60.0 | 45.0～59.9 | ≤44.9 |

（单位为毫升/分/1.73平方米）

## 保留身体需要的物质，排出不需要的，是尿液的作用

肾脏由无数的肾单位[1]组成，它们是制造尿液的工厂，肾单位形成尿液的过程大致可以分为两种。

首先，血液由被称为肾小球的血管网进行过滤，并被包围肾小球的肾小囊接收。红细胞、白细胞和蛋白质等不会在这里被过滤，会保留下来。所以尿液通常不含蛋白质。如果尿液中含有蛋白质，可能是过滤异常所致。

接下来是重吸收。过滤后的水分流入肾小管，身体需要的物质会重新回到血液。其中，葡萄糖和氨基酸100%被重吸收，水、钠等电解质也会被适量回收。另一方面，不需要的物质会从血管排至肾小管中，99%被过滤的水分会返回到血液中。

当肾脏不能正常工作时，身体就会出现各种疾病。当肾单位因严重的肾炎或肾功能衰竭而无法正常运转时，血液不会再被过滤，废物就会在血液中堆积。严重时可引起尿毒症，并危及生命。

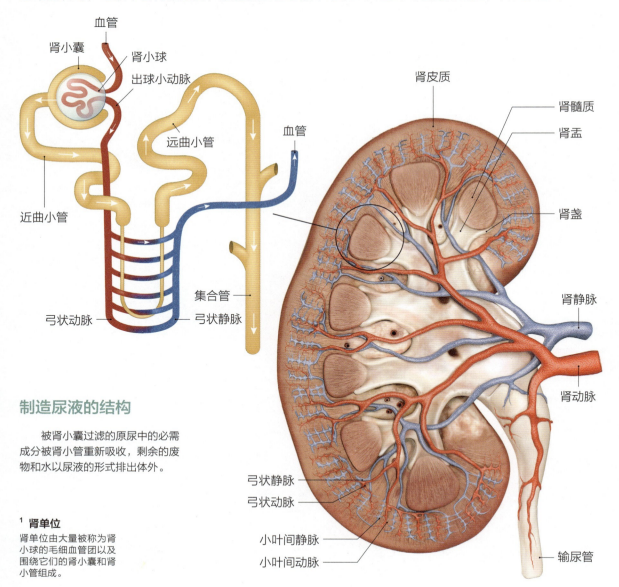

血管
肾小囊
肾小球
出球小动脉
远曲小管
血管
肾皮质
肾髓质
肾盂
肾盏
近曲小管
肾静脉
集合管
弓状动脉
弓状静脉
肾动脉
弓状静脉
弓状动脉
小叶间静脉
小叶间动脉
输尿管

### 制造尿液的结构

被肾小囊过滤的原尿中的必需成分被肾小管重新吸收，剩余的废物和水以尿液的形式排出体外。

**[1] 肾单位**
肾单位由大量被称为肾小球的毛细血管团以及围绕它们的肾小囊和肾小管组成。

## 嘌呤含量高的食物

动物肝脏、沙丁鱼、牛里脊肉、猪里脊肉、虾、蟹黄酱。

1 避免吃鱼的内脏。
2 由于嘌呤体是水溶性的，所以注意不要喝老汤。

---

 中医　**储存生命能量，管理水分**

中医中的肾是五脏之一，位于肚脐下方，在解剖生理学上与肾脏处于同一位置。肾的主要功能是"藏精""主水""纳气"。藏精就是积蓄精气，精是产生和维持人体生命活动的基本物质，可以说是生命活动的能量来源，由父母遗传的先天之精和后天饮食形成的后天之精组成。主水是控制和调节体内水液代谢，是指从产生尿液到排尿的过程。纳气是指将气从肺降到肾的功能，肾与肺共同承担着调节呼吸的重要作用。肾与膀胱通过一条经络相连，互为表里，它们的生理活动和病理状态相互关联。两者共同作用以产生、储存和排泄尿液。肾的功能变化体现在"骨""髓""脑""齿""发"。此外，恐惧、惊讶等情绪也与"肾"的活动有关。

### 推荐中药

木防己汤/浮肿
苓甘姜味辛夏仁汤/伴随着体寒症的肾病
柴胡加龙骨牡蛎汤/肾病
八味地黄丸/肾炎、前列腺增生
防己黄芪汤/肾炎、肾病综合征、浮肿、多汗

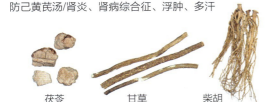

茯苓　　　　甘草　　　　柴胡

 药草　**推荐药草**
猫须草、杉菜、鱼腥草、杜松子/利尿

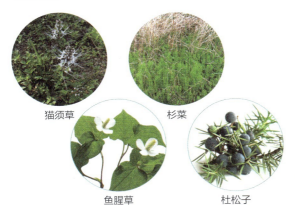

猫须草　　　　　　杉菜

鱼腥草　　　　　　杜松子

---

## 尿酸值

### 检查尿酸的产生和排泄之间的平衡

尿酸值是表示血液中所含的尿酸浓度的数值，超过7毫克/分升即视为异常。尿酸是体内嘌呤的代谢物。嘌呤是DNA和RNA的组成成分，存在于所有细胞中，是生命活动不可缺少的物质。嘌呤除了作为食物从外界摄取外，还可通过细胞代谢等在体内产生，并在血液中分解以尿酸的形式存在。健康的人体内有1200毫克的尿酸不断积累，被称为"尿酸池"。通常情况下，通过身体生产和食物摄入产生700毫克的尿酸并进入这个池，池中的尿酸量又从尿液中排出500毫克，从粪便和汗液排出200毫克，这样一来，池中的尿酸量保持不变，同时更换大约一半。当尿酸因摄入过多嘌呤而升高时，尿酸会从池中溢出，当超过血液中的溶解度极限时，就会结晶，导致痛风发作。由于尿酸溶解度极限为7毫克/分升，所以要把尿酸水平控制在此以下，这个很重要。

---

**有益的食材和吃法**
## 对肾有益的吃法

如果眼睛、面部或四肢容易浮肿，可能是肾脏的负担过重了。请检查您的生活方式并照顾好肾脏吧。但是，如果有肾炎或肾功能不全等疾病的可能性，请马上就医。如果患有慢性肾病，应该在医师的指导下进行正确的饮食。

### 需要注意的事项

①注意不要摄入过多的蛋白质，选择营养均衡的食谱
②多吃蔬菜和鱼
蔬菜中所含的钾具有抗血压作用，是高血压患者需要多摄取的食物，但如果是肾病导致的高血压，根据严重程度，如果吃很多蔬菜，血钾会升高，可能导致心搏骤停。由于钾是水溶性的，所以肾脏疾病患者可以将蔬菜煮后食用。
③注意不要摄入过多的盐分或脂肪
如果持续进行高盐饮食，那么肾功能很可能会下降。
为了帮助排除体内多余的钠，可以多吃富含钾的食物。
④适当补充水分，不要憋尿
⑤戒酒戒烟
饮酒和吸烟会导致血管收缩和血压升高。
⑥睡个好觉
白天进行轻度运动，例如步行，可以减轻压力并帮助入睡。

**对肾脏有益的成分：**EPA、镁、大豆蛋白

# 膀胱

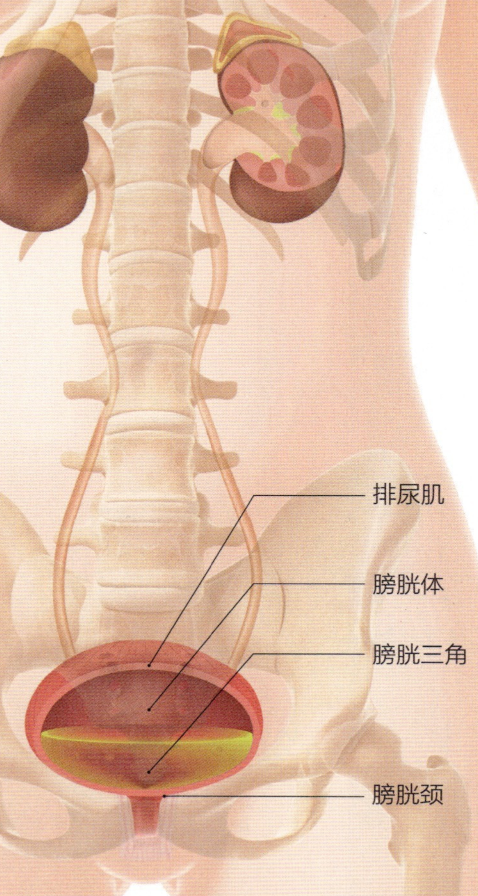

## 排尿机制

如果膀胱中积聚了一杯左右的尿液时，该信息就会传输到大脑，并发出"排尿"的指令，这就是尿意。此时膀胱会收缩，尿道会松弛并排尿。当膀胱排空时，膀胱松弛，尿道收紧，尿液会再次开始蓄积。如果产生尿意却无法排尿，大脑就会给出"现在还不行"的命令，尿道就不会放松。

排尿肌

膀胱体

膀胱三角

膀胱颈

## 尿液是健康的晴雨表

中医注解　储存并排出尿液。与肾有表里关系。

一般的不适和疾病　膀胱过度活动、尿频、排尿困难、残尿感、膀胱炎、尿道炎

膀胱是位于耻骨后方的袋状器官，可以暂时储存肾脏产生的尿液，具有一定的弹性。当尿液在此处聚集200～300毫升时，神经就会受到刺激，激发尿意。健康成年人每天排尿5～8次。

尿液是健康的晴雨表，健康人的尿液颜色呈淡黄色或淡黄褐色。当尿液接近无色时，则有尿崩症的可能，即因饮水过多导致尿量多，或尿浓度降低导致多尿。

另一方面，如果颜色较深，则可能是水分不足。如果出汗很多，不要忘记补充水分。当尿液进一步变成暗褐色时，则怀疑有肝脏疾病。

如果是浑浊的白色尿液，且含有大量白细胞，可能是膀胱炎或尿道炎。当血液从肾脏或尿道的某处漏到尿液中时，就会发生血尿，还有可能是一种严重的疾病，如膀胱癌。除了颜色之外，从气味也能看出疾病。健康人的尿液有轻微的气味，但如果排尿后有强烈的刺鼻气味，则可能患有膀胱炎或尿道炎。如果闻起来有甜味，则怀疑患有糖尿病。如果尿液中出现很多没有消失的小气泡，则可能是患有肾脏疾病或糖尿病。此外，极高或极低的尿量也可能是某种疾病的征兆。无论如何，尽早就医很重要。

## 忍尿的极限

即使有小便的冲动，在到达洗手间之前也可以忍受，这是因为尿道括约肌的作用。尿道括约肌通常处于关闭状态，这就是为什么在睡眠中也可以控制不排尿的原因。但膀胱的储尿量也有一个极限，为600～800毫升。当天气变冷时，膀胱肌肉就会收缩，变得会经常上厕所。此外，冬季出汗量减少，尿量也会相应增加，上厕所的次数也会增多。

### 为什么随着年龄的增长会频繁上厕所

随着年龄增长，会变得经常频繁地上厕所或者起夜，这就是尿频的症状。其原因是收集尿液的膀胱括约肌的力量下降、膀胱过度活动等。有时，也会有无法忍受的尿意突然袭来的情况。此外，女性更年期后，激素分泌减少，膀胱变小，也会出现尿频。对于男性来说，前列腺增生往往是尿频的原因。此外，还可能会隐藏各种各样的疾病，因此请尽早就诊。

### 什么是膀胱过度活动症

这是由于膀胱不受自己控制地收缩而突然出现小便冲动的现象。它可能是由连接大脑和膀胱（尿道）的神经出现问题引起的，也可能是由于骨盆底肌肉变弱引起的。除了药物治疗外，也可以通过体育锻炼或体操来对变弱的膀胱或盆底肌进行强化。

**有益的食材和吃法**

## 南瓜子可以改善排尿烦恼

据说南瓜子对膀胱过度活动症、尿频、尿失禁和下腹痛有效。这被认为是由于脂肪酸如亚油酸、维生素E、类胡萝卜素、植物甾醇和矿物质等的协同作用。

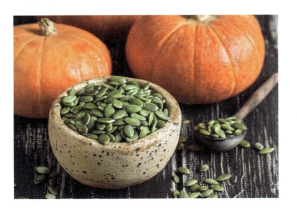

 ## 与肾相表里的膀胱

中医的膀胱是六腑之一，位于肚脐下方的小腹。它的主要功能是储存和排泄尿液。滋润人体周身的水液被送到肾，在那里分为需要的（清）和不需要的（浊）。清再次被吸收而上升到全身，浊则下降而产生尿液，尿液储存在膀胱中，达到一定量时排出体外。膀胱和肾通过经络相连，互为表里，它们的生理活动和病理相互关联。两脏腑协同工作，维持体内水分代谢，同时产生、储存和排泄尿液。膀胱的运动取决于肾的功能，当膀胱因吃太多辛辣食物或饮酒过多而发热时，肾就会受到影响，容易出现尿频、尿痛等症状。

**推荐中药**

八味地黄丸/膀胱炎、肾炎、糖尿病、腰痛、前列腺增生
清心莲子饮/残尿感、尿频、浮肿
牛车肾气丸/小便困难、尿频、浮肿
猪苓汤/小便困难、小便痛、残尿感
龙胆泻肝汤/尿痛、残尿感

 **推荐药草**

杉菜、荨麻、鱼腥草/利尿
德国洋甘菊、西番莲/膀胱炎性疼痛
紫锥菊、石楠/尿路感染

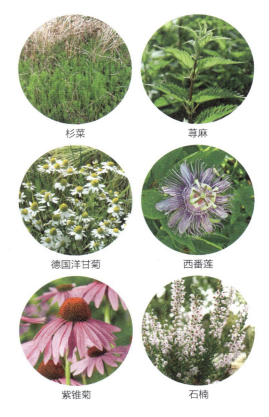

杉菜　　　　　　　荨麻

德国洋甘菊　　　　西番莲

紫锥菊　　　　　　石楠

# 男女尿道的构造不同，哪个更长

　　尿道是将膀胱内收集的尿液排出体外的通道，但其位置和长度男性和女性的差异很大。男性尿道长16～18厘米，尖端有开放的外尿道口贯穿阴茎。它与膀胱的距离较远，不易受细菌感染，但由于长度较长，更容易堵塞，也就是说比女性更容易患尿路结石。尿道括约肌靠近膀胱的一侧称为后尿道，前侧称为前尿道。另外，还有前列腺[1]，可以兼作精液的通道。随着年龄的增长，前列腺会增生，导致尿道变窄，排尿时间变长。女性尿道全长4～6厘米，比男性短10厘米左右，外尿道口在阴道口稍前的位置。比男性尿道短，不易堵塞，但细菌容易进入，所以容易患膀胱炎。

**[1] 前列腺**

它位于膀胱正下方并围绕尿道，具有分泌前列腺液的功能。它大约有一颗板栗的大小，重约20克。

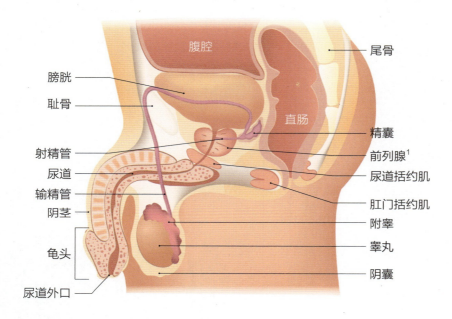

腹腔
尾骨
膀胱
耻骨
直肠
精囊
前列腺[1]
射精管
尿道
尿道括约肌
输精管
肛门括约肌
阴茎
附睾
龟头
睾丸
阴囊
尿道外口

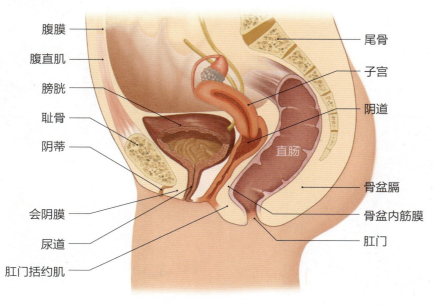

腹膜
尾骨
腹直肌
子宫
膀胱
阴道
耻骨
阴蒂
直肠
骨盆膈
会阴膜
骨盆内筋膜
尿道
肛门
肛门括约肌

第 **8** 章

# 保护身体

# 免疫力

人体经常曝露在细菌和病毒等病原体之下。保护身体免受这些伤害的防御系统就是免疫系统。其作用就像字面意思一样，是"免除""疫疾（疾病）"。对于从身体外部侵入的细菌、病毒，以及体内产生的癌细胞等，免疫细胞会识别自身和非自身，并形成保护身体的机制。

免疫系统主要由两种机制组成：先天免疫和获得性免疫。前者是指当病毒或细菌侵入人体时，它会迅速做出反应并产生针对病毒的抗体来攻击它。

后者是指一旦感染了某种病毒或细菌，它就会记住该病毒或细菌的特征，并为下一次入侵做好准备。免疫细胞负责这种先天免疫和获得性免疫。

## 癌症与免疫力

人体每天都会产生3000以上的癌细胞，免疫和自愈力可以阻止癌细胞占据主导地位。当分布在全身各组织器官中的巨噬细胞和自然杀伤细胞发现癌细胞时，会召唤"攻击癌症的巨噬细胞"和"呈递癌抗原的巨噬细胞"，让吞噬细胞开始吞噬、攻击和杀死癌细胞。

此外，获得性免疫细胞B细胞产生抗体，T细胞向杀伤性T细胞发出指令，攻击癌细胞。

因此，当身体的免疫力减弱时，就无法抑制癌细胞。

## 免疫力保护我们的身体不受病毒和细菌的侵害

中医注解 与"气"有关。

## 自我与非自我

身体将与自己相同的东西看成"我"，将不同的东西看成"非我"。当免疫细胞在体内发现异己时，它们会努力消除它。

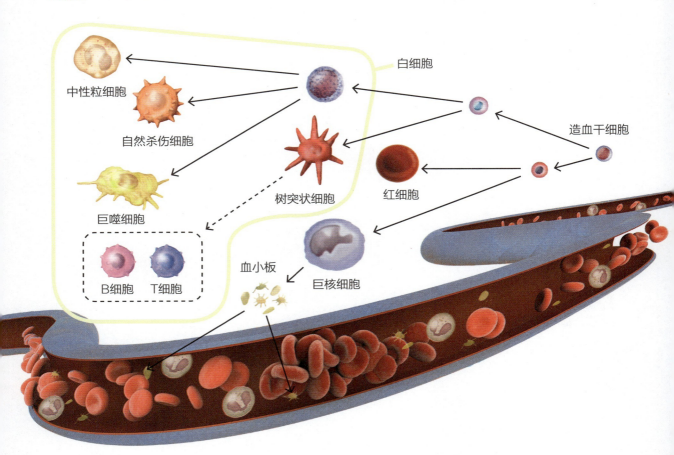

中性粒细胞

自然杀伤细胞

巨噬细胞

B细胞　T细胞

树突状细胞

血小板

巨核细胞

白细胞

红细胞

造血干细胞

# 病毒和免疫抗体

　　免疫有两种类型，一种是抗体起主导作用的类型，另一种是抗体以外的细胞在免疫中起核心作用的类型。当异物入侵体内后，T细胞首先从巨噬细胞等处接收到异物信息，然后发出指令，让B细胞制造大量抗体。B细胞大量产生的抗体是Y字形蛋白质，这些蛋白质可以攻击特定的细菌和病毒等。

　　人体最初会准备超过1万亿种不同的抗体，这些抗体会与补体合作，当细菌和病毒感染自身细胞时，这些抗体就会将带有疾病的细胞消灭掉。

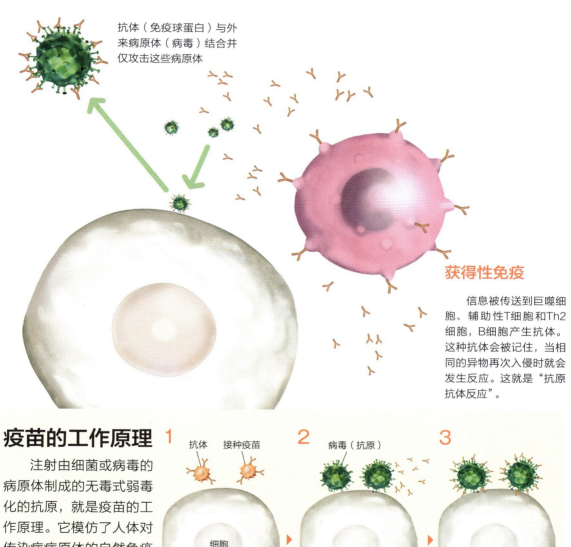

抗体（免疫球蛋白）与外来病原体（病毒）结合并仅攻击这些病原体

## 获得性免疫

　　信息被传送到巨噬细胞、辅助性T细胞和Th2细胞，B细胞产生抗体。这种抗体会被记住，当相同的异物再次入侵时就会发生反应。这就是"抗原抗体反应"。

## 疫苗的工作原理

　　注射由细菌或病毒的病原体制成的无毒式弱毒化的抗原，就是疫苗的工作原理。它模仿了人体对传染病病原体的自然免疫反应（见第114页），从而获得对疾病的免疫力。

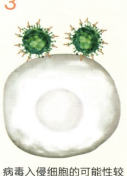

**1** 抗体　接种疫苗

细胞

当疫苗进入人体后，细胞会将其视为抗原，并产生抗体。

**2** 病毒（抗原）

当相同的病毒（抗原）再次入侵体内时，抗体就会起作用。

**3**

病毒入侵细胞的可能性较小。另外，就算是入侵，也会受到体内抗体的攻击，只会有轻微的症状。

# 白细胞

红细胞、白细胞和血小板都是由骨髓中的一种造血干细胞制成的。白细胞又分为不同种类，每一种都有不同的功能，这些免疫细胞互相合作共同对抗外来物质。

## 先天免疫

### 中性粒细胞

占白细胞50%以上的吞噬细胞。在酶的作用下消化被吃掉的细胞，从而起到杀菌作用。

### 自然杀伤细胞

它在体内不断循环，一旦发现被病毒感染的细胞时，就会单独攻击。与T细胞和B细胞不同，它是天生的杀手，可以在不接受其他指令的情况下独自攻击外敌。这就是自然杀伤细胞名称的由来。

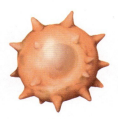

### 巨噬细胞

典型的免疫细胞。当有病毒或细菌侵入人体时，巨噬细胞就会吃掉它们，所以也被称为大吞噬细胞。它的另一个作用是将病毒等信息传递给T细胞。

### 树突状细胞

顾名思义，它的形状就像树枝一样突起并向周围伸展。它存在于肺、胃、肠管、皮肤等部位，具有将异物吸入自身体内并将其特性传递给其他免疫细胞的功能。

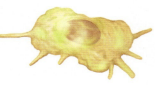

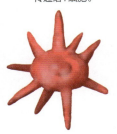

## 获得性免疫

### T细胞和B细胞

T细胞会发现并清除被病毒感染的细胞。T细胞有三种类型：辅助性T细胞、杀伤性T细胞和调节性T细胞，分别起到指挥塔、杀手和制动器的作用。B细胞是制造抗体的免疫细胞，它接收来自树突状细胞的命令，制造出仅攻击外来敌人和异物的细胞，以消灭它们。记忆B细胞负责储存过去侵入过身体的病毒和细菌的信息，下次外敌入侵时，它们负责检查是否为相同的细菌和病毒。

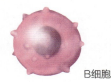

B细胞          T细胞

## CRP

**被称为"炎症标志物"的疾病指标**

通过检测血液中的CRP，来检查是否存在感染（主要是细菌和病毒）、炎症（各种原因引起）、癌症等。CRP是体内有炎症或细胞坏死时血液中增加的物质，有助于对上述疾病的早期发现。如果有任何异常，应进行其他检查以确定病因。另外，肿瘤存在的可能性也很高。

| 参考范围 | 需要注意 | 异常 |
|---|---|---|
| ≤0.30 | 0.31~0.99 | ≥1.00 |

（单位：毫克/分升）

## 如何增加自然杀伤细胞

自然杀伤细胞一直在体内巡逻，一旦发现癌细胞或被病毒感染的细胞，就可以不等待指令，单独杀死这些细胞。它们起着将疾疾扼杀在萌芽中的重要作用，但由于衰老和压力等各种因素，其活性会降低，数量会减少。以下是效果已经确定的激活自然杀伤细胞的基本方法。

1. 轻度慢跑和快走已被证明可以激活自然杀伤细胞，但劳累和剧烈运动会适得其反。
2. 笑。有很多证据表明，笑会增加自然杀伤细胞的数量。
3. 对自己喜欢的事物充满热情。当一个喜欢唱歌的人热情地唱歌时，自然杀伤细胞就会增加。
4. 酸奶中的乳酸菌、香菇等食品中所含的β-葡聚糖可激活自然杀伤细胞。

### 中医 正气和邪气之间的平衡是关键点

中医认为，构成人体的基本物质保持均衡，五脏六腑运转顺畅，才能保持健康。使这些功能正常化、攻击有害物质和使身体恢复的能力就是"正气"。另一方面，"邪气"是各种疾病的根源。如果正气充足，则对疾病有抵抗力，如果正气衰退，邪气就容易进入。增强正气，就能提高自然治愈力和免疫力。中医有未病的概念，其实就是指虽然没有生病，但总觉得不舒服的状态时，但不知何故身体应及早采取行动，防止它变得严重。在正气减弱、邪气变强之前，有意识地保持正邪平衡是很重要的。

**推荐中药**

补中益气汤/疲劳倦怠，食欲不振

### 药草 推荐药草

紫锥菊、刺五加/增强免疫力

# 增强免疫力

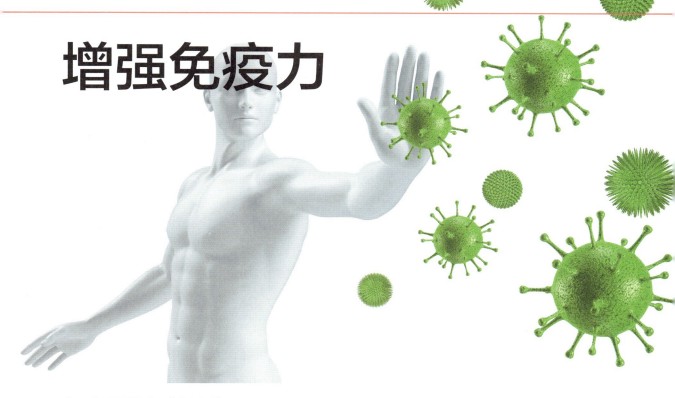

## 免疫是最好的医师

"免疫"是保护我们的身体免受细菌、病毒和疾病等外来敌人侵害的系统。如果它运作良好，就可以预防疾病，即使患上疾病，我们也有自我治愈的能力。

然而在现实中，由于免疫力不足，导致疾病不断发展，要治疗只能依靠药物和手术。不规律的生活方式、不均衡的饮食、压力等，都会使免疫力无法发挥原有的力量。但是如果改善生活习惯，减弱的免疫力也可以恢复到原有状态。换言之，"增强免疫力"就是通过实践对身体有益的习惯，来充分发挥免疫系统的潜能。

## 什么是增强免疫力的生活

当自主神经平衡时，免疫系统更有可能发挥其力量。自主神经包括在白天和活动时占主导地位的交感神经，和在夜间放松时占主导地位的副交感神经。如果持续承受压力，交感神经占主导地位，免疫功能就会下降，患病风险就会增加；反之，如果由于暴饮暴食或缺乏运动，副交感神经占主导地位，免疫功能也会下降，更容易出现过敏症状。

如今，随着手机等通信设备的普及，可以说交感神经更容易占主导，免疫系统处于容易下降的环境中。为了让自主神经以一种平衡的方式工作，有规律的生活是第一要务。避免过度的压力，活动和休息张弛有度，是保护自己免受疾病侵害的最佳方法。

## 保证充足的睡眠

为了让身体的免疫功能正常工作，保证充足的睡眠至关重要。一般说8小时左右的睡眠是适宜的，但比睡眠时间更重要的是睡眠质量。要想提高睡眠质量，就必须让生物钟正常工作。由于人体生物钟是由从视网膜进入的光线来调节的，所以早上醒来时要曝露在明亮的光线下，晚上睡觉前最好调暗光源，以形成正常的生物钟。

### 泡在浴缸里

当我们泡在浴缸里，体温升高时，控制免疫系统的白细胞就会活跃起来，免疫力就会提高。此外，放松可以抑制皮质醇的分泌，皮质醇是一种干扰白细胞功能的压力激素。因为淋浴不能充分提高体温，所以建议在38～40℃的热水中慢慢浸泡。

### 适度运动

在免疫功能中发挥核心作用的白细胞，会由于压力而变得不活跃。完全没有运动习惯的人会在不知不觉中积累压力，降低免疫力。每周运动2～3次，每次约30分钟就可以，每天10分钟左右的散步或体操也会有很好的效果。相反，过度运动会给身体带来压力，并削弱免疫系统。

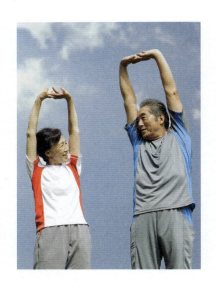

## 增强免疫力的食材

为了增强免疫力，需要从饮食中获取足够的营养素，建议积极食用增强免疫力的食物。

### 强化黏膜的成分

黏膜是防止细菌和病毒入侵的第一道屏障。除了作为皮肤和黏膜物质的蛋白质外，建议摄入具有维持皮肤健康功能的维生素A和维生素C，包括在人体内可转化为维生素A的β-胡萝卜素。

※富含蛋白质的食材　肉、鱼、蛋、大豆等。
※富含维生素A或β-胡萝卜素的食材　动物肝脏、鳗鱼、胡萝卜、南瓜、紫苏等。
※富含维生素C的食材　辣椒、圆白菜、橘子等。

### 促进能量代谢的组合

免疫力会因疲劳和压力而下降。疲劳是一种能量产生不足和新陈代谢降低的状态。作为能量来源的糖和促进新陈代谢的B族维生素的组合，具有促进疲劳恢复和提高免疫力的效果。

※糖…薯类、面类、杂粮等。
※维生素B…猪里脊、芋头、鳗鱼、动物肝脏、纳豆、鸡蛋等。

### 温暖身体的食材

身体容易变冷的人，应该积极摄取温暖身体的食材。有关暖身饮食的更多信息，请参阅"体寒症（第158页）"。

※牛瘦肉、羊肉、生姜、胡萝卜、大葱、大蒜、韭菜等。

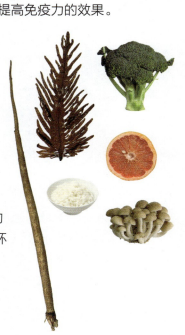

### 调节肠道环境的成分

改善肠道环境可以提高免疫力。应积极食用能滋养肠道有益菌的食物，如膳食纤维和乳酸菌。有关调节肠内环境的饮食详见"肠内环境"（第38页）。

※蔬菜类、海藻类、水果、薯类、谷物、豆类、纳豆、酸奶等。

鲑鱼中含有丰富的虾青素，
有助于提高免疫力、抗衰老

# 煮鲑鱼萝卜汤

| 营养数值为一人份 | |
| --- | --- |
| 能量 | 351千卡 |
| 糖 | 12.6克 |
| 含盐量 | 2.8克 |

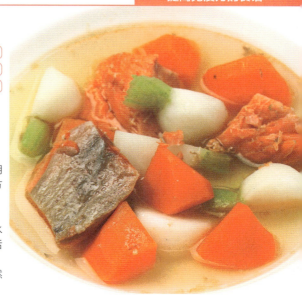

### 材料（2人份）

咸鲑鱼（甜盐）…2片
芜菁…2块
胡萝卜…1/2根
海带…4厘米
水…2.5杯
颗粒高汤素…2小勺
清酒…1大勺
盐和胡椒粉…各适量

### 制作方法

1 将咸鲑鱼去皮和骨头，切成3～4段。将芜菁去皮，切成四块，煮熟。把胡萝卜切成小块。海带切成2厘米见方的块。
2 将咸鲑鱼放入煎锅，两面煎至金黄。
3 将芜菁、胡萝卜、海带和一定量的水放入平底锅中，用中火加热，烧开后加入颗粒高汤素，再加入2和清酒，盖上锅盖，用中小火炖约30分钟，然后加入盐和胡椒粉调味。

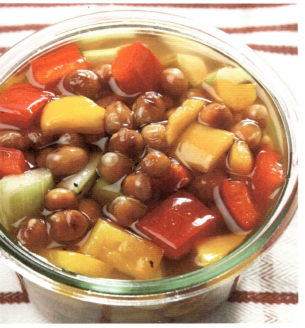

大豆中的异黄酮可增强免疫力

# 腌制烤黄豆

| | |
| --- | --- |
| 能量 | 165千卡 |
| 糖 | 19.5克 |
| 含盐量 | 1.5克 |

### 材料（容易制作的量）

干黄豆…100克
芹菜…1根
柿子椒（红/黄）…各1个
A 醋…1杯
　白糖…4大勺
　盐…1小勺
　黑胡椒碎…1/2小勺

### 制作方法

1 将黄豆洗净，擦干水分。
2 将1放入煎锅中，中火翻炒，直到豆皮爆裂并略微变色。
3 将A放入锅中，以中火加热。当白糖化开后倒入碗中，加入刚炒好的2，冷却后使其入味。
4 将芹菜和柿子椒切成粒，加入3中静置至少30分钟，使其入味。

核桃仁中含有丰富的维生素E，
有助于提高免疫力

# 核桃仁茼蒿沙拉

| | |
| --- | --- |
| 能量 | 189千卡 |
| 糖 | 4.3克 |
| 含盐量 | 0.5克 |

### 材料（2人份）

核桃仁…30克
茼蒿…1/2捆
洋葱…1/4个
A 红辣椒片…1/2份
　味噌…1小勺
　醋…2大勺
　橄榄油…1大勺

### 制作方法

1 核桃仁先用平底锅炒，然后将其磨碎。把茼蒿切成段，过水沥干。将洋葱切成薄片，过水沥干。
2 将1全部放入碗中，淋上拌匀后的A。

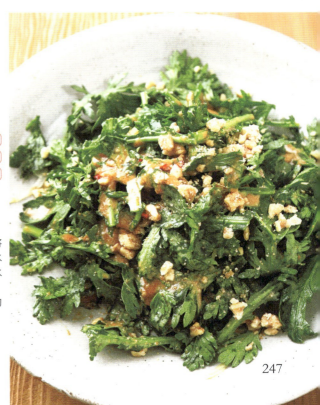

大蒜中的含硫化合物
有助于消除疲劳

| 能量 | 377千卡 |
| --- | --- |
| 糖 | 60.3克 |
| 含盐量 | 0.6克 |

## 蒜蓉番茄饭

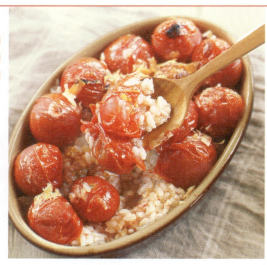

### 材料（2人份）

圣女果…15~20个
米饭…2碗
蒜末…2人份
黄油…2大勺
盐、胡椒粉、芝士粉
　…各适量

### 制作方法

1 在煎锅中将黄油化开，并放入大蒜翻炒。加入米饭，撒上盐和胡椒粉调味。
2 将1放入烤盘中，将圣女果无间隙地铺在上面。
3 在烤箱中加热5分钟，再撒上芝士粉烤1~2分钟至微黄。

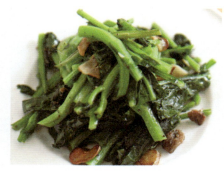

油菜花是维生素C含量最高的春季蔬菜

| 能量 | 86千卡 |
| --- | --- |
| 糖 | 1.8克 |
| 含盐量 | 1.1克 |

## 凤尾鱼炒油菜花

### 材料（2人份）

油菜花…适量
凤尾鱼…12克
大蒜…1瓣
橄榄油…1大勺
盐和胡椒粉…各适量

### 制作方法

1 油菜花去根，对半切开，水煮至微硬，凤尾鱼切丝，大蒜切薄片。
2 将橄榄油和大蒜放入煎锅中，用中火翻炒至变色。加入凤尾鱼和油菜花，用大火翻炒，之后用盐和胡椒粉调味。

| 能量 | 638千卡 |
| --- | --- |
| 糖 | 61.5克 |
| 含盐量 | 2.0克 |

享受富含维生素C和β-胡萝
卜素的茼蒿

## 茼蒿意大利面

### 材料（2人份）

茼蒿…1/2捆
腰果…4大勺
A 橄榄油…3大勺
　碎芝士…3大勺
　胡椒粉…少许
意大利面…160克

### 制作方法

1 茼蒿只摘叶子。腰果放入煎锅中，炒至微变色。煮意大利面。
2 将茼蒿、腰果和A放入料理机或搅拌机中，搅拌至粗糊状。
3 煎锅中放入适量的2和2~3大勺煮意面的汁，并用小火加热，再快速拌入煮好的意大利面中。

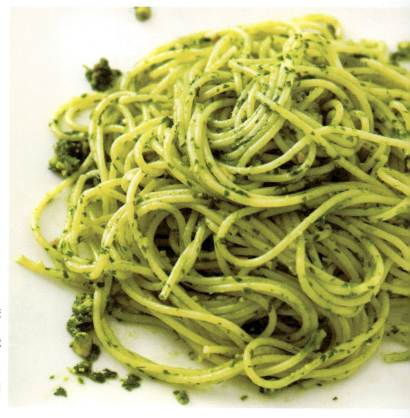

# 过敏

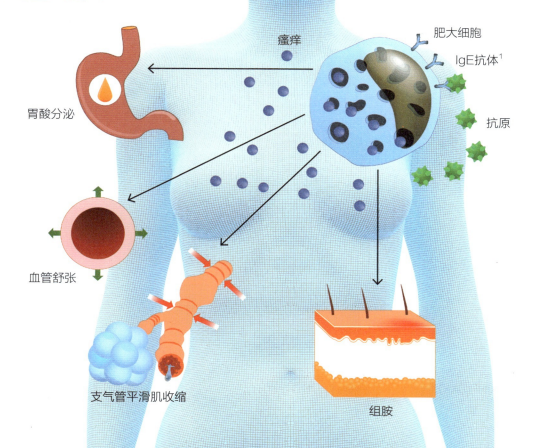

瘙痒

胃酸分泌

血管舒张

支气管平滑肌收缩

肥大细胞

IgE抗体[1]

抗原

组胺

**[1] IgE抗体**
对侵入体内的过敏原产生作用，是具有保护身体功能的抗体。一般来说血液中只存在少量这种抗体，但过敏体质的人，血液中含量较多。

## 过敏是自身免疫的过度反应

一般的不适和疾病　过敏反应、花粉症

　　当细菌和病毒等外来物质侵入人体时，会被识别、消灭，因为人体具有一种免疫机制来保护身体。然而，对于不会对身体造成伤害的物质反应过度，免疫系统的这种过度反应这就是过敏。本来应该保护身体的系统，却伤害了自己。

　　引起过敏的物质被称为"过敏原"或"抗原"。当过敏原侵入人体时，人体会产生IgE抗体，试图将过敏原清除。过敏体质的人更容易产生IgE抗体，即对过敏原敏感，但是过敏并不是疾病。什么物质会成为过敏原以及会发生什么样的反应，每个人都是不同的。大多数过敏是速发型的，具体取决于环境。速发型是过敏原侵入人体后短时间内就会引起症状，花粉症、特应性皮炎、食物过敏、支气管哮喘等都属于速发型。

　　延迟型过敏是过敏原侵入数小时甚至更长时间才出现症状的过敏。

## 过敏引起的疾病主要有哪些

过敏有多种类型和症状。因此，治疗方法因人而异。

花粉症可以说是国民病，是鼻黏膜对花粉（过敏原）过度反应而引起的过敏性疾病之一。主要症状是打喷嚏、流鼻涕和鼻塞。

特应性皮炎是一种全身或局部皮肤出现瘙痒性湿疹的疾病。由于保护皮肤免受外界刺激和干燥的屏障功能降低，抗原等很容易侵入体内，与免疫细胞结合，引起过敏性炎症。

如果炎症持续，瘙痒就会持续，搔抓后会进一步引起炎症恶化，屏障功能进一步降低。所以减少对皮肤的刺激和保持皮肤滋润很重要。

当免疫系统对特定食物中含有的过敏原反应过度时，就会发生食物过敏。症状包括进食后出现湿疹、喉咙痛、咳嗽和呕吐等各种症状。此外，请注意食物过敏原不仅可以通过口腔侵入，还可以通过皮肤侵入。

哮喘是一种发生于气道的炎症，导致突然呼吸困难的疾病。

黏膜的慢性炎症使气道比健康人更窄，空气难以通过。

就支气管哮喘而言，过敏原在很多情况下无法确定，但也有人说是由螨虫、灰尘、压力等原因引起的。

如果不及时治疗，很可能会变成慢性病，因此早期治疗很重要。

如上所述，由过敏引起的疾病多种多样。

如果有症状的话，最好去医院检查下是对哪些过敏原有反应。

### 过敏测试

**检查过敏的易感性和致病物质**

为了测试是否过敏，什么物质会引起过敏反应，所以要进行血液测试和皮肤测试。验血需要抽取少量血液并检查是否有过敏原。如果有需要进一步检查对何种物质发生反应。皮肤测试包括针刺测试和斑贴测试，针刺测试是速发型过敏的测试方法。用针将少量致敏物质注入皮肤，15分钟后确认皮肤反应。斑贴测试是迟发型过敏的一种测试方法，涂上可疑过敏原，48小时后，根据一定的标准来判断反应结果。

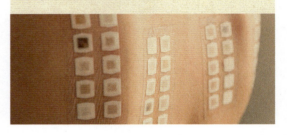

### 什么是过敏反应

当过敏原进入身体后，会导致某些器官出现过度反应，表现为某种特定的症状。还有一种"过敏性休克"，会导致血压下降、意识障碍和呼吸困难，甚至危及生命。症状出现所需的时间取决于个人和过敏原的类型，但也有可能在几分钟内变得严重，因此迅速做出反应很重要。

 治疗过敏的中药

以控制症状、改善体质为主。
**推荐中药**
黄连解毒汤、十味败毒汤、消风散/过敏性皮炎
小青龙汤、麻黄附子细辛汤/过敏性鼻炎

 **推荐药草**
荨麻/改善体质
蒲公英/提高新陈代谢和免疫力
德国洋甘菊/抗炎
薄荷/降温、消炎
接骨花/打喷嚏、流鼻涕

# 典型过敏原

过敏原是一种会引起过敏症状的物质。有通过呼吸进入身体的（可吸入物、花粉、室内灰尘等），有通过食物进入身体的（鸡蛋、牛奶等），有通过接触引起过敏症状的（金属、橡胶等）不同类型。可以成为过敏原的物质其实多种多样，此处只列举一些典型的过敏原。

## 食物

### 鸡蛋

大部分过敏原都是蛋清中所含有的蛋白质，所以蛋清比蛋黄更容易引起过敏。由于作为过敏原的蛋白质具有易溶于水的特性，因此即使不吃鸡蛋，只喝含有鸡蛋的汤也可能引起过敏。

鸡蛋的过敏原会随着加热而变化，温度越高，加热时间越长，过敏发生的可能性就越小。某些药物中还含有从蛋清中提取的叫"溶菌酶"的成分。

### 牛奶

大多数牛奶过敏是由于牛奶中的酪蛋白引起的。牛奶中所含有的过敏原即使在加热或发酵后也几乎不会削弱其引起过敏的能力，因此必须注意各种加工食品，如酸奶和奶酪等。如果对牛奶过敏，也可能对山羊奶或绵羊奶过敏。

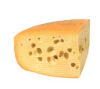

### 小麦

小麦过敏原不像面包和饼干那样，即使经过高温烘烤也不会减少。如果对小麦过敏，也可能对黑麦、大麦、燕麦等过敏，但对大米或其他谷物不过敏。

小麦是最容易出现"食物依存性运动诱发过敏反应"的食材。这种过敏反应多见于初中生至成年人，由饭后运动诱发。

### 花生

花生是引起过敏性休克的典型过敏原。可引起非常强烈的过敏症状，如全身性荨麻疹和呼吸道症状。许多过敏会随着年龄的增长而改善，但花生过敏会持续一生。

它是欧洲和美国的主要过敏原，随着坚果摄入量的增加，过敏的人数也越来越多。

## 水果

狝猴桃、苹果、桃子、哈密瓜、葡萄、香蕉等是常见的过敏性水果，也是成年期发病的常见过敏原。最典型的症状是刚吃完东西嘴巴和喉咙痒，如果没有意识到过敏而继续食用，就有导致呼吸道症状和过敏性休克的危险。此外，当果汁沾到皮肤上，可能会发生荨麻疹。

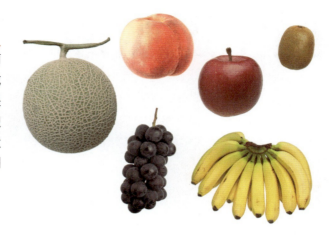

## 鱼和贝类等海鲜

对虾和螃蟹等甲壳类海鲜过敏是成年人最常见的食物过敏。症状表现为荨麻疹、浮肿和口腔瘙痒等。青背鱼更容易引发过敏。加工制品，如鱼糕、金枪鱼罐头等，过敏原会减少。

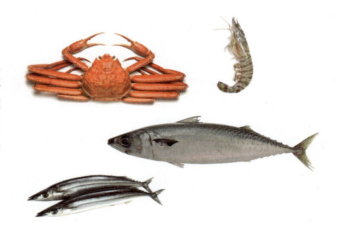

## 荞麦面

对荞麦过敏的人，即使是最轻微的吸入煮荞麦的蒸汽或荞麦粉也会产生反应，因此过敏人群应该避免进入荞麦店。

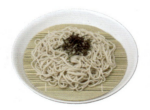

## 大豆

如果发现自己对大豆过敏，还应该注意豆芽、毛豆、黄豆粉、大豆油等豆类制品。酱油和味噌中也含有大豆，但因为在制造过程中过敏原大大减少，所以可以食用。

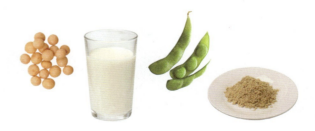

# 可吸入性

## 花粉

花粉症是常见的过敏性疾病。花粉附着在鼻子和眼睛的黏膜上，会引起打喷嚏、流鼻涕和流泪等过敏症状。多成年后发病，近年来花粉过敏人数在不断增加。

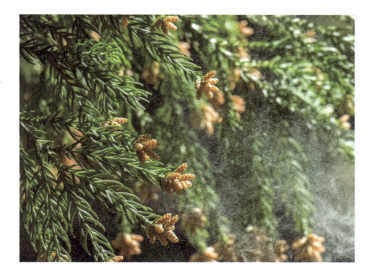

## 动物

宠物的皮屑、毛发、粪便和尿液等也会成为过敏原，可以引起过敏性鼻炎、结膜炎、支气管哮喘和特应性皮炎等症状。除了狗、猫和仓鼠外，鸟类、马、羊、兔等多种动物均可引起。

## 霉菌

吸入霉菌孢子可能会引起过敏症状，如鼻炎、咳嗽、呼吸困难、结膜炎和湿疹等。由于霉菌喜欢高温湿润环境，所以每年6～9月特别容易出现症状。室内灰尘和床上用品中容易滋生霉菌，可以通过经常清洁和通风来降低风险。

## 螨虫

螨虫会引起多种过敏性疾病，包括特应性皮炎、结膜炎、鼻炎和支气管哮喘。螨虫在5～7月会随着温度和湿度的升高而繁殖，仲夏之后就会死亡，但是在9～10月，螨虫夏天排出的大量粪便和死亡后的尸体也会引起过敏。由于人体皮屑、污垢、食物残渣、灰尘等都会成为螨虫的食物，所以为了预防螨虫滋生，经常清洁是很有效的预防方法。

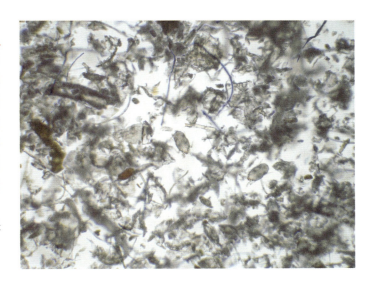

## 接触性

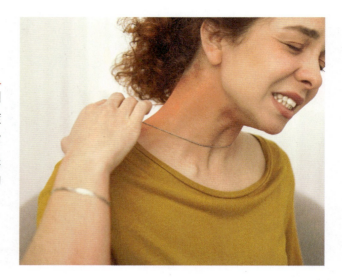

### 金属

当金属溶于汗液被吸入体内并被识别为异物时，就会出现瘙痒和皮疹等过敏症状。成年人易出现金属过敏，尤其是经常佩戴首饰的女性。一旦对金属过敏，就很难治愈，所以需要避免接触会引起过敏的金属。

### 大漆

接触芒果、腰果等漆类植物会引起过敏性皮炎。其特征是从接触过敏原到出现过敏症状需要一段时间，大约2天后反应达到高峰。但是漆器一般不会引起过敏反应。

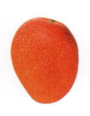

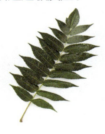

### 橡胶

接触天然橡胶可能会引起荨麻疹或过敏性休克等过敏症状，也被称为乳胶过敏。研究发现，长期戴天然橡胶手套，或者在皮肤粗糙、皮肤屏障功能下降的情况下接触天然橡胶制品，发生过敏的风险会增加。

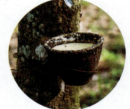

### 化妆品

化妆品中含有的某些成分可能会成为过敏原，引起湿疹和炎症。特别是色素、表面活性剂、酒精、香料等，很容易成为过敏原。在使用新的化妆品之前，要确认皮肤是否过敏。

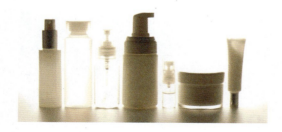

### 肥皂引起的过敏

曾经有过作为肥皂原料使用的水解小麦引起过敏反应的案例。虽然这不是接触性过敏，但很明显过敏原可以通过皮肤、眼睛和鼻黏膜吸收并引起过敏。

# 微生物与传染病

## 细菌、病毒、真菌之间的区别与特性

　　细菌、病毒和真菌是肉眼看不见的微生物。例如，用0.5毫米的自动铅笔芯书写的一个点中，就包含五百多个细菌和真菌。病毒体积更小，只有它们的百分之一大小。真菌是霉菌的同类，制作清酒的曲霉也是一种真菌。细菌和真菌都是由一个细胞组成的简单微生物，只要营养充足，它们就会自行增殖。

　　病毒是引起许多疾病的罪魁祸首，例如流感和天花。蛋白质颗粒中只有DNA（或RNA），它们不能自行增殖，只会寄生在其他生物细胞中增殖。

　　这三种微生物几乎存在于空气和我们身体的各个角落，虽然会引起疾病，但有些微生物也对保持健康做出了贡献。

## 细菌

　　被称为"单细胞生物"，因为它只有一个细胞。只要有足够的营养、适度的湿度和温度，就会增殖。

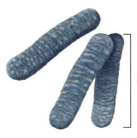

0.5微米至几微米

## 病毒

　　它们没有细胞，只有DNA或RNA信息存在于蛋白质外壳中。它们可以寄生在生物体中并进行增殖。

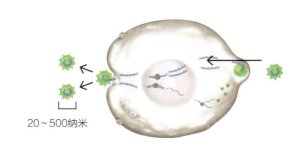

20～500纳米

## 真菌

　　5～12微米。霉菌类的总称。不合成叶绿素的植物性有机体。增殖后的状态肉眼可以看到。

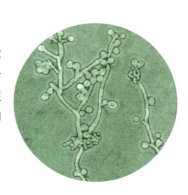

---

　　1微米是1毫米的1/1000。1纳米是1微米的1/1000。

### 单细胞生物

　　由单个细胞构成的生物。由多个细胞构成的生物被称为"多细胞生物"。

# 细菌的种类

## 与人类共存的微生物的代表

细菌的大小只有几微米。它们生活在地球上的任何地方，也存在于人体中。我们体内的微生物数量有100万亿个，而且大部分都是细菌。皮肤上的表皮葡萄球菌以皮脂为食，制造使皮肤保持弱酸性的脂肪酸，肠道中的乳酸菌帮助消化。它们对维持健康起着至关重要的作用。有的细菌在体内定居并反复分裂和增殖，释放毒素，侵入细胞时就会引发感染。可以通过抗生素来治疗，抑制细菌生长。

## 肠出血性大肠杆菌O157

### 要注意生牛肉料理和生肝脏

一种进入人体内增殖，并释放志贺样毒素的肠道细菌。它生活在牲畜和宠物的肠道中，并在屠宰过程中转移到肉上。由于对热敏感，所以主要通过生肉和肝脏等侵入人体。感染力很强，即使数量很少也会引起症状。潜伏期为3～5天，但也有一天就发病的。严重者可出现剧烈的腹泻和腹痛、发热和呕吐，有时还会出现便血。儿童和老年人可能会合并溶血性尿毒症综合征。所以最好将食材充分加热，并通过对炊具和筷子进行消毒来预防感染。

## 副溶血性弧菌

### 烹饪前将鱼在淡水中清洗

在海水或海床上的泥浆中，水温升至15℃以上时会变得活跃。通常附着在夏季捕捞的鱼贝类中。如果在流通或烹饪过程中处理不当，会导致中毒。

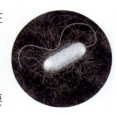

主要通过生鱼片和寿司传播。增殖速度快，会在人体肠道中释放毒素。感染6～24小时会有症状。主要是剧烈的腹痛和腹泻，还有呕吐。因为它们在淡水中会死亡，所以在烹饪鱼贝类料理时要彻底清洗海鲜，用于烹饪的器具也要仔细消毒。注意不要在同一个砧板上切蔬菜。

## 肉毒杆菌

### 可以通过充分加热来预防，婴幼儿要特别注意

存在于土壤、海床和河床的泥沙中，在土壤中以芽孢的休眠状态存活。这些芽孢即使在100℃的高温下也能存活，当置于低氧条件下时，就开始繁殖，产生神经毒素。在欧洲和美国，由于偏爱瓶装和罐头食品，尤其是肉类，所以密封的火腿和香肠曾经是中毒的一大原因。

症状是肌肉麻痹，在8～36小时内出现视力障碍和言语障碍，严重时会出现呼吸麻痹。毒素在100℃加热10分钟就会失去毒性，所以充分加热可以去毒。幸存的细菌被肠道中的大肠杆菌杀死。婴儿的大肠杆菌含量很低，易被感染。过去曾有蜂蜜中毒的案例，所以婴儿应该尽量避免食用蜂蜜。

## 肺炎支原体

### 会在奥运年流行吗

　　大小约为300纳米。曾经以四年为周期引起大流行，所以也有"奥运年流行病"的说法。目前虽然没有大流行，但患者人数正在增加。通过患者咳嗽或打喷嚏的飞沫感染，经过2~3周的潜伏期后，会出现发热和其他不适，然后干咳3~4周。80%的感染者年龄在14岁以下，但成年人也会被感染。虽然不容易发展成重症，但可能会导致并发症。通常使用抗生素进行治疗。

## 军团菌

### 对水存积的地方等进行消毒以预防感染

　　寄生在江河湖水、温泉水、土壤中的变形虫等生物中。虽然在60℃加热5分钟后会死亡，但在澡堂过滤设备的污泥中也会增殖，因此在温泉等设施中的感染会增加。通过吸入混有细菌的热水而传播，并引起肺炎症状。免疫力低下的老年人感染可能病情会较重，还会出现意识减退、四肢颤抖等神经系统症状。可以用抗生素治疗，但早期诊断和早期治疗很重要。

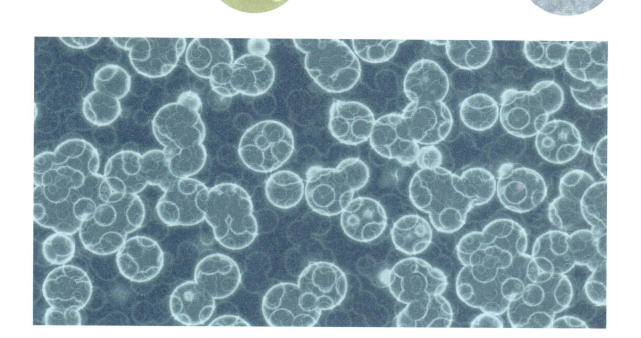

## 真菌

### 自然界中很常见

　　虽然它被称为"菌"，但它与细菌是完全不同的生物体，抗生素对它不起作用。其大小约为10微米，可在人体细胞中繁殖。如念珠菌，常驻于人体内，当人体免疫力减弱时就会被感染。包括会引起足癣的癣菌以及引起肺炎的曲霉。

### 酵母也是真菌的一员

　　发酵面包的酵母的真正身份是酵母菌，真菌家族的一员。它不像霉菌那样形成菌丝，而是从细胞中萌芽生长。它具有以糖为食物并产生氨基酸的功能，是发酵食品所不可缺少的。在自然界中，大量存在于成熟果实的表面。

# 病毒的种类

## 可以入侵细胞的纳米生物

　　病毒与细菌、真菌不同，没有细胞结构。它是简单地包裹在蛋白质中的一小粒DNA或RNA，通常不被归类为有机体。不能自己生长，但可以进入活细胞中攻击它们，并制作大量自己的副本。当宿主细胞分裂时，它们也会以同样的方式复制，再使用下一个新细胞作为宿主。很多治疗药物还在研发中，脊髓灰质炎、腮腺炎等已经广泛用于疫苗，但也有很多传染病没有疫苗。病毒感染具有爆发性，由于缺乏有效的治疗方法而被描述为"人类的敌人"，但实际上我们体内存在大量病毒。它们中的大多数以人体正常菌群的形式存在，并间接地为维持身体健康做出贡献。

## 流感

### 反复大流行的病毒代表

　　流感病毒分为A、B、C三型。A型感染人和动物，由于种类多且容易变异，很容易引起大流行。B型只感染人类，变异较少，但偶尔会大流行。C型的结构与A、B大不相同，很少见，不流行。

　　它通过感染者咳嗽和打喷嚏的飞沫传播，潜伏期在2～3天，1天内可增殖100万倍。会出现突然高热、咳嗽、打喷嚏和肌肉酸痛等症状。体力和免疫力较弱的老年人可能病情很重，引起重症肺炎等并发症。

　　在发病48小时内服用抗流感药物有助于缓解后续症状。疫苗的目的是预防感染，控制发病和重症。疫苗中含有A型和B型两种可能在当年流行的成分。

### 什么是H1N1

　　我们在新闻中经常听到的"H1N1""H3N2"，是什么意思？在流感病毒的表面，有侵入细胞所需的"HA（血凝素）"部分和离开细胞所需的"NA（神经氨酸酶）"部分，它们像天线一样。A型的HA有15种、NA有9种，A型流感病毒就是通过这种组合来详细分类的，诸如"H1N1"等。

　　大多数抗流感药物如达菲，是作用于离开细胞的NA部分，使其失去功能并抑制其生长。

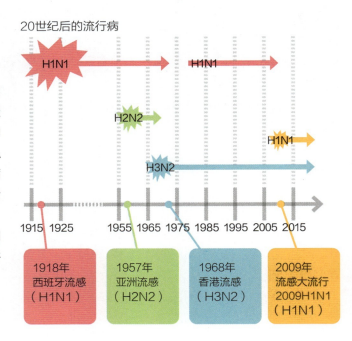

20世纪后的流行病

H1N1　　H1N1

H2N2

H1N1

H3N2

1915　1925　　1955　1965　1975　1985　1995　2005　2015

| 1918年西班牙流感（H1N1） | 1957年亚洲流感（H2N2） | 1968年香港流感（H3N2） | 2009年流感大流行2009H1N1（H1N1） |

# 冠状病毒

## 感染人类的冠状病毒有7种类型

冠状病毒的种类很多，有些会感染牲畜和野生动物并引起症状，有的会感染人类。每个物种都有自己特有的冠状病毒，比如猪、鸡和实验老鼠等，它们很少跨物种感染给其他动物。感染人类的冠状病毒包括新型冠状病毒在内共有7种。

其中4种是日常感染引起的，也就是感冒的症状，大多数只是轻症。大多数孩子在6岁之前都会经历感染。

## 跨越物种之墙的病毒

SARS（严重急性呼吸道症候群）冠状病毒于2002年在中国广东省爆发，到2003年11月感染扩大到三十多个国家和地区。马铁菊头蝠被认为是自然界中的主要宿主。MERS（中东呼吸综合征）冠状病毒于2012年在沙特阿拉伯被发现，并在2019年11月底蔓延到27个国家。研究发现，这是一种能导致单峰骆驼感冒的病毒，有0.15%的沙特阿拉伯人体内有抗体。这两种病毒都被认为是跨越物种壁垒从动物传染给人类的。人与人之间的传染是由患者咳嗽和打喷嚏的飞沫引起的，在老年人和患有糖尿病等基础疾病的人中更为严重。

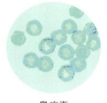
鼻病毒

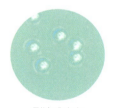
副流感病毒

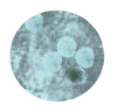
RS病毒

## 新型冠状病毒

新型冠状病毒感染（COVID-19）疫情于2019年12月在中国湖北省武汉市被确认。2020年1月30日，WHO宣布"国际上担心的公共卫生紧急事态"，同年3月11日表示可以将其视为"世界性大流行病"。飞沫以及接触被飞沫污染的物品是主要的传染途径，根据环境和条件的不同可能具有很强的传染性。根据WHO 2月发表的资料显示，其潜伏期为5天左右，1～14天发病。主要症状有发热、咳嗽、打喷嚏等呼吸道症状及全身倦怠感等，可以通过肺部X射线和CT影像确诊为肺炎。

## 肝炎病毒

肝炎也有可能是病毒感染引起的。肝炎病毒有甲型到戊型五种类型，每种都有不同的感染途径和症状。

### 甲型肝炎病毒（HAV）

它是通过生海鲜如牡蛎和卫生欠佳的生水传播的。在感染后约1个月发病，有发热和倦怠感。没有特效药，只要静养，2个月左右就会自然痊愈，不会发展成慢性。

### 乙型肝炎病毒（HBV）

主要感染途径是使用注射针头和通过性接触传播。输血引起的感染，因为普及献血后的血液检查，现在几乎不存在了。潜伏期1~2个月，之后会出现疲劳、恶心、黄疸和尿液变深等症状，偶尔会出现严重症状。用干扰素和抗病毒药物治疗。怀孕期间可能会在子宫内发生母婴传播，但如果孕妇的体检中发现阳性，可以通过分娩后给新生儿注射免疫球蛋白或接种疫苗来预防。

### 丙型肝炎病毒（HCV）

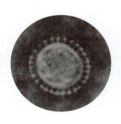

当感染者的血液进入身体时，就会被感染。过去的输血和非加热凝血剂等是主要感染途径。即使感染了，也几乎没有自觉症状，可发展成慢性肝炎。目前，已经研发出抗病毒药物，需要服用8~24周或与干扰素联合治疗。

### 戊型肝炎病毒（HEV）

与A型相似，已知来自未消毒土地的水感染，也可通过食用生猪肉等被感染。经过6周左右的潜伏期后，会出现类似于A型的症状，并经历同样的过程。在极少数情况下会导致严重症状。


## 埃博拉病毒

### 在中非和西非爆发

埃博拉病毒于1976年被发现，并于2013年开始在西非几内亚传播。病毒有五种类型，病死率根据种类不同可达20%~90%。

本病主要通过感染者的体液、呕吐物和排泄物传播，经过2~21天的潜伏期后，会出现高热、头痛、全身衰弱，最终出现呕吐、腹泻和多器官功能衰竭。发病者有一半以下在身体多个部位可以见到大出血。发病在不同国家和地区仍然持续着。蝙蝠被认为是主要自然宿主，但尚未确定。

有几种抗病毒药物被认为是有效的，并正在测试中，其中包括日本的法比普拉韦。

在热带森林的深处，以前就有感染者，但由于死亡率很高，并没有发病者有传播出来。有一种说法认为，交通更便利导致了本病的传播流行。

# 诺如病毒

## 引起"冬季腹泻"的代表

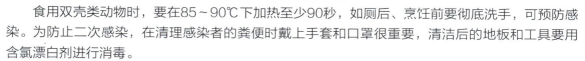

众所周知，如牡蛎等双壳类动物中存在此病毒。一年四季都会发生感染，但日本主要在冬季流行。主要通过食用未充分加热的贝类而感染，感染者的排泄物和呕吐物也能传播。偶尔会发生集体感染，因为即使是最小的粪便和呕吐物也可以传播。

经过12~48小时的潜伏期后，会出现严重的恶心、呕吐、腹泻、腹痛和发热症状，通常会在3天左右恢复。目前还没有特效药或疫苗。

食用双壳类动物时，要在85~90℃下加热至少90秒，如厕后、烹饪前要彻底洗手，可预防感染。为防止二次感染，在清理感染者的粪便时戴上手套和口罩很重要，清洁后的地板和工具要用含氯漂白剂进行消毒。

# 麻疹病毒

## 可以用疫苗减到"0"的传染病

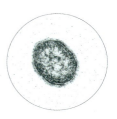

麻疹病毒以人类为宿主，直接在人与人之间传播。它具有很强的传染性，可以通过接触、飞沫和空气中的粒子传播，因此很难用口罩进行阻挡。此外，其感染后发病率很高。在10~12天的潜伏期后，开始出现发热、倦怠、眼睛和口腔黏膜充血。3天左右退热后，立即出现高热和皮疹，并蔓延至全身。恢复期在皮疹出现后3~4天。约30%的人会发生肺炎、中耳炎等并发症，有的会出现脑病。发热持续1周，并发症很多，可以说是重病之一。

传播途径仅限于人与人之间，疫苗免疫终身有效，世界卫生组织（WHO）的目标是在全球根除本病。

# 腺病毒

## 引起"夏季三大感冒"之一的泳池热

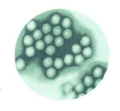

这种由腺病毒引起的疾病曾被称为"泳池热"，因为它在未经氯化处理的学校泳池中流行。游泳池热、手足口病和疱疹性咽峡炎被认为是婴儿在夏季更容易感染的"夏季三大感冒"。高峰期为7~8月，但近年来也开始在冬季达到高峰。除了飞沫感染外，还会通过门把手、毛巾、床单等传播，医院、托儿所、学校等地都有爆发的报道。

潜伏期5~7天，高热、结膜炎和咽炎会在3~5天内恢复。没有疫苗和特效药。许多人即使被感染也不会发病，导致感染在不知不觉中传播。可以用避免借出或共用毛巾，并彻底洗手等方法来防止感染。

# 体温

体温，顾名思义就是身体的温度。人体超过60%的能量用来维持体温。这是因为人类是恒温动物，除非其体温保持恒定，否则无法生存。体温不是因身体的位置而异。四肢末端和面部表面的温度并不是一成不变的，它们很容易受到季节和环境的影响。如果说以哪里的温度为标准，那就是大脑的温度。

体温调节功能位于下丘脑（见第142页），体温调节中枢起着指挥塔的作用。就像空调的自动调节功能设定了合适的温度，如果温度升高或低于设定温度，它就会自动调节。体温调节中枢也一样，调节体内产生和释放的热量，使其达到设定的体温（设定点）。当我们所在的地方比自己的体温还低，下丘脑会发出防止热量流失的指令和产生热量的指令。然后毛细血管收缩，皮肤释放的热量减少。天气寒冷时，肤色看起来发青就是因为输送到皮肤的血液少了。

相反，如果身处比体温更热的地方，下丘脑会发出"释放热量"的指令，使毛细血管扩张，促进末梢的血液循环，增加散热。如果体温不下降，它会命令人出汗。当水在皮肤表面蒸发成为水蒸气时，热量被带走，体温就会下降。

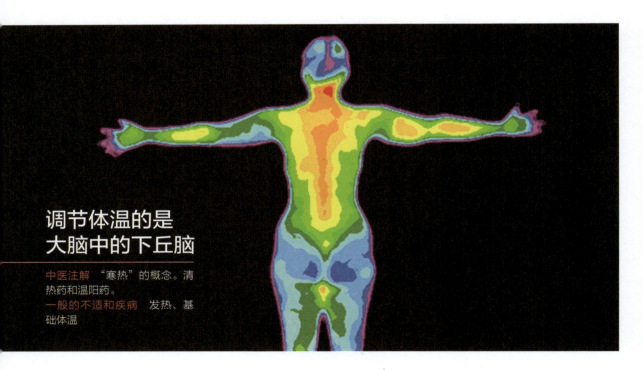

**调节体温的是
大脑中的下丘脑**

**中医注解** "寒热"的概念。清热药和温阳药。
**一般的不适和疾病** 发热、基础体温

### 即使在白天，体温也会发生微妙的变化。通过测量体温，可以了解身体的规律

通过体温调节中枢维持恒定的体温，会在一天中发生细微的变化，从而形成一天的节奏。

大多数情况下，体温在刚睡醒时最低，在傍晚达到峰值，然后逐渐下降。随着体温升高，身体会逐渐醒来并变得更加活跃，然后缓慢下降，逐渐入睡。体温是创造生活节奏的内部时钟。

如果身体健康，不会每天测量体温，但如果想测量体温，除非每天在固定时间测量，否则没有意义。

这是因为体温在白天会发生微妙的变化，因此无法区分是单纯的波动还是病原体引起的发热。此外，女性尤其要养成测量基础体温的习惯，这可以预测下一次月经来潮的时间，判断何时可能怀孕，以及是否在正常排卵等。通过持续测量基础体温，还可以发现自己的身体规律。

## 不敏感蒸发

我们除了尿液和汗水外，还会通过呼吸和皮肤水分自然蒸发的形式使身体失去水分，这被称为"不敏感蒸发"。室温约28℃的常温下，每千克体重每天大约会蒸发15毫升的水，一个体重60千克的人每天会在不知不觉中流失大约900毫升的水分。

体温每升高1℃，不敏感蒸发就会增加15%，而从30℃开始，温度每升高1℃，不敏感蒸发会增加15%～20%。感冒引起发热时，除了汗水之外，不敏感蒸发也会增加，因此补水非常重要。此外，老年人更容易缺水，并且由于肾功能下降需要大量尿液排出废物。随着年龄的增长，有时会变得不容易感到口渴，因此需要注意。即使不口渴也要经常补水。

## 什么是中暑

当外界温度接近体温时，即使出汗，体温也很难下降。于是大脑的体温调节中枢开始工作，会扩张表皮下的血管，增加血流量，从而试图降低体温。当流向全身的血液量增加时，大脑中的血液就会不足，开始出现问题。此外，汗水会导致身体缺水，让人感到恶心和头痛。随着这种情况继续发展，出汗会使盐分过多排泄，导致体内盐分不足。这样一来，肌肉的扩张和收缩就会出现问题，手脚会抽搐，继续下去，体内的水分开始下降到最低水平，就会停止出汗。因此，体温越来越高。当大脑中的温度升高时，人就会倒下。这个过程会导致中暑，但即使气温不是很高，如果湿度高，汗液蒸发就会受阻，体温不会下降，也会导致中暑。补水是预防中暑的首要任务。适量多次补水，而不是一次喝很多。也可以尝试用盐糖水和离子饮料来获取盐分。如果感到不舒服，请在凉爽的地方睡觉，松开衣服，并尝试冷静下来。如果感到意识模糊，请马上叫救护车。

## 体温过低

正常体温在35℃左右被称为"低体温"。女性比较多见，是因为女性的产热肌肉量通常较少，又会控制饮食的热量，导致激素紊乱等所致。理想体温是36.5～37.0℃，体温每下降1℃，基础代谢会下降10%～20%，免疫力会下降30%～40%。

随着年龄的增长，身体的活动量减少，体温自然会变低，而且有很多资料表明，体温过低的人寿命更长，所以不能一概而论说体温过低是不好的。

一般来说，儿童的正常体温会略高一些，但体温过低的儿童有所增加。通过白天充分活动和早睡来调节生活节奏，可以改善自主神经。

 ## 把发冷和发热结合起来考虑

发冷和发热被称为"寒热"，是问诊中的重要项目。"寒热"大致可分为四类。①发热和发冷同时发生（原因在体表）②发热和发冷交替发生（原因是进入身体）③仅寒战（体内寒邪过剩的状态，或阳气被消耗导致发冷）④仅发热（如果发热超过38℃，则可能是由病毒感染等引起的。如果是上火引起的微热，可能是气滞元气不足所致）。

**推荐中药**
麻黄汤/发冷、发热、头痛、流感

 **推荐药草**
接骨花、菩提树、紫苏/出汗

## 如果因感冒导致发热

发热标准为37.5℃以上。发热是免疫细胞在体内对抗病毒的证据。另外，当体内产生的热量增加或散热减少时，体温也会升高。感冒会引起发热，因为它会激活免疫细胞并通过升高体温来减缓病毒的活动。一般认为，流感病毒可以在寒冷的环境中繁殖，到了20℃以上活动就会变得迟钝。当在温暖的房间并且感觉不到恶寒时，可以穿轻便的衣服并多喝水。当病毒活动减弱后，发热自然会下降，所以试图强迫自己出汗，比如穿厚衣服，只会增加疲劳，效果不是很好。

# 保护自己身体的基本知识

## 在家中要做的是洗手、清洁、消毒

保护自己免受传染病侵害的基础是每天保持清洁的习惯。请记住以下几点。

### 洗手

回家后、如厕后和做饭前，用肥皂和流水洗手。水槽经常替换周围的毛巾。清洁时，用消毒液擦拭地板、门把手、水龙头把手等。

### 厨具

用厨房清洁剂清洗并晾干。消毒时，请在含氯漂白剂（约0.02%）的稀释溶液中浸泡几分钟。将盘子煮沸并消毒1分钟以上，或用0.02%消毒液浸泡几分钟，然后用水清洗并晾干。

### 厕所

清洁马桶时，请用消毒液擦拭马桶座圈、马桶、地板和门把手。

### 房间

经常通风和清洁。灰尘和污垢容易成为病原体的温床。

## 关于消毒剂

消毒剂包括　①次氯酸钠；②次氯酸水；③乙醇（酒精）；④转化皂。请根据使用目的、病原体的种类等来区别使用。

| | | 次氯酸钠 | 次氯酸水 | 乙醇 | 转化皂 |
|---|---|---|---|---|---|
| **有效病原体** | | 许多细菌、真菌、病毒（HIV、乙肝病毒、诺如病毒） | 许多细菌、真菌、病毒、诺如病毒 | 许多细菌、真菌、病毒（包括HIV）、结核菌 | 许多细菌、真菌 |
| **无效病原体** | | 结核菌、一部分真菌 | 结核菌 | 乙肝病毒、芽孢、诺如病毒的完全杀灭 | 结核菌、芽孢、大多数病毒 |
| **浓度** | | 市售产品的氯浓度高达6%。通常在使用前稀释60～300倍 | 市售产品的浓度约为100ppm。如果自己制作，请将浓度调整到适当的水平（1ppm=0.0001%） | 按原样使用未稀释的溶液 | 通常稀释100～300倍后使用 |
| **适合场所** | 厨房 | 将餐具和洗碗巾浸泡在0.02%的药液中 | 事先除去污垢后，用35ppm以上的药液适量润湿，使其浸透。放置至少20秒，然后用干净的布或纸巾擦拭。清洁时最好用80ppm以上的药水。 | | 洗碗后，用0.01%～0.2%的药液浸泡5分钟 |
| | 洗手间 | 用含有0.05%～0.1%药液的纸巾擦拭 | | 用含有原液的纸、毛巾等擦拭 | 用含有0.01%～0.2%药液的纸、毛巾等擦拭 |
| | 厕所等 | 用含有0.02%药液的纸巾擦拭 | | 用含有原液的纸、毛巾等擦拭 | 用含有0.01%～0.2%药液的纸、毛巾等擦拭 |
| | 沾有排泄物等的地方和衣服 | 不要直接接触，清洗干净或用水泡后，再用0.2%的药液浸泡10分钟，洗净后晾晒 | 如果原污渍很严重，建议使用200ppm的药液 | | |
| | 玩具和门把手 | 用含有0.02%药液的纸巾擦拭 | 使用35ppm或以上的药液 | 用含有原液的纸、毛巾等擦拭 | |
| | 手和手指 | 不能使用 | 不能使用（未评估） | 将擦式消毒剂抹在手上约1分钟，直到干透 | 用香皂洗手后，浸泡0.01～0.2的药液 |
| **要点** | | 药液有效浓度随时间降低，应在1天内用完。有漂白作用，有可能腐蚀金属。如果使用不当，会产生毒气，很危险。切勿与"酸性的产品混合"使用 | 选择有明确标明产品信息（使用方法、有效氯浓度、pH值、使用期限）的产品。将二氯氰酸钠粉末溶于水后，应在100ppm以上的浓度时使用。由于在阳光下会变质，请放入遮光容器中并存放在阴凉处[1] | 易燃。不要让擦式消毒剂使手部皲裂。不要在黏膜上使用 | 因为不能放置，要每天制作。没有去除污垢的作用，只有杀菌作用 |

[1] 请查看厚生劳动省的网站以获取最新信息。

# 疫苗接种

### 最可靠的传染病预防方法

预防接种是为了让疫苗进入人体内而进行的。疫苗是由引起传染病的细菌和病毒的基础而制成的，当它们进入人体后，免疫系统会产生抗体，避免人体被感染，即使被感染也只是轻微症状。大大降低了被感染的风险，同时消除了传染给他人的风险，整个社会的传染风险也会降低。

疫苗包括由减毒活病原体制成的活疫苗，及由完全失去活性的病原体制成的灭活疫苗，只取出病原体的类毒素作为原料。

活疫苗会产生很强的免疫力，因此不需要多次接种也会有效预防。灭活疫苗和类毒素不会产生很强的免疫力，必须多次接种。虽然胎儿在母亲体内获得了母亲的免疫力，但许多抗体在婴儿出生时就会丢失。因此，有必要在婴儿期接受规定的定期疫苗接种。在极少数情况下，接种疫苗可能会出现发热和皮疹等不良反应，但症状比实际感染要轻得多。

# 口腔护理

### 预防病毒感染的措施

为了预防流行性感冒，洗手和漱口的重要性已经众所周知，保持牙齿和口腔清洁的重要性却鲜为人知。近年来，随着口腔细菌研究的进展，作为预防感染的口腔护理变得越来越重要。

牙周致病菌会释放一种酶，使流感病毒更容易侵入黏膜，所以口腔不清洁就容易被感染，而牙周病也会成为病毒感染进一步发展的主要原因。牙周致病菌生长形成的菌斑似乎含有肺炎球菌和流感病毒，尤其是老年人，当食物或唾液因误吸进入气道时，病原体也包含在内，会增加肺炎的风险。

此外，牙周致病菌到达肠道后，会使肠道菌群失衡，削弱免疫力，引发各种疾病。唾液具有抗菌作用，并含有保护黏膜免受细菌侵害的成分。为了充分发挥唾液的抗菌作用，保持口腔清洁很重要。据报道，通过接受牙科保健员的口腔护理和改善刷牙方式，可以使流感的发病率降低1/10。

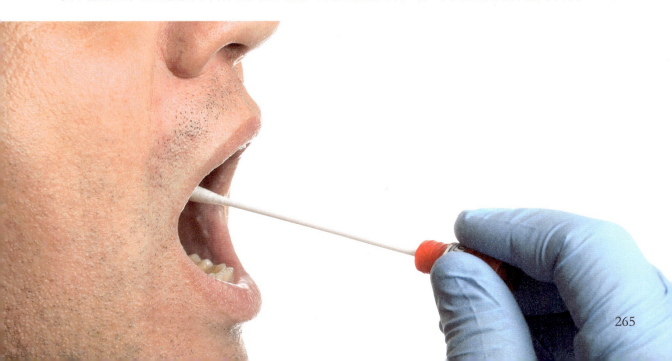

## 关于抗菌药物

### 抗生素是抗菌药物的一部分

"抗菌药"是指破坏细菌并抑制细菌生长的药物，用于治疗由细菌引起的感染。抗生素可由微生物自然产生的化学物质制成的抗菌剂，就像在青霉菌中发现的青霉素一样。对细菌有效的药物，包括人工合成的药物在内，统称为抗菌药物。

### 抗菌药物对感冒无效

抗菌药物通过作用于细菌的细胞壁来破坏它们，或通过作用于细菌特有的基因或蛋白质，使其停止合成来发挥作用。而感冒大部分是由病毒引起的，病毒没有细胞壁，不能自行合成基因或蛋白质，因此使用抗菌药物无效。

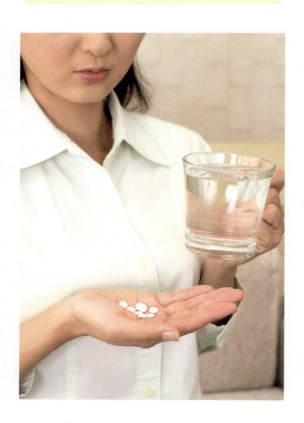

## 母婴传播

### 通过孕妇体检来预防感染

如果母亲感染了病原体，可能会通过怀孕时的子宫、分娩时的产道和母乳等途径传染给婴儿。可能的母婴传播病毒包括乙型肝炎病毒、丙型肝炎病毒、HIV病毒、人类T细胞白血病病毒、梅毒、B组溶血性链球菌、风疹病毒和生殖器衣原体等。感染风疹病毒会导致婴儿听力损伤、视力障碍和先天性心脏病等，B组溶血性链球菌可引起脑膜炎和败血症。由于传染病检查的实施因医疗机构的不同而异，因此建议在体检时进行咨询。如果发现感染，可以接受治疗和指导，以防止婴儿感染和将来发病。

## 食物中毒

### 20%的食物中毒是由家庭饮食引起的

细菌和病毒是食物中毒的主要原因。肉类中有沙门氏菌、致病性大肠杆菌、弯曲杆菌，加工肉制品中有肉毒杆菌，海鲜中有诺如病毒、副溶血性弧菌，人类伤口中有金黄色葡萄球菌。食物中毒多是由于家庭饮食引起的。因此，做饭前要彻底洗手，洗好食材，对炊具勤消毒，即使放在冰箱里也要尽快食用，用不同的筷子处理生肉和烤肉等。可以通过"不沾、不增加、杀毒"三原则来预防。

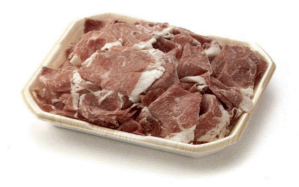

第 **9** 章

# 调节身体

# 激素

激素是体内分泌的一种物质，根据情况对各器官和器官功能起到调节作用，据说有一百多种。

体内各种细胞的调节主要由内分泌系统（激素）和神经系统来完成，二者都具有响应体内外环境变化并保持体内稳态的作用。

内分泌激素由内分泌腺分泌，通过血液携带，传递缓慢，但持续时间长。同时，神经系统作用于通过突触直接连接的目标细胞，所以传递速度很快，但持续时间比内分泌系统短。

激素起着重要作用，但过多或过少都会破坏激素平衡，使身体无法正常工作。为了让激素正常发挥作用，需要有一个接受激素的窗口，完成这个任务的就是细胞表面的受体[1]。

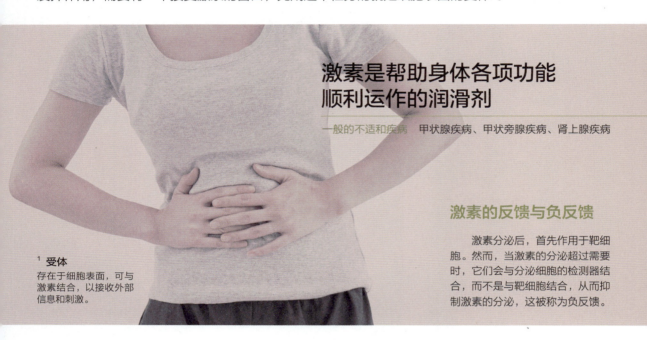

## 激素是帮助身体各项功能顺利运作的润滑剂

一般的不适和疾病　甲状腺疾病、甲状旁腺疾病、肾上腺疾病

[1] **受体**
存在于细胞表面，可与激素结合，以接收外部信息和刺激。

### 激素的反馈与负反馈

激素分泌后，首先作用于靶细胞。然而，当激素的分泌超过需要时，它们会与分泌细胞的检测器结合，而不是与靶细胞结合，从而抑制激素的分泌，这被称为负反馈。

## 身体的每个角落都存在激素

激素主要在下丘脑、垂体、松果体、甲状腺、甲状旁腺、肾上腺、胰腺、睾丸、卵巢等器官中产生，但一个器官可以产生多种特定的激素。激素的种类很多，工作方式也各不相同。激素根据其化学结构大致可以分为以下三种类型。

①由氨基酸合成的氨基酸衍生物激素，有甲状腺激素、肾上腺素和去甲肾上腺素等。②其结构中有类固醇骨核的类固醇激素，如皮质类固醇激素和性激素等。③氨基酸肽类激素，如下丘脑激素、垂体激素和胰岛素等。

激素有水溶性和脂溶性两种，水溶性激素溶解在血液中，脂溶性激素与蛋白质结合，之后被携带到血液中，最终到达靶器官。

### 为什么喝酒会频繁想上厕所

饮酒后会更想去厕所，因为酒精本身会抑制抗利尿激素的分泌。所以饮酒时为了避免脱水症状，补充水分很重要。

## 甲状腺

### 检查有无甲状腺疾病

通过血液检查来测定甲状腺激素，可以检测出甲状腺功能亢进和功能减退，如格雷夫斯病、桥本病等。超声波检查可以直接观察甲状腺，检查形状和大小是否异常、是否有肿瘤等病变。

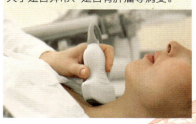

### 胰腺

它分泌控制血糖的胰岛素、胰高血糖素（见第270页）和生长抑素等激素。

### 肾脏

肾脏会分泌一种叫作促红细胞生成素的激素，它可以增加骨髓产生的红细胞；分泌的肾素可以调节血压。

### 性腺

卵巢分泌雌激素和黄体酮等激素。睾丸分泌雄激素（睾酮）。雌激素具有维持皮肤光泽和预防骨质疏松症的作用，而睾酮具有保持肌肉量和力量、增加注意力的作用。

## 激素分泌在一天中也会有不同

激素分泌具有昼夜节律，即激素分泌量全天都有变化。例如，促肾上腺皮质激素等在清晨分泌达到高峰，下午减弱，每隔2～3小时分泌一次。熬夜或睡眠不足会扰乱这种昼夜变化的节奏，对身体的各个器官产生不利影响。

## 爱睡觉的孩子会长大个儿吗

骨骼生长和肌肉构建不可或缺的生长激素可促进生长。生长激素接受大脑的指令后由脑垂体分泌，但并不是一直分泌。它在运动后和睡眠时分泌。在睡眠后约30分钟进入深度睡眠（非快速眼动睡眠），其后约3小时分泌最多。果然，"爱睡觉的孩子长大个儿"。

## 分泌激素的中枢"垂体"

脑垂体处于一个必须把大脑正中间切开才能看得见的位置。它悬挂在大脑和中脑之间的下丘脑中。脑垂体分泌五种激素：促甲状腺激素、促肾上腺皮质激素、促性腺激素（促卵泡激素和促黄体激素）、乳腺刺激激素和生长激素。顾名思义，除了对各个部位起作用外，还可作用于其他脏器，以调节脏器的激素分泌。

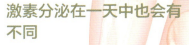

### 甲状腺

甲状腺位于颈部前下方，形状像蝴蝶的内分泌器官，重30克。它分泌两种激素：甲状腺激素和降钙素。甲状腺激素是一种激活新陈代谢的激素，参与生长和产热，以及促进脂质及蛋白质的代谢。甲状腺激素分泌过多会患甲亢，分泌减少会患甲减。先天性甲状腺功能减退称为"克汀病"。

### 甲状旁腺

甲状腺后方有上下两对上皮小体，约半粒米的大小。它分泌甲状旁腺激素，可调节钙和磷的代谢。当缺乏时，血液中的钙会减少，容易引起肌肉痉挛。

### 肾上腺

两侧肾脏上方各有一对肾上腺，大小约1厘米。它分为外侧皮质和内侧髓质，各自分泌不同的激素。皮质分泌糖皮质激素和肾上腺雄激素（性激素）等。如果分泌过剩，会导致"库欣综合征"。肾上腺髓质分泌三种激素：肾上腺素、去甲肾上腺素和多巴胺。人在兴奋时会分泌肾上腺素，肾上腺素是去甲肾上腺素的一部分发生变化而形成的物质。因此，二者的工作方式相似。此外，每当感到高兴或愉快时，就会分泌多巴胺，多巴胺过多或不足会导致精神障碍。

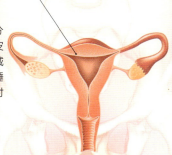

# 主要激素及其功能

| | | 激素 | 作用 |
|---|---|---|---|
| 下丘脑 | | 促肾上腺皮质激素释放激素 | 使垂体分泌促肾上腺皮质激素 |
| | | 生长激素释放激素 | 促进脑垂体分泌生长激素 |
| | | 催乳素释放激素 | 使垂体分泌乳腺刺激激素 |
| | | 促甲状腺激素释放激素 | 使垂体分泌促甲状腺激素 |
| | | 促性腺激素释放激素 | 使垂体分泌促性腺激素 |
| | | 生长激素抑制激素 | 抑制脑垂体分泌生长激素 |
| | | 催乳素抑制激素（多巴胺） | 抑制脑垂体分泌催乳素 |
| 垂体 | 垂体前叶 | 生长激素 | 促进身体生长 |
| | | 催乳素 | 促进乳汁的产生和分泌。抑制排卵 |
| | | 促甲状腺激素 | 使甲状腺分泌甲状腺激素 |
| | | 促肾上腺皮质激素 | 促进肾上腺皮质分泌肾上腺皮质激素 |
| | | 促性腺激素（促卵泡激素、促黄体激素） | 卵巢分泌女性激素、睾丸分泌雄性激素 |
| | 中部（松果体） | 褪黑素（褪黑素细胞刺激素） | 降低体温、使人产生睡意 |
| | 垂体后叶[1] | 加压素（抗利尿激素） | 减少尿量 |
| | | 催产素（子宫收缩激素、射乳激素） | 收缩子宫并产生乳汁 |
| 甲状腺 | | 甲状腺激素、降钙素 | 促进新陈代谢，调节钙代谢 |
| 甲状旁腺 | | 甲状旁腺激素 | 调节钙代谢 |
| 肾上腺 | 肾上腺皮质 | 醛固酮 | 升高血压 |
| | | 皮质醇 | 能量代谢、抗炎作用 |
| | | 雄激素 | 性功能发育 |
| | 肾上腺髓质 | 儿茶酚胺 | 升高血压 |
| 胰腺 | | 胰岛素 | 降低血糖 |
| | | 胰高血糖素 | 升高血糖 |
| 胃肠道 | | 肠促胰液素、胆囊收缩素、胃泌素等 | 调节消化液中胰液的分泌。使胆囊排出胆汁，并促进胰液分泌。促进胃收缩和胃酸分泌 |
| 肾脏 | | 促红细胞生成素、肾素等 | 促使红细胞成熟，促进小肠对钙和磷的吸收，升高血压 |
| 心脏 | | 心房钠尿肽 | 排出尿液中的钠以调节血压 |
| 肝脏 | | 血管紧张素 | 升高血压 |
| 睾丸 | | 雄激素（睾酮） | 男性生殖器发育、第二性征发育、精子形成、造血等 |
| 卵巢 | | 雌激素 | 子宫内膜增生、子宫肌的发育、乳管上皮增生等 |
| | | 孕激素 | 维持妊娠、升高体温、抑制排卵、乳腺发育等 |

[1] 垂体后叶激素是一种在下丘脑产生，然后送到垂体后叶释放的激素。

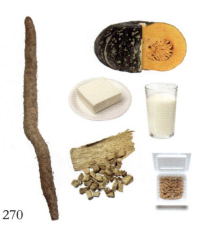

**有益的食材和吃法**
## 对激素有益的食物

男性和女性都推荐食用山药。其中含有的薯蓣皂苷有恢复减少的激素量的作用。南瓜子推荐给男性，它对早期前列腺增生有效。建议女性食用豆制品。大豆中所含的大豆异黄酮进入人体，具有与雌激素相似的作用。葛根也有同样的功效。

# 生殖激素

孩子在七岁之前，无论男孩和女孩几乎都是以同样的方式成长的。当然，个体差异是存在的，但除了生殖器之外，几乎没有身体差异。但是在那之后，身体和外表的差异就会逐渐显现出来。随着生长，性腺发育，垂体会分泌控制生长的促性腺激素。

女性体内会分泌雌激素[1]（卵泡激素）和孕激素[2]（黄体激素）。当这些激素在血液中的浓度增加时，就会开始月经初潮和排卵，乳房开始发育，阴毛等开始生长，卵巢和子宫等逐渐成熟。而且身体脂肪比例会进一步增加，脂肪会堆积在大腿和臀部，体形会变得圆润。男性睾丸会分泌雄激素睾丸素，这种激素会使骨骼和肌肉生长、胡须和阴毛生长，以及声音低沉。另外，它还促进精子形成，使男性开始具有生殖能力。

此时男性和女性的第二性征开始显现，这就是青春期。虽然存在个体差异，但一般从11岁左右开始，一直持续到18岁左右。如果女性稍微有点胖，或者其母亲较早进入青春期，她们的第二性征很早就开始出现。青春期不但身体会出现急剧变化，也是心理上作为一个成年人确立自己的重要时刻。

## 不仅关系到生殖功能，还关系到50岁以后的健康

中医注解　掌管生殖激素的是"肝"，女性的生殖器官是"胞宫"。

一般的不适和疾病　痛经、月经不调、更年期症状、妊娠相关症状、前列腺增生、排尿困难

[1] **雌激素**
一种产生女性气质的激素，使乳房发育、促进皮肤和骨骼生长。它还与自主神经的功能有关。它作用于子宫，使子宫内膜增厚，有助于受精卵着床。更年期后雌激素分泌减少，这会增加患骨质疏松症的风险。

[2] **孕激素**
一种调节子宫内膜、使受精卵容易着床和帮助怀孕的激素。怀孕时，会营造一个胎儿容易生长的子宫环境。如果没有怀孕，分泌量会减少，子宫内膜会脱落，排出体外。

控制生殖激素的是"肝"

　　性功能和生殖功能受肾的推动，受肝的调节。这两个脏腑之间的相互作用保持了生殖功能的平衡。男性精液的储存和排泄与肝的排泄功能密切相关，如果这种功能发生变化，性欲和精力就会出现异常。要想治疗生殖功能，就尝试着调理"肝气"。女性的月经和排卵也与肝脏的排泄功能密切相关，如果其功能不能正常发挥，月经周期、出血量、妊娠和分娩都会受到阻碍。

**推荐中药**
八味地黄丸/前列腺增生、阳痿
牛车肾气丸/排尿困难、尿频
清心莲子饮/残尿感、尿频、尿痛

 推荐药草
锯棕榈（Saw Palmetto）/前列腺增生（Ⅰ～Ⅱ期）、排尿困难

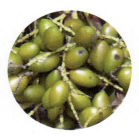

## PSA

**检查前列腺癌可能性的指标**
　　通过验血测量该数值。PSA是一种由前列腺产生的糖蛋白，当前列腺出现癌症时，PSA的数量会升高。如果该值高，就要怀疑是否有前列腺疾病，例如前列腺癌或良性前列腺增生等。

| 参考值 | 不正常 |
| --- | --- |
| ≤4.0 | ≥4.1 |

（单位　纳克/毫升）

### 前列腺肥大

　　与膀胱相邻并围绕尿道的前列腺会变大，从而导致排尿障碍等问题。这是一种会随年龄增长而增加的疾病。

### 排尿障碍

　　无法储存尿液，排除困难或无法排尿。男女都有，老年人尤其多见。

## 对精子等的形成起着重要作用

　　雄激素的主要构成成分是睾丸素。它在塑造肌肉、强健骨骼等方面起着重要作用。大约95%是在睾丸中产生，其余5%是在肾上腺中产生的。

　　睾丸左右各有一个，每个睾丸都可以独立产生精子，因此即使一个睾丸丧失功能，也不会失去生育能力。

　　精子的基础细胞出现在胎儿的早期阶段，被称为原始细胞。出生后立即分裂成称为精原细胞的细胞，然后进入冬眠状态。到了青春期，在雄激素的作用下重新恢复活力。脑垂体分泌的促性腺激素打开了恢复活动的开关。

　　精原细胞成长为精子大约需要2个月。在睾丸中盘曲的精细管[1]中精原细胞反复分裂，并在支持细胞[2]的帮助下产生约3000万个精子。

## 勃起功能障碍的主要原因是身心问题

　　勃起是阴茎变硬、直立的生理现象，不能勃起称为阳痿，又称勃起功能障碍。

　　其原因多种多样，主要分为功能性和器质性两类。压力、焦虑和过度劳累等心理因素被认为是功能性勃起障碍的原因。突然的压力会导致交感神经变得紧张，血管收缩，通往海绵体的血流就会被阻断。

　　器质性勃起障碍被认为是由糖尿病及其并发症、高血压和药物不良反应引起的。大约30%的男性超过60岁都会有勃起障碍。治疗方法包括药物治疗和补充雄激素，但效果因人而异。

[1] **精细管**
睾丸中蜿蜒弯曲的波浪形管子，可以生成精子。

[2] **支持细胞**
在睾丸中促进精子生长的细胞。它还可以滋养，同时保留未成熟的精子。

# 它关系到排卵和月经，也关系到女性的体态

女性激素分为卵泡激素（雌激素）和黄体激素（孕激素）两种，它们担负着不同的作用。

这两种激素以大致28天为一个周期反复增减，从而导致月经来潮。雌激素会增加皮下脂肪，使乳房发育，形成女性化的身体，孕激素会使卵巢发育成熟。

分泌这些激素的是卵巢，向卵巢发出指令的是下丘脑（见第142页）。

下丘脑分泌促性腺激素，脑垂体受到刺激后会分泌促卵泡激素，促使包裹卵子的卵泡发育成熟。然后，卵泡会分泌雌激素。

卵巢的激素分泌量是由大脑随时监控的。当血液中雌激素充足时，下丘脑会发出新的指令，分泌孕激素，刺激成熟的卵泡排卵。

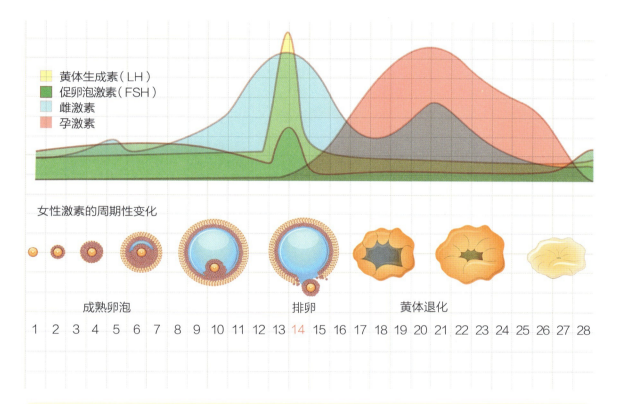

女性激素的周期性变化

## 痛经和经前综合征

从经前到月经期间发生的疼痛称为痛经，是由于子宫收缩引起的。但是，疼痛的程度和症状存在个体差异。如果给日常生活带来困难，可能与子宫肌瘤、子宫内膜异位症等疾病有关，请尽快看医师。月经前1~2周出现的不适症状被称为经前期综合征。虽然其原因尚不清楚，但一般认为可能是由于这段时期雌激素的急剧变化引起的。

## 女性激素与减肥

雌激素具有促进新陈代谢、调节皮肤和自主神经的作用，经期后1~10天雌激素分泌会增加。这段时间很容易瘦下来。排卵后到月经前的黄体期是分泌大量孕激素的时期，容易浮肿，不适合减肥。

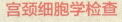

# 女性大部分生殖器都在体内，以保护怀孕时的胎儿

女性位于阴道外侧（体表）的生殖器被称为外生殖器。而内生殖器是名副其实的体内部分。卵巢约有蚕豆大小，左右各一个。将卵子从卵巢运送到子宫的输卵管长约12厘米。子宫是接收和培育受精卵的地方。它的形状像一个倒置的梨。

如上所述，女性大部分生殖器都在体内，多数在骨盆内侧。被夹在膀胱和直肠之间，这是为了保护胎儿免受温度变化和危险。

未怀孕时，子宫只有一个鸡蛋大小，怀孕后，子宫会随着胎儿的生长而伸展。子宫的下部很细，从阴道通向阴道口。阴道连接子宫，并在分娩时作为胎儿通过的通道。内部为了防止细菌感染，而呈现酸性。

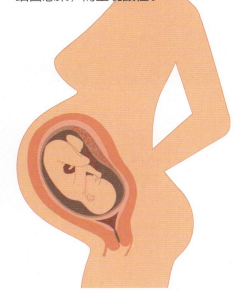

## 宫颈细胞学检查

**检查有无宫颈癌**

插入检查宫颈癌的装置，从子宫颈采集细胞进行宫颈癌诊断的检查。它与外生殖器和内生殖器的视诊、内诊一起进行。

## 乳腺检查

**检查乳腺有无病变**

一种在早期检测乳腺癌并检查乳腺异常的测试。典型的检查有两种，其中乳房X射线检查可以通过照射X射线所获得的图像来检测病变。另一种是乳房超声波检查，是根据超声波的图像进行诊断的检查，即使在怀孕期间也可以进行，无须曝露于X射线。如果乳房X射线检查或超声波检查怀疑有病变，则需要进行详细检查，以确诊是否存在癌细胞。

 **"胞宫"是女性的生殖器官**

"胞宫"是指女性参与经期、妊娠、分娩的生殖器官，是"奇恒之腑"之一，又称"女子胞（子宫）"。胞宫与肝和肾有很深的联系，储存着肝血和肾精结合而成精血。以肾经为根的天癸控制着生殖功能，天癸生成后，会在14岁左右迎来初潮。当天癸按照这样的节奏经过整个充实期后不久就会下降，出现所谓的更年期症状。

**推荐中药**
当归芍药散、加味逍遥散、桂枝茯苓丸、温清饮、五积散、温经汤/痛经、更年期症状
加味逍遥散、温清饮、柴胡桂枝干姜汤、女神散、四物汤、三黄泻心汤、川芎茶调散/月经不调、血道病

## 恋爱后女性会变漂亮吗

雌激素、催产素和多巴胺是让恋爱中的女性看起来漂亮的主要因素。雌激素有使皮肤变白、乳房变大的作用。催产素也被称为"母体激素"，在性行为时会增加分泌。多巴胺是一种在感到快乐时分泌的激素。女性之所以美丽，是因为她们在坠入爱河时这些激素会分泌得更多。

 **推荐药草**
鼠尾草/改善更年期症状、抑制月经过多
覆盆子叶/缓解痛经和经前综合征

# 更年期综合征

## 更年期、更年期症状和更年期障碍的区别

通常绝经前后的10年被称为更年期。

雌激素受大脑控制，并由卵巢根据下丘脑发出的指令而分泌（见第142页）。然而，进入更年期后，即使大脑发出命令，卵巢也无法分泌足量的雌激素了，从而导致大脑恐慌。更年期症状就是由这种恐慌引起的。伴随更年期症状，身体可能会出现各种紊乱，工作、家务等日常活动会受到影响，严重时会卧床不起，被称为更年期障碍。主要原因是雌激素下降。但外部压力，如孩子的成长和独立、父母的照顾和死亡、工作压力以及对老年后的焦虑等都会成为影响因素。所有女性都会迎来更年期，但更年期症状和更年期障碍并不是每个人都会发生。有些人不会出现症状，有些人只是轻微症状，有些人在40岁时就会有自觉症状。

随着更年期临近，垂体分泌的促卵泡激素增加，但雌激素减少。检查这两种激素水平，就能知道是否即将进入更年期。一旦到了40岁，最好检查一下激素水平。另外，乳腺癌、子宫癌和卵巢癌等疾病的检查也要同时进行。如果认为自己有更年期症状，也很有可能是其他病症，因为治疗方法会有所不同，所以应该尽早就医。

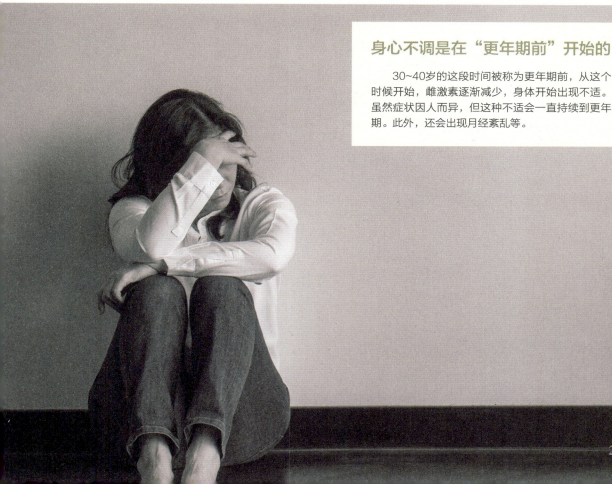

### 身心不调是在"更年期前"开始的

30~40岁的这段时间被称为更年期前，从这个时候开始，雌激素逐渐减少，身体开始出现不适。虽然症状因人而异，但这种不适会一直持续到更年期。此外，还会出现月经紊乱等。

## 更年期症状因人而异

更年期症状多种多样，主要有易出汗、潮热、肩膀酸痛、头痛、烦躁、情绪波动、皮肤粗糙、失眠、疲劳、腰痛等。大约80%的女性都会有或多或少的自觉症状。

如前所述，症状存在个体差异，但这些症状会直击每个人的弱点。例如，从小就有肩膀酸痛的人，到了更年期可能肩膀更酸痛，有头痛症状的人甚至会卧床不起。

在某些情况下，以前没有意识到的问题可能会显现出来，成为新的不适。甚至还会出现已经治愈的症状重新出现的情况，例如小时候遭受的哮喘和过敏症。

原因是当雌激素分泌顺畅时，失调会被激素抑制，但随着激素量的不断减少，这种保护就无法再维持下去了。

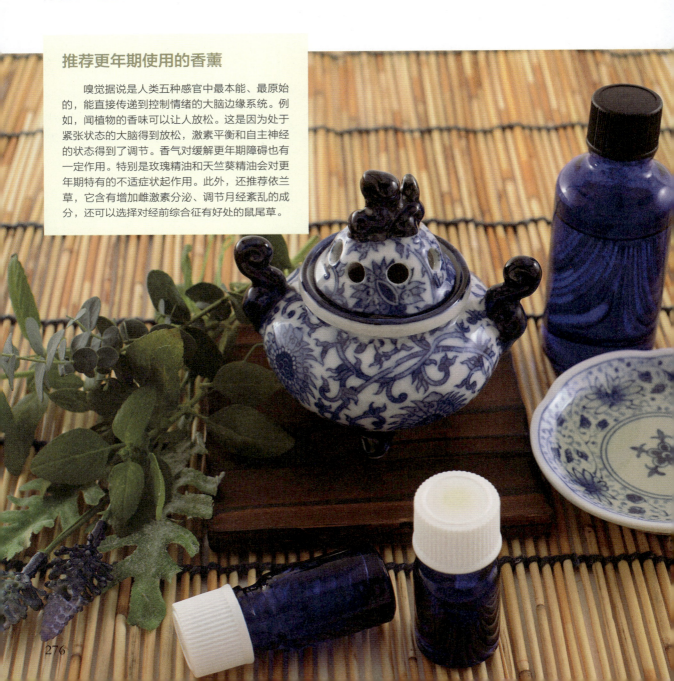

### 推荐更年期使用的香薰

嗅觉据说是人类五种感官中最本能、最原始的，能直接传递到控制情绪的大脑边缘系统。例如，闻植物的香味可以让人放松。这是因为处于紧张状态的大脑得到放松，激素平衡和自主神经的状态得到了调节。香气对缓解更年期障碍也有一定作用。特别是玫瑰精油和天竺葵精油会对更年期特有的不适症状起作用。此外，还推荐依兰草，它含有增加雌激素分泌、调节月经紊乱的成分，还可以选择对经前综合征有好处的鼠尾草。

## 避免症状加重的要点

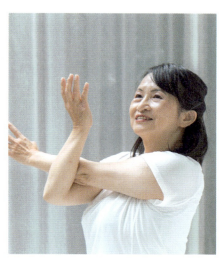

更年期症状是很难完全预防的，重要的是不让其严重化。为此，有必要尽早审视当前的生活习惯：保证充足睡眠，均衡饮食，适度运动，振作精神，不要太拼。

睡眠不足会加重症状。如果感觉身体热而睡不着，建议使用冰枕。睡前不要泡澡，也不要喝咖啡等含有咖啡因的饮料，睡前1小时关闭手机和电脑。

均衡的饮食是必不可少的，雌激素的减少会增加骨质疏松症的风险，所以要注意钙的摄入。此外，豆制品和蔬菜也应适量摄取。

大豆中含有的大豆异黄酮与雌激素的作用相似，有助于减轻更年期症状。葛根也含有与大豆异黄酮相同的成分。

此外，富含DHA和EPA的深海鱼可以抑制心脑血管疾病并具有抗抑郁作用，坚果类食物中含有的维生素E可以促进血液循环和平衡激素水平。

注意不要摄取过多的红肉和盐分。

运动时，以步行、慢跑、游泳等有氧运动为佳。除了改善血液循环外，还可以通过拉伸促进睡眠。

如果不擅长运动，可以通过轻微的伸展操、瑜伽、听喜欢的音乐和香薰来放松和提神。

身体不舒服时，往往无法达到预期目的。如果勉强自己，就会积累压力，使症状恶化，所以不要勉强自己。

即使感觉不舒服，也不能说泄气话。可以向同事寻求帮助。但是，在周围的人不理解的情况下休假也是避免病情恶化的重要方法。

### 什么是低剂量避孕药

大家所熟悉的低剂量避孕药物（OC），据说对更年期前和更年期症状也有效。其有两种主要成分，雌激素和孕激素（参见第271页）。服用后，激素的分泌会减慢，从而有助于改善烦躁不安、皮肤粗糙和浮肿等症状。另外，还可以有效预防骨质疏松症。不良反应是可能会出现轻度恶心、胃部不适和头痛等症状，但大多数人会在几天到几周内缓解。此外，本类药物会增加血栓形成的风险，所以必须戒烟。

# 更年期综合征的主要治疗方法

更年期综合征的治疗方法大致分为激素替代疗法（HRT）、中药、精神药物三种。激素替代疗法是补充绝经后减少的雌激素的疗法。用于HRT的激素制剂包括口服药、贴剂和软膏等，欧美在五十多年前开始使用，得到了立竿见影的效果，也确立了安全性。

特别是对潮热、头痛和头晕的改善特别有效。但是，单独使用雌激素会增加子宫内膜异常增厚的风险，所以有子宫问题的人要同时使用促黄体激素。此外，曾患过乳腺癌、子宫内膜癌、脑血管意外、心肌梗死等或正在接受治疗的人也不能使用。此外，患有子宫肌瘤、糖尿病、高血压和肝功能障碍等的人，要根据病史和状态选择处方的种类和剂量。咨询医师并选择自己能接受的治疗方法很重要。

低剂量避孕药对30~40岁的"更年期前"有效。它还可以抑制烦躁不安、改善浮肿并预防骨质疏松症。尽管如HRT一样安全性也很可靠，但有乳腺癌、高血压或糖尿病病史的人不能服用。

## 警惕更年期高血压

雌激素也有扩张血管的作用，但到了更年期后，雌激素减少，血管弹性下降，血压升高。这个时期血压特点是不稳定，容易波动。比如有"白衣高血压"，去医院测一下就会加重，也会因为睡眠不足或者心情不好而加重。高血压被称为"无声杀手"，没有明显症状。如果高血压持续存在，就会引发动脉硬化，增加脑卒中和心肌梗死的风险。到了更年期后，要养成每天固定时间测量血压的习惯。

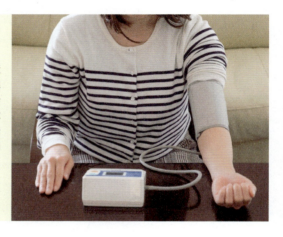

## 更年期需要注意的疾病

除了高血压之外，由于雌激素水平下降，还应该注意其他疾病。如卵巢癌、子宫内膜癌、糖尿病、骨质疏松症等。当雌激素减少时，人的体质和生活方式的弱点就会变得明显。例如，如果胃肠道功能较弱，则会出现更年期胃肠道不适。易怒、情绪焦虑等更年期症状也会出现，但如果是激素失调引起的更年期不适，通过治疗可改善。但如果是抑郁症导致的，就需要接受心身医学或精神病学的治疗。此外，如果容易疲倦或体重快速增加或减轻，就要怀疑是否有甲状腺疾病；如果出现头晕，则怀疑是良性阵发性头晕。总之，感觉不舒服时，不要以为这都是更年期造成的，早点去体检很重要。

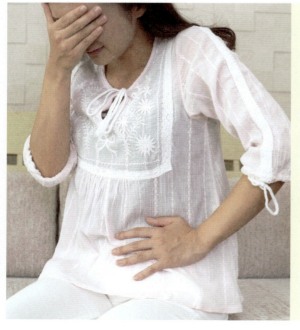

头痛、肩膀酸痛、烦躁不安等症状是由于"气"的紊乱，皮肤粗糙、乏力、失眠等症状是由于"血"的紊乱，体寒、水肿、头晕等症状是由于"水"的紊乱。

**推荐药草**
鼠尾草/潮热
薰衣草，玫瑰/不安
贯叶连翘/抑郁失眠
杉菜/骨质疏松症

中成药是多种天然药物的组合，因此可以从整体上缓解身心失衡。当出现更年期特有的烦躁、容易疲劳、乏力、头昏脑涨等多种症状时，尤其有效。与激素疗法不同，即使有乳腺癌或子宫内膜癌等病史，也可以使用中成药。

更年期常用的中成药有三种：桂枝茯苓丸、加味逍遥散和当归芍药散。但中药原本是根据每个人的体质、身体状况、体力等情况开具的，旨在通过弥补人的虚弱之处来改善体质。因此，即使是相同的症状，处方的中药也因人而异。

最好由进行更年期治疗的妇科医师综合判断后开药方，不过，最近有天然药物配方的非处方药，所以咨询熟悉中医的药剂师可能是个好主意。

当抑郁、情绪不稳定、易怒、欲望低下等神经精神症状特别强烈时，请使用精神类药物。

## 固定的妇科医师

进入更年期后，建议寻找一位能够长期诊疗的家庭妇科医师。这是因为更年期的症状，包括更年期前在内，通常是多种多样的，而且患各种疾病的风险也会增加。有位固定的主治医师可以与您谈论任何事情，例如当遇到问题或有疑虑时，有这样一位医师是会令人非常放心的。

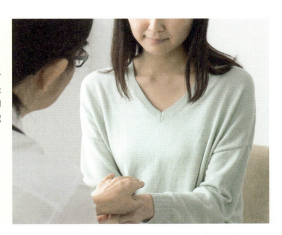

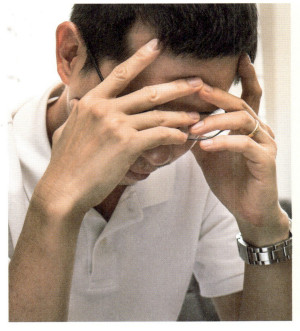

## 男性也有更年期吗

其实男性也有更年期症状，男性更年期被称为与年龄相关的男性性腺功能减退综合征。由于雄激素减少，会导致易怒、失眠、焦虑和出汗等症状。

睾丸素是在大脑的命令下由睾丸产生的激素，然后分泌入血以维持正常的性功能并增强骨骼和肌肉。

与女性更年期障碍一样，男性的表现也存在个体差异，但均衡饮食、适当运动和良好睡眠是很重要的。

治疗方法有中药和补充雄激素，如果有抑郁等精神症状者，可以使用精神药物，有性功能相关症状者可以通过药物治疗。

主要使用的中药是补中益气汤，它对疲倦乏力有效。

有前列腺癌或肝病等病史的人，或正在接受治疗的人不能用激素治疗。

它还可能导致血红蛋白水平升高和红细胞增多症，使红细胞异常增加。

# 词汇表

## RNA

核糖核酸的简称，分为转录DNA遗传信息的信使RNA和作为核糖体主要成分的核糖体RNA以及携带氨基酸到核糖体的转移RNA。它通常以单链形式存在。

→ 237/255/258页

## 氨基酸

它是由氨基和羧基组成的有机化合物，是蛋白质和酶的组成成分。人体的蛋白质由20种氨基酸组成，约占人体的20%。

→ 31/32/52/53/55/61/143/216/219/236/257/268页

| 非必需氨基酸 | 必需氨基酸 |
|---|---|
| 体内合成 | 体内无法合成或难以合成 |
| 精氨酸 | 缬氨酸 |
| 甘氨酸 | 异亮氨酸 |
| 丙氨酸 | 亮氨酸 |
| 丝氨酸 | 蛋氨酸 |
| 酪氨酸 | 赖氨酸 |
| 半胱氨酸 | 苯丙氨酸 |
| 天冬酰胺 | 色氨酸 |
| 谷氨酰胺 | 苏氨酸 |
| 脯氨酸 | 组氨酸（儿童） |
| 天冬氨酸 | |
| 谷氨酸 | |

## 碱中毒

血液碱度过高的一种情况。有血液中酸减少或碳酸氢盐过多引起的代谢性碱中毒，以及由于深呼吸和快速呼吸导致血液中二氧化碳浓度下降引起的呼吸性碱中毒。

→84页

## α波

大脑发出的一种电信号。多在清醒时放松状态下观察，紧张或睡眠时减少。

→156页

## 氨

在常温常压下为无色气体，有特殊的强烈刺激性气味。体内的氨是蛋白质代谢过程中产生的，在肝脏中被代谢为尿素后排出体外。

→36/52/53/234页

## 胰岛素

胰腺中朗格汉斯岛分泌的激素。除了将血糖带入细胞以降低血糖水平外，它还具有促进肌肉吸收氨基酸和合成蛋白质以及促进脂肪合成等作用。它也用于治疗糖尿病。

→ 27/29/56/57/59/61/140/268/269/270页

## 智齿

在成人的牙齿中，最靠后的牙齿被正式命名为"第三磨牙"。其他恒牙一般在12～13岁长出来，但智齿是在15岁之后到25岁之前才长出

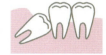

来的，据说"亲不知"的意思就是在父母不知情的情况下长出来的牙齿。

→ 16/17页

## 食欲素

它是一种神经肽，深入参与控制饮食行为和控制睡眠及觉醒。食欲素功能障碍被认为与嗜睡症如发作性睡病有关，而功能亢进被认为与失眠有关。

→ 23页

## 昼夜节律

是指以24小时为周期变化的生理现象，不仅存在于人类中，动物、植物、真菌和藻类等几乎所有生物都具备。它影响许多重要的生命活动，例如影响脑电波、激素分泌和细胞再生。所以也称为"生物钟"。

→ 269页

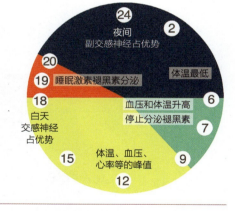

## 溃疡

是指在皮肤、黏膜、角膜等部位形成并波及深部组织的缺损。如果损伤比溃疡轻，并且缺损仍留在上皮组织的，则称为糜烂。

→ 20/21/22/23/24/30/31/33/34/35/129页

## 咖啡因

是一种具有刺激作用的有机化合物，存在于咖啡、绿茶、红茶、可可、可乐、巧克力及能量饮料等中。通过兴奋中枢神经系统，引起觉醒、强心作用、皮下脂肪燃烧作用及利尿作用等。

→ 13/81/155/277页

## 基塞尔巴赫的部位

鼻中隔前端和下端的黏膜区域。这个名字来自德国的耳鼻喉科医师威廉·基塞尔巴赫。这里有很多静脉聚集在一起，如果受伤就会流鼻血。

→ 174页

## 肌原纤维

构成骨骼肌纤维的微小纤维。直径约为1纳米。

→ 201页

## 酮体

脂肪分解在肝脏中产生的丙酮、乙酰乙酸和 $\beta$ -羟基丁酸的总称。虽然肝脏无法利用，但可以作为骨骼肌、心脏、肾脏等器官的能量来源。因酮体在体内积累而使体液呈酸性的趋势称为"酮症酸中毒"，一般发生在糖尿病、高脂饮食、禁食、运动、外伤和大手术的情况下，使用脂质而不是糖来补充能量。

→ 14页

## 恒温动物

恒温动物是指哺乳类和鸟类等动物，无论环境温度如何，都具有将核心体温维持在一定温度的能力。变温动物是指爬虫类、鱼类和昆虫等，其核心体温在环境温度的影响下会发生波动。
→ 262页

## 虹膜

角膜和晶状体之间的一层薄膜，通过改变瞳孔的大小来调节进入视网膜的光量。由于虹膜的图案因人而异，因此有一种称为"虹膜识别"的技术，可以使用它来进行个人身份验证。
→ 166/167/168页

## 软骨素

这个名字来自希腊语，意思是"软骨"。它存在于关节软骨和骨骼等几乎所有器官和组织以及脑神经组织中，并起着重要作用。
→ 189页

## θ波

这是大脑发出的一种电信号。通常可以在入睡、麻醉或昏昏欲睡时观察到。
→ 156页

## 耳石

它是一种由碳酸钙结晶构成的组织，存在于内耳中。与平衡感和听觉有关，也称为听沙。
→ 170/171页

## 消化酶

它是一种从胃、胰腺和小肠等消化器官中分泌的酶，具有将食物分解成允许其进入血液的大小的作用。有将蛋白质分解为氨基酸的蛋白酶（蛋白水解酶）、将碳水化合物分解为葡萄糖的淀粉酶（碳水化合物分解酶）和将脂肪分解为脂肪酸的脂肪酶。
→ 13/20/25/30/31/32/50/55/56/57页

## 水晶体

位于眼球前部、角膜后部的凸透镜状透明体。它折射光线并在视网膜上形成图像。据说，当调节晶状体厚度的睫状肌由于长时间注视而无法从紧张状态中恢复时，就会发生近视。
→ 166/167/168页

## 血清素

它是一种神经递质，与情绪和情绪控制以及精神稳定密切相关。它不仅影响精神方面，而且影响消化、排便和体温调节。由于暴露在阳光下会激活血清素合成，因此在白天时间较短的冬季，血清素很可能缺乏。
→ 38/143/146/147/148/149/152/153/155页

## 唾液

从唾液腺分泌到口腔中的分泌液，99.5%的成分是水。健康人每天分泌1～1.5升。除了含有分解淀粉的淀粉酶外，还有保护口腔黏膜、清洁和消毒等作用。
→ 12/13/14/15/17/55/113/125/143/172/173/265页

## 脱水症状

指体液不足的状态。轻度症状包括口渴、头晕、恶心、食欲减退和尿量减少等。中度至重度症状包括全身无力、体温升高、幻觉、头晕、肌肉痉挛和昏厥等。
→ 33/268页

## 中耳炎

中耳是从鼓膜到听小骨的部分。当细菌和病毒通过咽鼓管感染中耳时，就会发生中耳炎。儿童比成人更容易患中耳炎，因为其中耳发育不成熟，细菌更容易通过。
→ 79/170/171/261页

## 甲癣

由于霉菌侵入指甲，使指甲看起来混浊或变厚。
→ 226页

## 心悸

是指心脏自觉跳动明显。可能会感到心脏剧烈跳动、脉搏搏动或颤动。心悸通常在没有心脏病的情况下发生，很少是危及生命的迹象。
→ 33/84/98/99/100/101/116/126/181/182/221页

## DNA

脱氧核糖核酸的简称，一种保存生物体遗传信息的物质。它具有双螺旋结构，两条螺旋线由四种碱基结合而成，遗传信息就包含在碱基的排列顺序中。
→ 28/237/255/258页

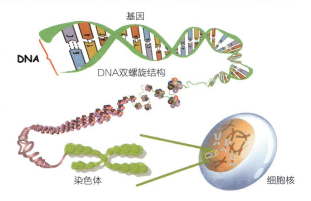

基因
DNA
DNA双螺旋结构
染色体
细胞核

## 瞳孔

被虹膜包围的有孔的部分，位于晶状体的前方。瞳孔看起来是黑色的，是因为位于其后的视网膜色素上皮这一部分不反射光。

→ 142/143/166/169/180页

## 多巴胺

是存在于中枢神经系统中的一种神经递质，与运动调节、激素调节、愉悦感、动机和学习等有关。有一种假设认为，某些精神分裂症和抑郁症患者的多巴胺功能受损。

→ 38/137/143/146/147/269/270页

## 发作性睡病

指白天突然被强烈的困倦侵袭，并且无论何时何地，一天都会反复打瞌睡的疾病。原因尚未阐明，但神经递质食欲素的缺乏被认为是病因之一。

→ 157页

## 乳酸

由葡萄糖和其他糖类代谢和分解产生的产物。在人体中，当肌肉产生能量时，糖会被分解。乳酸会导致肌肉的pH值偏向酸性，这被认为是疲劳的原因之一。

→ 139/201页

## 乳酸菌

用糖生产乳酸的厌氧微生物的总称。具有抑制肠道内有害菌生长，调节肠道环境的作用。因为它对人体有益，所以也被称为"益生菌"。具有改善肠蠕动、降低胆固醇、提高免疫力和预防癌症等多种作用。很多发酵食品如酸奶、奶酪、泡菜和清酒中都富含乳酸菌。

→ 31/37/39/44/244/246/256页

## 黏液

一种在体内和体外产生的高黏性液体。由被称为黏蛋白的糖蛋白、糖类和无机盐类组成。承担着保护体表、保水、物质运输和感官辅助等多种任务。

→ 20/21/22/23/24/49/74/75/80/81/168/171页

## 脑梁

是连接左右大脑半球的桥梁，像一束厚连合纤维。它位于纵裂底部，侧脑室背侧壁上，是左右大脑皮质之间信息交换的通路。

→ 136/139页

## 透明质酸

一种黏多糖，保水性高，通过保持水分而具有黏性。它广泛分布于全身，在皮肤、软骨和眼球中起着重要作用。

→ 189/218/219页

## 糜烂

皮肤或黏膜的表皮缺损，底层组织曝露的一种状态。如果损伤较浅，停留在上皮部位，就是糜烂，如果损伤加深，就被称为溃疡。

→ 22页

## 鼻窦炎

在脸颊之间、前额下方和眼睛之间的骨骼中的鼻窦中，发生了某种炎症的状态。由于感冒等原因，引起鼻黏膜产生炎症，并扩散到鼻窦，引起鼻窦炎。

→ 174/175页

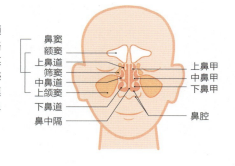

鼻窦 / 额窦 / 上鼻道 / 筛窦 / 中鼻道 / 上颌窦 / 下鼻道 / 鼻中隔 / 上鼻甲 / 中鼻甲 / 下鼻甲 / 鼻腔

## 葡萄糖

它是自然界中含量最丰富的典型单糖，是动植物活动的能量来源。它是人类重要的营养素，是大脑可以用作能量的物质。它在血液中以血糖的形式存在，其浓度受胰岛素控制。

→ 12/52/55/56/57/77/140/189/236页

## β-葡聚糖

是在植物、真菌、细菌中广泛存在的一种膳食纤维，具有提高免疫力和保护身体能力的作用。多存在于蘑菇、酵母菌、大麦、牛蒡等植物中。

→ 244页

## β波

这是大脑中发出的一种电信号。在积极主动地思考时，或在集中注意力时经常能观察到。

→ 156页

## 青霉素

1928年，英格兰的亚历山大·弗莱明博士在青霉菌中发现了世界上最早的抗生素。青霉素的发现被评价为20世纪伟大的发现之一。

→ 266页

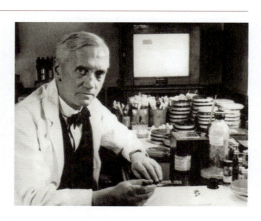

## 多肽

　　由2~49个氨基酸组成的链。由五十到十几万个氨基酸组成的链状物质称为蛋白质。一些多肽在体内起激素和抗氧化剂的作用，目前已发现具有降血压、抗菌、抑制血栓等多种功能的肽。

→ 31/55/57页

## 志贺样毒素

　　它是某些肠出血性大肠杆菌产生的毒素，可引起出血性腹泻、急性脑病、溶血性尿毒症等多种病理状况。

→ 256页

## 慢性酒精中毒

　　酒精成瘾。饮酒造成的精神和生理影响，无法自行控制饮酒行为，导致反复饮酒行为的一种精神障碍。还容易诱发其他精神疾病，并可能导致抑郁症和焦虑症。

→ 137页

## 线粒体

　　存在于细胞内的一种细胞器。与能量产生有关，为细胞增殖、蛋白质合成和运动提供能量。

→ 76/77页

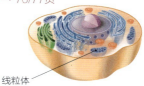

线粒体

## 变形菌

　　被称为变形菌的细菌有好几种，存在于人类口腔中并导致蛀牙的一种称为变形链球菌。它可以分解食物残渣中的糖分，形成牙菌斑。这种牙菌斑非常黏性很高，会粘在牙釉质表面上。

→ 16页

## 味蕾

　　它是舌头和软腭可以感觉食物味道的小器官，人类舌头中约有8000个。有甜味、鲜味、苦味、酸味和咸味响应细胞，但一些细胞也可以品尝出多种味道。

→ 14/78/79/172页

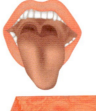
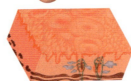

## 黏蛋白

　　一种由动物上皮细胞等分泌的糖蛋白黏性物质。一般来说，把纳豆和山药等黏性成分统称为黏蛋白是错误的。鳗鱼等动物的黏液是黏蛋白，而植物的黏液被称为"黏多糖"。

→ 13/15/168页

## 视网膜

　　是眼睛的构成要素之一，具有将视觉图像转化为神经信号的功能。它的功能经常被比作照相机胶卷。

→ 136/166/167/169/245页

## 溶血性尿毒症症候群

　　儿童为易发群体，当感染肠出血大肠杆菌或志贺氏菌时，细菌产生的毒素会引起溶血和肾功能衰竭，导致尿毒症。

→ 256页

## 丁酸

　　由丁酸菌产生的一种短链脂肪酸。作为大肠的能量来源被使用，对大肠的正常功能起着重要作用。通过食用含有丁酸菌的食物，或食用富含膳食纤维的饮食来增加体内的丁酸。

→ 31页

## 肾素

　　它是在肾脏的肾小球中产生的一种蛋白水解酶，作用于同样在肾脏的肾小球中产生的激素，以保持血压恒定。

→ 234/235/269/270页

## 瘦素

　　它是脂肪细胞分泌的一种肽类激素，参与抑制食欲和调节能量代谢。作用于下丘脑的饱腹中枢，抑制食欲，激活交感神经，燃烧脂肪，促进能量消耗，抑制肥胖。

→ 155页

# 参考文献

《运动·身体图解 新版生理学基础》（Mynavi Publishing）
Newton分册《人体完全指南》（牛顿出版社）
《图解入门：生理学的基本原理》（秀和系统）
《最简单的生理学》（成美堂出版）
《清楚明白的人体解剖图 各系统、各部位简明易懂的视觉解说》（成美堂出版）
《越学越有趣的免疫学》（讲谈社）
Newton分册《身体与疾病的科学知识 新版》（牛顿出版社）
Newton分册《大脑是什么》（牛顿出版社）
《汉方医学入门》（南江堂）
《了解基本原理的东方医学教科书》（枣树社）
《从基础开始了解最新中药入门》（技术评论社）
《临床使用的芳香疗法》（南山堂）
《脑与心的结构》（新星出版社）
《对身体有益的新营养学》（高桥书店）
《餐桌上的药效事典》（农文协）
《山珍海味药效药膳事典》（农文协）
《延长健康寿命的药食术》（主妇友社）

**图书在版编目（CIP）数据**

人体修复手册 / （日）池上文雄等主编；杨博荣译. —
北京：中国轻工业出版社，2022.8
　　ISBN 978-7-5184-3974-4

　　Ⅰ.①人… Ⅱ.①池… ②杨… Ⅲ.①保健—手册
Ⅳ.① R161-62

　　中国版本图书馆 CIP 数据核字（2022）第 068163 号

责任编辑：关　冲　付　佳　　责任终审：张乃东　　整体设计：锋尚设计
策划编辑：关　冲　付　佳　　责任校对：吴大朋　　责任监印：张京华

出版发行：中国轻工业出版社（北京东长安街6号，邮编：100740）
印　　刷：北京博海升彩色印刷有限公司
经　　销：各地新华书店
版　　次：2022年8月第1版第1次印刷
开　　本：787×1092　1/16　印张：18
字　　数：300千字
书　　号：ISBN 978-7-5184-3974-4　定价：88.00元
邮购电话：010-65241695
发行电话：010-85119835　传真：85113293
网　　址：http://www.chlip.com.cn
Email：club@chlip.com.cn
如发现图书残缺请与我社邮购联系调换
201545S2X101ZYW